Handbook of Musculoskeletal Tumors

骨与软组织肿瘤手册

原著 [美] Matthew T. Wallace
[美] Frank J. Frassica
主审 郭 卫
主译 李甲振 卢新昌 张 岩

陕西新华出版传媒集团
陕西科学技术出版社
Shaanxi Science and Technology Press
西 安

图书在版编目（CIP）数据

骨与软组织肿瘤手册 /（美）马修•华莱士，（美）弗兰克•弗拉希卡著；李甲振，卢新昌，张岩主译. —西安：陕西科学技术出版社，2022.9

书名原文：Handbook of Musculoskeletal Tumors

ISBN 978-7-5369-8533-9

Ⅰ. ①骨… Ⅱ. ①马… ②弗… ③李… ④卢… ⑤张… Ⅲ. ①骨肿瘤—诊疗—手册②软组织肿瘤—诊疗—手册 Ⅳ. ① R738-62

中国版本图书馆 CIP 数据核字 (2022) 第 132137 号

著作权合同登记号：25-2022-112

Handbook of Musculoskeletal Tumors ISBN 978-1-63091-6350

The original English language work has been published by SLACK, Inc.

Thorofare, New Jersey, USA

骨与软组织肿瘤手册

李甲振　卢新昌　张　岩　主译

策　　划　曹高腾

责任编辑　潘晓洁

封面设计　段成凤

出 版 者　陕西新华出版传媒集团　陕西科学技术出版社

西安市曲江新区登高路 1388 号陕西新华出版传媒产业大厦 B 座

电话（029）81205187　传真（029）81205155 邮编 710061

http://www.snstp.com

发 行 者　陕西新华出版传媒集团　陕西科学技术出版社

电话（029）81205180 81206809

印　　刷　西安瀚墨印务有限责任公司

规　　格　889 mm × 1194 mm　16 开本

印　　张　12

字　　数　230 千字

版　　次　2022 年 9 月第 1 版

2022 年 9 月第 1 次印刷

书　　号　ISBN 978-7-5369-8533-9

定　　价　98.00 元

译者名单

主　审　郭　卫　北京大学人民医院

主　译　李甲振　郑州大学第一附属医院
卢新昌　郑州大学第一附属医院
张　岩　郑州大学第一附属医院

副主译　闻　嘉　郑州大学第一附属医院
张　翼　郑州大学第一附属医院
徐宗潮　郑州大学第一附属医院

译　者（按姓氏笔画排列）

王　帝　郑州大学第一附属医院
元耀博　郑州大学第一附属医院
刘永奎　郑州大学第一附属医院
李　哲　郑州大学第一附属医院
李隆卿　郑州大学第一附属医院
张　超　郑州大学第一附属医院
金　池　郑州大学第一附属医院
赵　会　首都医科大学附属北京朝阳医院
彭长亮　山东大学第二医院

赠言

致 Tristan，Lily 和我最亲爱的 Audrey

致谢

特别感谢 Audrey Wallace 为本书提供的原创艺术品和插图。

首先，我谨代表我的同事和合作者团队，感谢所有患者及其家属和护理人员，他们让我们有幸为他们的治疗做出贡献。每一次经历都让我们变得更睿智、更谦逊。对于我们共同建立的关系，以及我们共同经历的历险，我们如何表达感激之情都是不够的。这些经历不断激发着我们的激情、好奇心和探索欲，使我们的职业更充实。

其次我想特别感谢我的医学导师，他们指导了我，为我提供了很多机会。按时间顺序感谢的导师包括 J. William Eley 博士，Robert J. Neviaser 博士，Panos Labropoulos 博士，Robert Henshaw 博士，Valerae Lewis 博士，Patrick Lin 博士，Bryan Moon 博士，Justin Bird 博士，Robert Satcher 博士，Albert Aboulafia 博士和 Frank Frassica 博士，其中还有几位为这本书贡献了病例。

最后，我要感谢我的家人，Wallace 家族的 Beverly，James，Audrey，Amy 和 Sydney，感谢他们坚定不移的爱和支持。

—Matthew T. Wallace，医学博士，工商管理硕士

我要感谢我的妻子 Deborah Frassica 医生的建议和鼓励，以及我的导师、梅奥诊所的 Frank Sim 医生持久的鼓励和支持。

—Frank J. Frassica，医学博士

我们要感谢 Jeffrey S. Iding 博士和 Diana W. Molavi 博士在阑尾组织学部分给予的巨大帮助。

—Matthew T. Wallace 医学博士，工商管理硕士
Frank J. Frassica 医学博士

作者简介

Wallace 博士是美国国家骨与软组织肿瘤中心（National Center for Bone and Soft Tissue Tumors）的骨肿瘤专家，乔治敦大学医学中心（Georgetown University Medical Center）肿瘤学助理教授。在完成弗吉尼亚大学（University of Virginia）的研究生课程后，他在埃默里大学（Emory University）获得了医学学位，之后在乔治华盛顿大学（George Washington University）进修商业管理硕士和矫形外科住院医师，并在德克萨斯大学（University of Texas）医学博士安德森癌症中心（Anderson Cancer Center）进行骨与软组织肿瘤学研究。Wallace 博士的研究工作和出版的书侧重于将肿瘤学专业实践向社区中的全科医师推广，以促进更安全的临床工作。Wallace 博士是一位充满激情的学生和医生教育者，也是一位在地区和国家层面非常受欢迎的讲师。

Frassica 博士是全世界肿瘤学概念的引领者。他出版了 150 多篇同行评议出版物和 5 本书，并获得了美国骨科协会（American Orthopaedic Association）杰出教育家奖。他在国内外都开设了课程。

主审简介

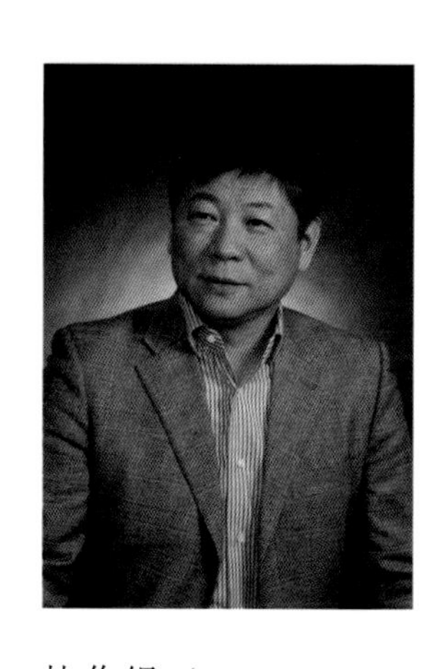

郭　卫　北京大学人民医院骨肿瘤科主任，北京大学人民医院骨科教研室主任，骨肿瘤研究室主任，北京大学二级教授，主任医师，博士生导师。国际保肢学会（ISOLS）前任主席，亚太地区骨肿瘤学会（APMSTS）前任主席，中华医学会骨科学会骨肿瘤学组组长（2005—2017），中国医师学会骨科分会骨肿瘤专业委员会主任委员，中国抗癌协会骨肿瘤和骨转移瘤专业委员会主任委员，国际骶骨骨盆肿瘤研究协作组（sacral and pelvic tumor study group）主席，国际骨科学会（SICOT）中国部骨肿瘤专业委员会主任委员，海峡两岸医药卫生交流协会骨科专业委员会副主任委员，中国抗癌协会肉瘤专业委员会副主任委员中国医师学会骨科分会3D打印专业委员会副主任委员，*The Journal Of Bone and Jointsurgery* 副主编，*Chinese Medical Journal*《中华医学杂志（英文版）》编委，《中华骨科杂志》编委，《中华外科杂志》编委，*Journal of Orthopaedic Science* 编委，《中国脊柱脊髓杂志》编委，《中华骨与关节外科》副主编，《中国矫形外科杂志》副主编，《中国肩肘外科杂志》副主编。

主译简介

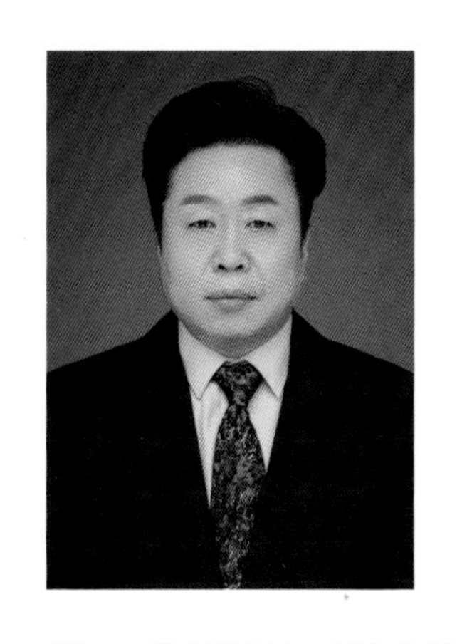

李甲振 医学博士、教授、主任医师、硕士生导师，郑州大学第一附属医院骨科副主任、骨科党支部书记，优秀援外医疗专家。30余年一直从事骨肿瘤临床和科研工作，具有丰富的专业理论知识和临床经验。先后在国内外学术期刊发表专业论文30余篇，专著4部，关于颈椎病、骨肿瘤方面的研究获省级、厅级成果奖3项，在国内外大会多次交流发言，其工作获得国际国内骨肿瘤专业一致认可。第18批援赞比亚医疗队成员，因其工作成绩优异获得赞比亚政府授予五一劳动奖章。主要学术兼职：中华医学会骨科学分会骨肿瘤学组委员，中国医师协会骨科医师分会骨肿瘤工作委员会委员，中国抗癌协会骨肿瘤和骨转移瘤专业委员会常务委员，中国医药教育协会骨与软组织肿瘤专业委员会常务委员，SICOT中国部骨肿瘤专业委员会常务委员，中国中西医结合骨伤科分会肿瘤工作委员会委员，中国抗癌协会肉瘤专业委员会骨转移瘤学组委员，医促会骨科分会骨肿瘤外科学组委员、国家卫计委能力建设和继续教育骨外科专家委员会委员。

中文版序

骨与软组织肿瘤的发病率低，而且表现多样化，容易与其他骨科疾病发生误诊。如果不能对骨肿瘤做出正确诊断，则会对患者的治疗产生严重的偏差，特别是会对青少年患者造成严重的后果。

骨与软组织肿瘤的临床有其特殊性，需要详细地询问病史，仔细地查体，反复斟酌影像学检查，才能最终确定诊疗计划。其治疗过程往往需要多学科的共同努力，而在临床治疗过程中也需要骨肿瘤医生和影像科、肿瘤科、放疗科、介入科、康复科、心理科等多学科会诊。因此，所有骨科医生都应对骨与软组织肿瘤的基础知识有足够的认识，在治疗每一位患者前做到心中有数。

《Hand Book of Musculoskeletal Tumors》一书汇集了骨与软组织肿瘤常见疾病的临床特点，共分五章，分别从骨与软组织肿瘤总论，儿童及青少年骨肿瘤，成人骨肿瘤，软组织肿瘤和特殊部位肿瘤详细讲解了骨肿瘤的诊疗知识。该书对非骨肿瘤专业的医生，特别是基层医生的临床实践有很好的指导作用。

希望此译著的出版能够对国内骨肿瘤的临床诊疗水平起到一定的提高作用。

北京大学人民医院

简　介

在美国，每年会有 160 多万新发癌症和数倍的良性肿瘤患者就诊，从统计上可以肯定，每个医护人员在职业生涯中都会遇到一定的肿瘤病例。然而，在所有外科、医学和放射学医生中，只有不到 1% 的人会接受到骨与软组织肿瘤专业学习。因此，骨和软组织肿瘤方面的专家很少，这就让患者和接诊医生难以获得专业的意见。一些接诊医生可能会从身边的骨与软组织肿瘤同事获得建议，患者得到及时的诊治，但对于大多数人来说，这些专业的建议难以获得，因此骨与软组织肿瘤的前期准备和短期处理的负担落在了为社区服务的勤奋的全科医师肩上。

在《骨与软组织肿瘤手册》中，我们的目标是提供一个能够广泛受益的快速的参考资料，帮助医学生、规培医生、社区医生和外科从业者，以及寻求如何处理临床上遇到的骨与软组织肿瘤的中级医生。我们将强调检查和处理的一般要点，并提供有用的流程，帮助读者识别可疑病变，安排恰当的检查，避免可能危及患者生命或肢体的错误。

骨与软组织肿瘤误诊不仅会对患者，也会对医生和医疗机构产生严重后果。因此，我们强调，《骨与软组织肿瘤手册》不是一本全面的肿瘤管理手册，也不是当作骨与软组织肿瘤学权威性论文出版的。我们描述的许多肿瘤都是罕见且复杂的，其自然史和治疗的细微差别必须由专业的骨与软组织肿瘤专家领导的多学科团队进行评估和处理。对于这些不常见且有一定风险的病例，本手册旨在作为实用指南，帮助医生做出准确的诊断，以便及时转诊，并确保诊疗过程中的安全。

我们希望《骨与软组织肿瘤手册》能为您的临床实践提供简明而有益的指导。无论您是在急诊科对病理性骨折进行分型，还是在临床上评估新的软组织肿块，或者只是为了检查目的查看信息，我们都希望本手册能为您和您的患者提供服务，使所有参与者都能安全、受益。

Matthew T. Wallace，医学博士，工商管理硕士

目　录

contents

第一部分　骨与软组织肿瘤总论

第三部分 成人骨肿瘤

第四部分　软组织肿瘤

第五部分　特殊部位肿瘤

第六部分 附 录

第一部分　骨与软组织肿瘤总论

第一章 骨肿瘤的临床表现

Clinical Presentation of Bone Tumors

译者 卢新昌
校正 李甲振

第一节 概 述

对一个新发骨病变的认识过程是有一定难度的，但详细的临床检查结合影像学检查常常会提示患者病变的特点，这将有助于做出快速而准确的诊断。这一节我们将从患者的发病年龄、发病部位和相关症状（或阴性症状）这几方面讨论骨肿瘤的临床表现，将这些临床少见的骨与软组织肿瘤疾病特点进行总结，并介绍肿瘤分期以指导后续治疗。

因为骨肿瘤的表现形式多种多样，一旦发现骨肿瘤、就像是拉响了患者和医生的警报，治疗过程会让人从担忧转为失望。然而，经过详细检查、系统性评估、可以有效地发现疾病特点，指导医生做出正确的诊断。这一过程需要详细地询问病史、仔细地体格检查、认真地阅读影像学检查，同时进行鉴别诊断，并最终确定诊疗计划。对骨肿瘤的治疗是需要临床观察、穿刺活检，还是手术治疗，医生应该做到胸有成竹，而不是靠掷骰子一样去猜测或者只是觉得大概可能是什么疾病。不管是对良性还是恶性肿瘤的误诊误治，都会损害患者肢体功能，甚至危及生命。因此，对骨肿瘤治疗经验不足的医生应将骨肿瘤患者推荐给骨肿瘤专科医生，最起码也要咨询他们的建议。

鉴别诊断的一个重要步骤是了解疾病的发病年龄、发病部位和临床症状的特点。

第二节 年 龄

表 1-1 展示了常见的骨肿瘤发病年龄段分组。除了一些例外的病例，骨肿瘤经常在特定年龄段出现发病高峰，以至于常常将骨肿瘤分为儿童骨肿瘤和成人骨肿瘤。例如，儿童的破坏性骨病变与 40 岁以上成年人的骨质破坏性病变有着截然不同的鉴别诊断。

表 1-1　骨肿瘤常见发病年龄

年龄段	良性	恶性
儿童 0～10 岁	嗜酸性肉芽肿 （组织细胞增多症 X） 骨髓炎 非骨化性纤维瘤 孤立性骨囊肿 动脉瘤样骨囊肿 骨样骨瘤 骨母细胞瘤 软骨母细胞瘤	转移性神经母细胞瘤 淋巴瘤 白血病（绿色瘤） 骨肉瘤 尤文氏肉瘤
青少年及年轻人 11～39 岁	骨巨细胞瘤 骨髓炎 疲劳骨折 骨软骨瘤 纤维结构不良 内生软骨瘤	淋巴瘤 骨肉瘤 尤文氏肉瘤
成年人 40+ 岁	内生软骨瘤 邻近关节骨囊肿(骨内腱鞘囊肿) 骨梗死 / 缺血性骨坏死 骨髓炎 Paget's 病	转移癌 淋巴瘤 转移性黑色素瘤 多发骨髓瘤 软骨肉瘤

第三节　发病部位

许多肿瘤展现出对特定解剖区域的好发部位，表现为肿瘤常常发生在特定的骨骼或骨骼内的特定位置。图 1-1 展示了基于年龄和发病部位因素的常见长骨骨肿瘤。干骺端是骨肿瘤的典型部位，但也有肿瘤发病部位会多见于骨干和骨骺（或突起）。图 1-2 显示了常见脊柱病变的发病部位。与椎体相比，脊柱后部的病变多为良性。图 1-3 列出了扁平骨中骨盆和肩胛骨常见发病部位。

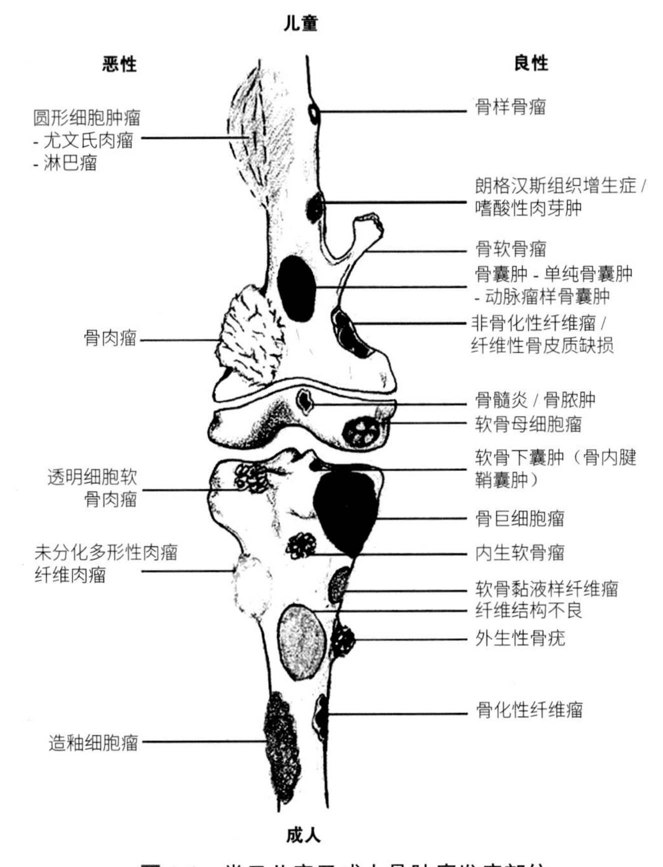

图 1-1　常见儿童及成人骨肿瘤发病部位

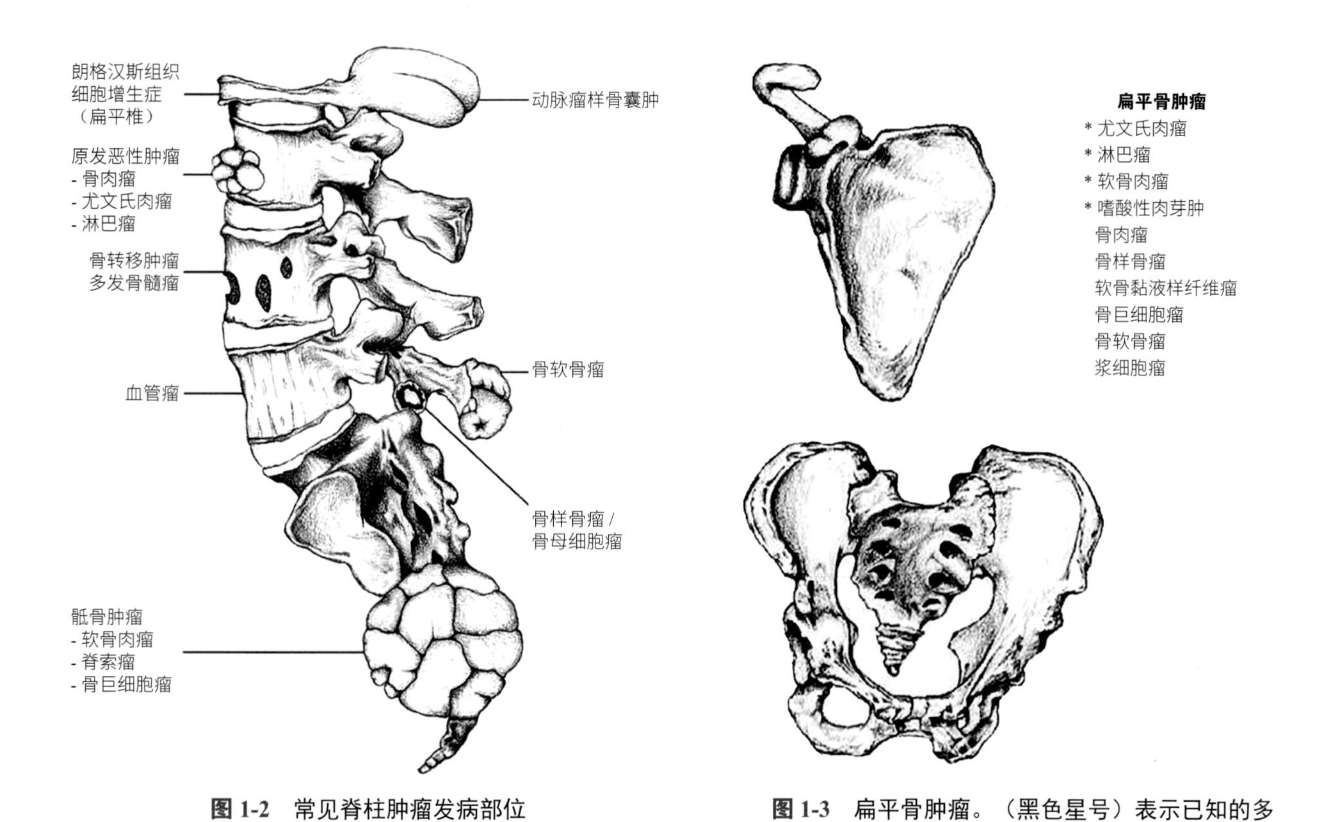

图 1-2　常见脊柱肿瘤发病部位

图 1-3　扁平骨肿瘤。（黑色星号）表示已知的多发于扁平骨的肿瘤

第四节　类肿瘤病变：临床表现和发病部位多样性

一、以下病变无特定发病部位，鉴别诊断时应注意：

- 骨髓炎
- 嗜酸性肉芽肿（组织细胞增生症 X）
- 转移性骨病变
- 代谢性骨病
- 淋巴瘤

二、常见的儿童和成人骨肿瘤

1. 发生在骨骺 / 骨突起的常见病变包括：

- 软骨母细胞瘤
- 透明细胞软骨肉瘤
- 软骨下囊肿 / 骨内腱鞘囊肿
- 骨巨细胞瘤（干骺端 ）

2. 骨干的常见病变包括：

- 纤维结构不良
- 尤文氏肉瘤
- 淋巴瘤
- 骨样骨瘤
- 骨母细胞瘤
- 骨纤维结构不良（胫骨 / 腓骨）
- 造釉细胞瘤（胫骨 / 腓骨）

3. 骨皮质的常见病变包括：

- 非骨化性纤维瘤
- 骨样骨瘤
- 骨软骨瘤
- 软骨黏液样纤维瘤
- 骨纤维发育不良（胫骨 / 腓骨）
- 造釉细胞瘤（胫骨 / 腓骨）

三、常见脊柱肿瘤

1. 前部（椎体）

（1）良性

- 嗜酸性肉芽肿（组织细胞增生症 X）
- 血管瘤
- 纤维结构不良
- 骨巨细胞瘤

（2）恶性

- 骨转移癌
- 多发骨髓瘤 / 浆细胞瘤
- 淋巴瘤
- 骨肉瘤
- 尤文氏肉瘤
- 软骨肉瘤
- 恶性纤维组织细胞瘤
- 脊索瘤

2. 脊柱后部

（1）良性

- 动脉瘤性骨囊肿
- 骨软骨瘤
- 骨样骨瘤
- 骨母细胞瘤

（2）恶性

- 骨转移癌
- 多发骨髓瘤 / 浆细胞瘤

第五节　症　状

骨肿瘤有时候是在做其他检查过程中偶然发现，有时候是在对其他恶性肿瘤进行临床分期检查过程中发现的，也可能是有临床症状的原发骨肿瘤。

图 1-4 展示了临床对于评估偶然发现骨病变的检查流程示意图。经过详细的病史咨询和体格检查后，需要医生明确病变有无临床症状，或者患者主诉（如果有的话）是否是由于其他潜在疾病引起（如创伤、肌腱病、滑囊炎或退行性关节疾病）。如果无法明确诊断，就需要咨询专业的骨肿瘤医生。

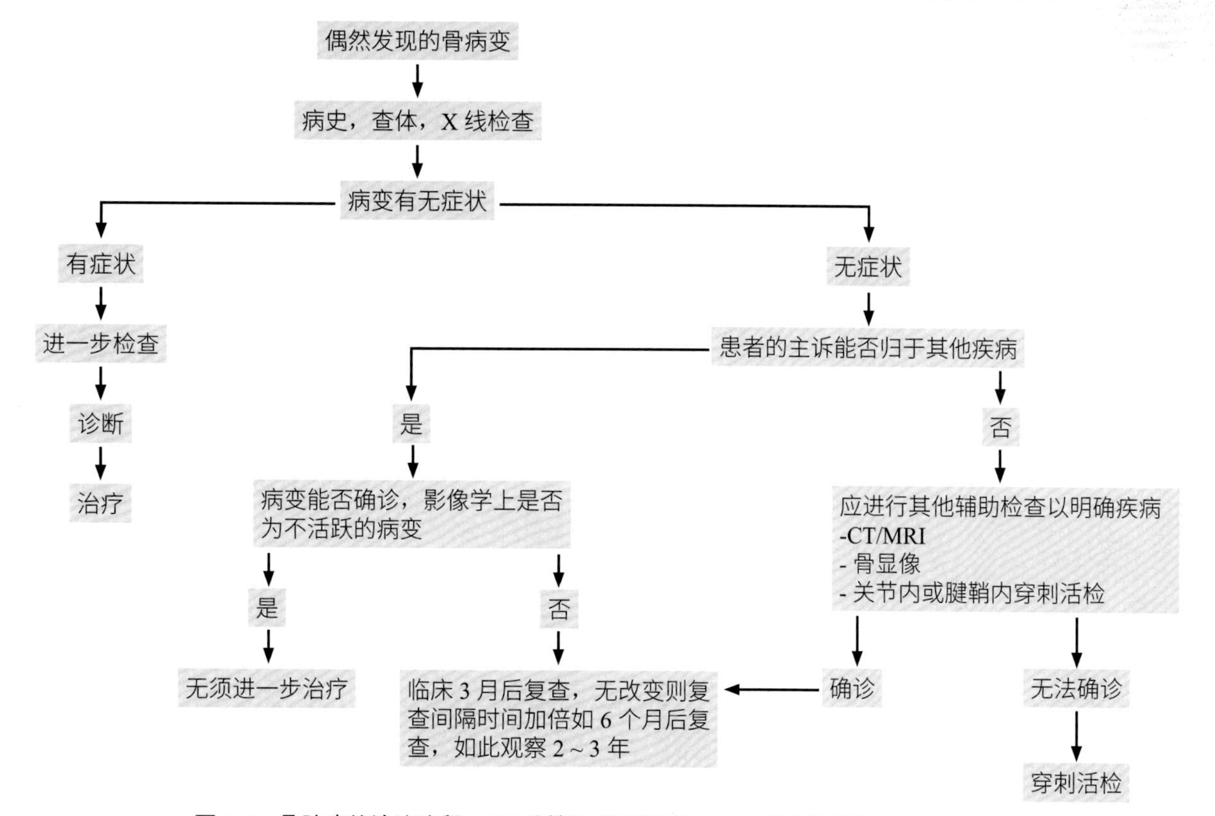

图 1-4　骨肿瘤的诊治流程。CT 计算机断层扫描，MRI 磁共振成像。

活动性和侵袭性骨肿瘤通常会伴有疼痛和功能障碍，这是因为这样的病变会引起肿胀，侵袭周围软组织，压迫周围神经血管，甚至发生畸形或病理性骨折。良性和恶性骨肿瘤均会引起疼痛，但机制不同。

1. 骨肿瘤引起疼痛的原因有以下几方面：

• 骨质强度丢失 / 病理性骨折

• 病变刺激或累及骨内膜 / 骨外膜的神经末梢

• 肿块效应：肿瘤形成的肿块在运动过程中对相邻组织的压迫或机械摩擦

• 肿瘤病变的快速增长增加了髓腔内的压力

• 肿瘤产生前列腺素，甲状旁腺激素相关蛋白和其他激素

如果肿瘤伴有疼痛，需要进一步完善影像学检查，通常也需要活检。但某些特殊的肿瘤无须活检即可诊治。例如，临床上骨样骨瘤通常具有典型的夜间疼痛，使用非甾体消炎药可以完全缓解。薄层计算机断层扫描（CT）扫描（图 1-5）可以明显地看到偏心性或皮质内瘤巢，这样就没有必要再进行穿刺活检或者整块切除活检就可以明确诊断，而且微创下微波热消融就可以进行有效的治疗，但前提是必须由有经验的骨肿瘤医生团队进行操作。

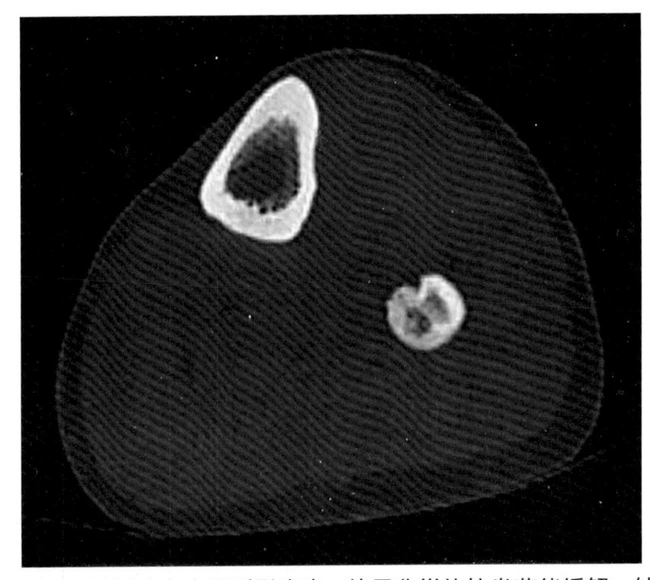

图 1-5 一个 14 岁男孩左小腿剧烈疼痛，使用非甾体抗炎药能缓解。轴位 CT 显示腓骨有一清晰的皮质内瘤巢，周围有硬化，中央钙化灶，诊断为骨样骨瘤。

2. 不需要活检就能明确的病变包括：

• 非骨化性纤维瘤

• 骨软骨瘤

• 骨样骨瘤

• 内生软骨瘤

• 骨内脂肪瘤

• 骨血管瘤

- 骨梗死
- 内生性骨疣（骨岛）
- 单房性骨囊肿
- 退变性囊肿 / 软骨下囊肿
- 纤维结构不良

如果有全身症状，如发烧、寒战、全身不适、体重减轻和实验室检查异常，如高钙血症或贫血，高度提示肿瘤可能是恶性。除此之外有些疾病的临床表现与恶性肿瘤类似，如感染、代谢性骨病和组织细胞增生症。

骨骼变形是一个缓慢的过程，通常提示良性或非肿瘤性疾病，或由一些肿瘤相关综合征引起的骨骼发育不良（图 1-6）。

3. 导致骨骼畸形的病变包括：

- 纤维结构不良
- 骨纤维结构不良
- 骨样骨瘤（可能导致骨皮质增厚、弯曲或脊柱侧凸）
- 代谢性骨病
- Paget 骨病
- 遗传性多发性骨软骨瘤（骨软骨瘤病）
- Ollier’s 病（多发内生软骨瘤病）
- Maffucci 综合征（多发内生软骨瘤病和血管瘤病）

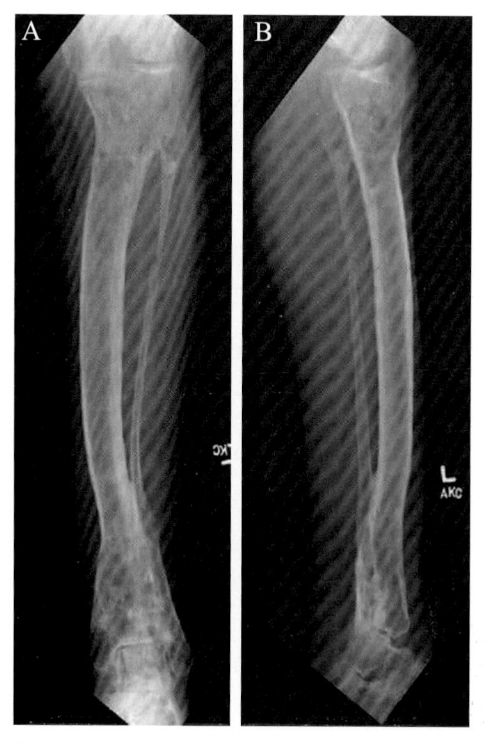

图 1-6　30 岁女性，虽然做了多次畸形矫正手术仍有左下肢短缩和畸形。（A）左胫骨正位和（B）侧位 X 线显示胫骨的外翻和后凸畸形，以及由于Olller’s病导致的多发内生软骨瘤病。

第六节　骨肿瘤的分期

良性骨肿瘤的分期通常只需要对原发病变骨进行影像学检查。侵袭性病变如骨巨细胞瘤和软骨母细胞瘤在诊断时可能会有肺部转移，因此这些病变的分期检查应包括胸部 X 线摄影或 CT[1]。Enneking 分期系统采用阿拉伯数字表示良性骨肿瘤的分期（表 1-2）。

1 期病变边界清楚，没有明显的增殖潜能。这些病变通常是被偶然发现的，并且一般情况下不需要治疗。属于 1 期病变的有非骨化性纤维瘤和内生软骨瘤。

2 期病变是具有活跃性且有一定增殖潜能的肿瘤，通常会有解剖学上骨的改变，如皮质变薄或骨膨胀性改变。如果不加以治疗，则容易发生病理性骨折。属于 2 期病变的有单纯性骨囊肿、动脉瘤样骨囊肿和软骨母细胞瘤。

3 期病变仍是良性但局部会有骨质破坏，具有骨皮质缺损、软组织肿胀和局部复发率高的特点。骨巨细胞瘤是最典型的 3 期良性骨肿瘤。

恶性骨肿瘤的分期是基于肿瘤病变的转移情况，最常见的是肺转移，还有同一骨内转移以及其他骨转移。用于肿瘤分期的检查包括：整个受累骨的全长 MRI；胸部 CT；锝 -99 全身骨扫描。

原发恶性骨肿瘤用罗马数字表示分期，并根据组织学分级和是否突破骨间室或已有转移扩散进行细分。Musculoskeletal Tumor Society/Enneking 分期系统（表 1-3）考虑了骨内跳跃转移，并认为跳跃病灶（骨内不连续性肿瘤）与发生肺转移或远处骨转移的预后相同，因此将这些转移肿瘤归于Ⅲ期，美国癌症联合委员会（the american joint committee on cancer）采用的是传统的 TNM 分期系统，详见表 1-4。

表 1-2　良性骨肿瘤的 Enneking 分期

分期	定义	病变特点
1	静止性	临床呈惰性；静止保持不变或有自愈倾向
2	活动性	逐渐生长，但局限于间室内
3	侵袭性	逐渐生长并有骨质破坏，不受解剖间室限制

注：参考 Enneking WF [2]

表 1-3　恶性骨肿瘤 Enneking/Musculoskeletal Tumor Society 分期 [3]

分期	级别	解剖部位
Ⅰ A	低级（G1）	间室内
Ⅰ B	低级（G1）	间室外
Ⅱ A	高级（G2）	间室内
Ⅱ B	高级（G2）	间室外
Ⅲ	任意级别	同一骨内跳跃灶或远处转移（M1）

表 1-4　美国癌症联合委员会分期（AJCC）[4]

分期	原发肿瘤	区域淋巴结	远处转移	组织学分级
Ⅰ A	T1	N0	M0	G1,G2
Ⅰ B	T2	N0	M0	G1,G2
Ⅱ A	T1	N0	M0	G3,G4
Ⅱ B	T2	N0	M0	G3,G4
Ⅲ	T3	N0	M0	G3,G4
Ⅳ A	任何 T	N0	M1a	任何 G
Ⅳ B	任何 T	N0 或 N1	M1b	任何 G

注：T1 肿瘤最大尺寸≤ 8cm，T2 肿瘤最大尺寸＞ 8cm，T3 不连续肿瘤（跳跃病变）；N0 无局部淋巴结转移，N1 淋巴结转移；M0 无远处转移、M1a 肺转移、M1b 其他转移（含骨）；G1 高分化 / 低级别、G2 中分化 / 低到中级别、G3 低分化 / 高级别 G4 未分化。

要点

1. 对骨肿瘤的初诊评估需要从仔细询问病史和详细的体格检查开始。
2. 发病年龄和发病部位对骨肿瘤的诊断及治疗有重要的指导意义，有助于鉴别诊断和指导下一步的诊治。
3. 偶然发现的骨病变通常是良性的，而且大多数可以选择临床观察。
4. 如果有疼痛或临床症状，需要进行临床随访、诊断，进行相应的临床分期。

知识点测试

1. 骨髓炎和嗜酸性肉芽肿（组织细胞增生症）可能出现在任何骨骼的任何部位，所以应该考虑到每个鉴别诊断。
2. 软骨母细胞瘤最常见于儿童患者的骨骺 / 骨突起部位。
3. 造釉细胞瘤虽然在临床中极为罕见，但具有典型的特点，发病常见于中年人，位于胫骨或腓骨骨干，是以骨皮质破坏为基础的病变。
4. 非骨化性纤维瘤是一种偏心的、以皮质受累为基础的病变，具有典型的影像学特点，通常是偶然发现的。如果没有临床症状，不需要进行活检或手术治疗。

参考文献

[1] Rosario M, Kim HS, Yun JY, et al. Surveillance for lung metastasis from giant cell tumor of bone[J]. Surg Oncol. 2017,116(7):907-913. doi:10.1002/jso.24739.

[2] Enneking WF. Staging tumors. In: Enneking WF, ed. Musculoskeletal Thmor Surgery[M]. New York. NY: Churchill Livingston; 1983:87-88.

[3] Enneking WF, Spanier SS, Goodman MA. A system for the surgical staging of musculoskeletal sarcoma[J]. Clin Orthop Relat Res. 1980;153:106-120.

[4] American Joint Committee on Cancer: Soft Tissue Sarcoma. In: Amin MB, Edge S, Greene F, et al, eds. A/CC Cancer Staging Manual. 8th ed[M]. New York, NY: Springer; 2017.

第二章　软组织肿瘤的临床表现

Clinical Presentation of Soft-Tissue Tumors

译者　卢新昌

校正　李甲振

第一节　概　述

不管是专业外科医生还是社区保健医生，软组织肿块都是很常见的。软组织恶性肿瘤占软组织肿瘤的比例虽然不到1%，但对患者和医生来说及时的诊断和合理的治疗都很关键。这一章我们将讲述软组织肿瘤的临床表现，并提示哪些临床特点可以怀疑是恶性的。我们将讨论软组织肿瘤的临床诊治标准，并介绍软组织恶性肿瘤的分期，以便指导后续治疗。

软组织肿块对社区保健医生和外科医生都属于常见的疾病之一，但通常也是最让医生比较困惑的病变之一。软组织肿块的性质可以是良性的、恶性的、感染性的、反应性的或非肿瘤性的。与骨肿瘤不同，软组织肿块的临床表现往往不能给医生提供有效的诊断信息。在美国每年大约有13000例新发软组织肉瘤被确诊，但是良性软组织肿瘤的发病率无法知晓，预测其发病率是临床诊断出来的100倍[1]。虽然软组织肉瘤少见，但一旦被误诊，会导致极差的预后。良性和恶性软组织肿瘤的临床和影像学表现有很多重叠的地方，所以详细的评估对于患者生命和保肢来说都很重要。

第二节　病　史

软组织肿瘤患者多数会有可触及的包块，或者是疼痛结节，或者仅仅是偶然发现的肿物。接诊医生应该详细了解患者发现肿块时的情况。

一、病程

肿块是何时发现的？发现多长时间了？如果是刚刚发现就已经长得很大的肿块多为恶性的，但是也有一些恶性肿瘤的临床表现较为缓慢，如脂肪肉瘤、滑膜肉瘤、透明细胞肉瘤、上皮样肉瘤和腺泡状软组织肉瘤（ASPS）。

二、大小

肿块发现后有无增大？增大的速度如何？如果肿块的大小有波动，提示肿块可能是非肿瘤性的，比如囊肿或血管畸形。但是如果肿块逐渐增大或是迅速增大需要进行进一步详细的检查。

三、疼痛

肿块有无疼痛？有无触痛？有无疼痛诱发因素？有无外伤史？与恶性骨肿瘤不同，软组织肉瘤通常是无痛的，而那些疼痛的软组织肿块可能更偏良性。

常见的疼痛良性软组织肿物：

• 脓肿 / 感染：常伴有发热、红肿和全身症状

• 骨化性肌炎

• 蓝色橡皮疱样痣

• 血管脂肪瘤

• 神经瘤

• 神经鞘肿瘤（神经纤维瘤和神经鞘瘤）：触诊会引起疼痛，并沿着神经走行放射（Tinel 征）。肿瘤可以有一定的活动度，但活动范围受近端及远端神经所限制。

• 血管球瘤：通常位于甲床下，疼痛，对压力和温度敏感

• 小汗腺螺旋腺瘤

• 平滑肌瘤

• 腱鞘囊肿

• 炎性 / 反应性肉芽肿

重要说明：深部疼痛、出血性病变会引起误诊。因为发生坏死、内出血或囊性变的恶性肿瘤，由于对周围组织的压力迅速增大，可表现为迅速增大并伴有疼痛不适的肿块（图 2-1）。医生必须在病史明确的情况下，才能确诊肿物是良性的“血肿”。比如有明确的外伤史，外伤部位与肿块符合，症状发生在外伤后不久，肿胀的程度与出血程度必须有合理的解释（明显的外伤、抗凝剂的使用、有出血倾向等）。如果不能明确，就需要考虑活检。与对高级别软组织肉瘤或出血性软组织肉瘤误诊的风险相比，多余的穿刺活检和穿刺导致出血的风险是完全可以接受的。所以，对于所有诊断为血肿的患者都必须仔细随访，观察随着时间推移血肿有无消退。

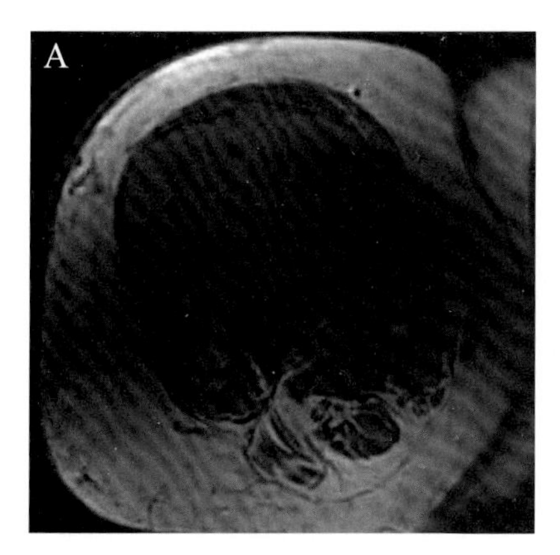

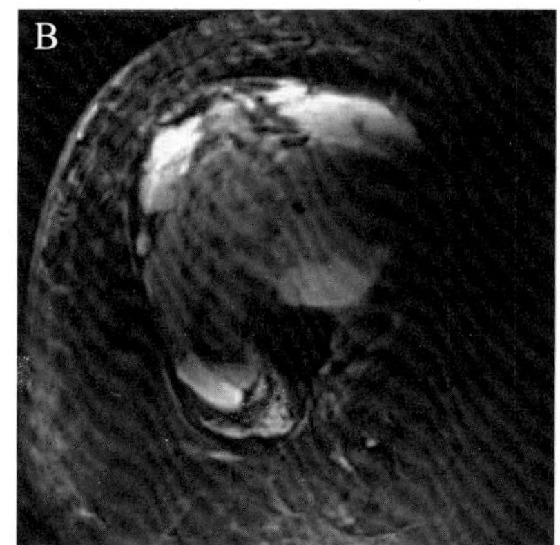

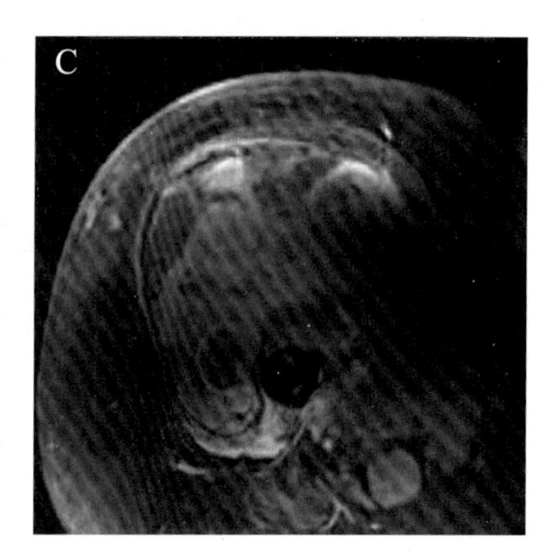

图 2-1　一位 67 岁的妇女右大腿出现了一个增殖迅速并伴有不适的肿块。轴向（A）T1，（B）T2，和（C）T1 增强对比后 MRI 可见软组织肿瘤内有出血和囊性变。活检后确诊为多形性脂肪肉瘤。

四、个人和家族史

有相关致病基因的肿瘤，如神经纤维瘤病，肿瘤性钙质沉着症和多发性脂肪瘤的患者应了解有无家族史。有手、脚或阴茎的纤维瘤的患者应及时了解其他部位有没有，腹外硬纤维瘤患者应筛查家族性腺瘤性息肉病。

第三节　体格检查

仅仅依靠体格检查去诊断软组织肿瘤是明显不够的，但通过体格检查可以帮助临床医生确定需要进一步检查的部位以及选择最合适的影像检查和活检方法。

一、大小

大于高尔夫球大小或大于 5 cm 的肿块需要专门的影像学检查，比如磁共振成像（MRI）。小的病变可能很难在 MRI 上评估，应考虑其他检查方式。

二、部位和活动度

与大家认知的一样，软组织肿瘤常常位于皮下[2,3]。巨大、坚韧，并且活动度差的皮下肿块需要做影像学检查。对于小的、柔软的、可移动的肿块，如果能够坚持记录每次测量的大小，可以首先选择定期随访。深至筋膜层的肿块必须行影像学检查。

三、能提供诊断价值的临床表现

- 致密的，坚硬如石头：腹外硬纤维瘤
- 有弹性：囊肿或血管畸形
- 有搏动：假性动脉瘤
- 局部发热，非特异性：感染、炎症或血流量增加
- 局部淋巴结肿大：疼痛 = 炎症 vs 无疼痛 = 恶性肿瘤
- 神经症状 /Tinel 征：神经鞘瘤
- 可透光的：腱鞘囊肿

第四节　影像学检查

对那些病灶大、部位深和需要进行活检或切除的病变都需要进行影像学检查。MRI 是评估软组织肿瘤的主要检查手段，需包括轴向 T1 和 T2 加权序列，以及 T1 压脂序列，最好是有增强对比序列（图 2-2）。

有一些软组织肿瘤，包括良性脂肪瘤、血管瘤和腱鞘囊肿可以在MRI上确诊，这样就无须穿刺活检和其他进一步检查。

平片和计算机断层扫描（CT）提供的解剖细节不如MRI，但对于评估有钙化、气体或骨骼受侵袭的肿瘤有优势。钙化类型可以帮助鉴别一些肿瘤。超声对评估血管源性或含液体的软组织肿块有一定帮助。

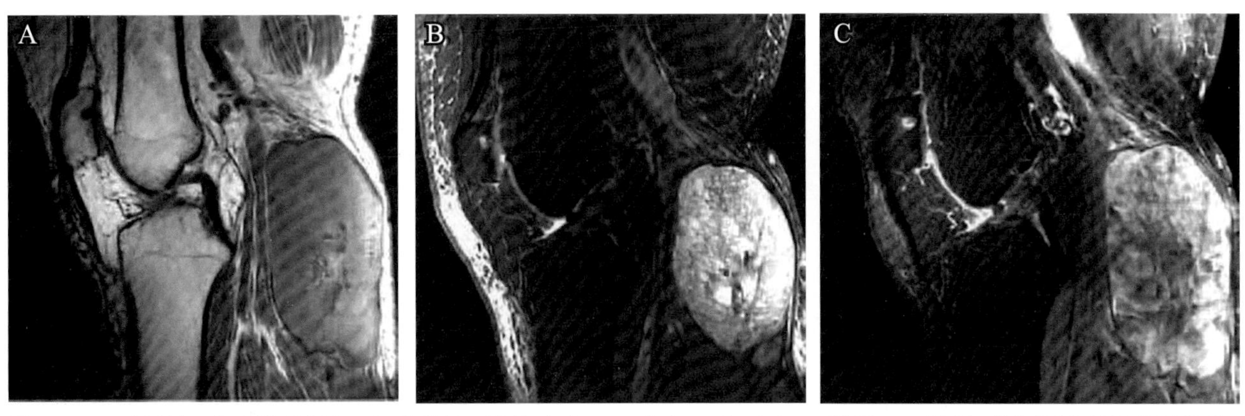

图2-2　82岁男性，左小腿后部有一无痛肿块。轴位（A）T1、（B）T2和（C）T1增强MRI显示一深层巨大的不均质肿块，内部有明显的强化。活检证实为多形性横纹肌肉瘤。

第五节　软组织钙化类型

- 静脉石：软组织血管瘤
- 模糊、云状骨化：骨外骨肉瘤
- 边缘成熟的球状钙化：骨化性肌炎
- 分叶状致密钙化：肿瘤样钙化
- 花边样或异位钙化：滑膜肉瘤（图2-3）

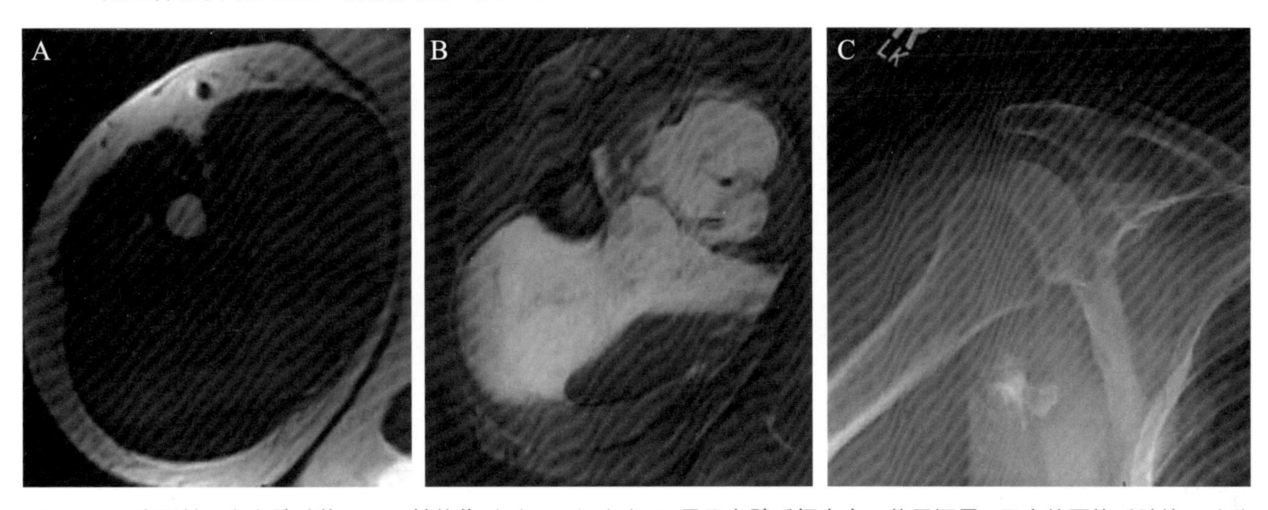

图2-3　60岁男性，右上臂肿物。MRI轴位像（A）T1和（B）T2显示上臂后间室有一位于深层，巨大的不均质肿块。（C）肩部平片显示软组织肿块内有钙化灶。活检证实为双向滑膜肉瘤。

经过仔细的询问病史，体格检查和影像学评估，医生需要明确下一步的治疗方案是临床观察、穿刺活检，还是进行切除手术。图 2-4 描述了有效的软组织肿瘤检查流程。建议对肿瘤较大、位置较深和不能明确性质需要活检的软组织肿块，转诊给具有手术切除能力的骨肿瘤专家。如果是由经验不足的医生进行活检，往往会有较高的并发症[4]。

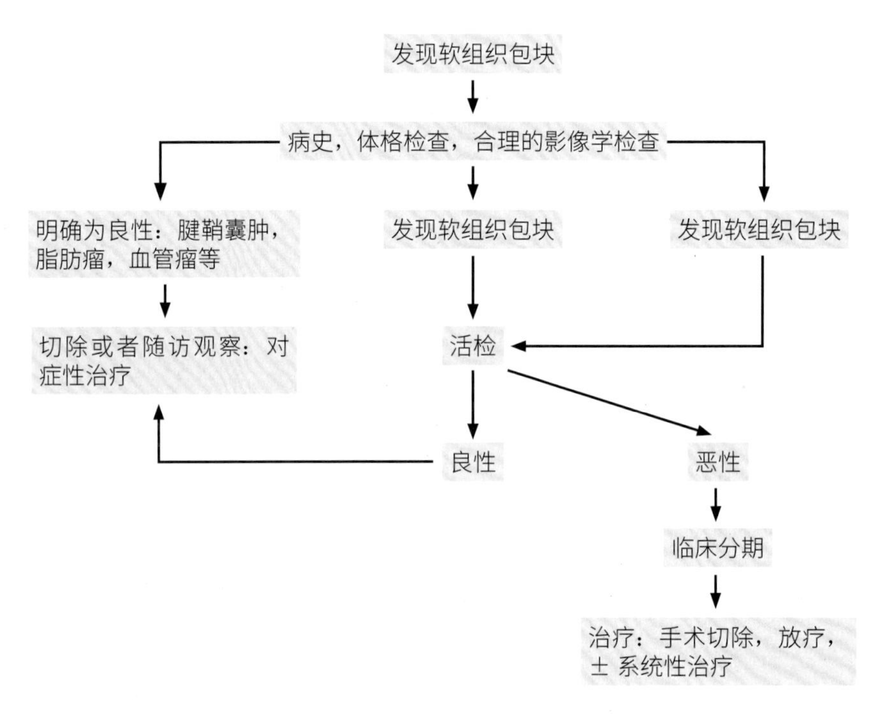

图 2-4　软组织肿瘤评估和检查流程图

第六节　软组织恶性肿瘤的分期

原发恶性软组织肿瘤的分类十分广泛，是一组具有不同转移潜能和转移模式的异质性实体肿瘤。肉瘤通常容易发生肺转移，要行胸部 CT 评估，但某些肿瘤也需要其他检查才能进行肿瘤分期，详见表 2-1。表 2-2 是依据美国癌症联合委员会的分期系统进行分期。

表 2-1　软组织肿瘤亚型的临床分期

诊断	转移好发部位	分期所需检查
未分化多形性肉瘤	肺	胸部 CT
脂肪肉瘤（黏液样，圆形细胞性，去分化型）	肺，腹膜后	胸部，腹部，骨盆 CT
黏液样脂肪肉瘤，平滑肌肉瘤	肺，腹膜后，骨	胸部，腹部，骨盆 CT，锝 99-m 骨扫描

表 2-1（续）

诊断	转移好发部位	分期所需检查
上皮样肉瘤 滑膜肉瘤 恶性血管肉瘤 横纹肌肉瘤 透明细胞肉瘤	肺，淋巴结	胸部 CT, PET 前哨淋巴结穿刺
腺泡状软组织肉瘤	肺部，大脑	胸部 CT 头颅 MRI

注：缩写：CT 计算机断层扫描；MRI 磁共振成像；PET 正电子发射断层扫描。

表 2-2　躯干和四肢恶性软组织肿瘤 AJCC 分期

分期	级别	肿瘤	淋巴结 / 转移
Ⅰ A	G1	T1	N0,M0
Ⅰ B	G1	T2,T3,T4	N0,M0
Ⅱ	G2,G3	T1	N0,M0
Ⅲ A	G2,G3	T2	N0,M0
Ⅲ B	G2,G3	T3,T4	N0,M0
Ⅳ	任何	任何	N1 或 M1

注：G1 表示分化高 / 低，G2 表示中分化 / 低，G3 表示低分化 / 高，T1 表示 5 cm 以下；T2 表示 5 ~ 10 cm；T3 示表 10 ~ 15 cm；T4 表示大于 15 cm。

要点

1. 对新发的软组织肿块的评估，首先要有病史和体格检查，并特别注意肿块大小、硬度、位置、疼痛和活动性。
2. 对于肿瘤较大、位置较深，需要活检或切除的肿块均需要进行 MRI 检查。
3. 良性和恶性软组织肿瘤的表现可以很相似，影像学表现也可相似，因此任何不确定性质的肿块都需要活检明确病理。

知识点测试

1. 软组织肉瘤的典型表现为无痛、不断增长的肿块，通常大于 5 cm（高尔夫球大小）。
2. 伴有疼痛的肿块通常是良性的，仔细地询问病史和体格检查可以区分创伤性、感染性或肿瘤性肿块。
3. 软组织血管瘤、骨化性肌炎和滑膜肉瘤平片上会有较明显的钙化特点。

参考文献

[1] Siegel RL, Miller KD, Jemal A. Cancer Statistics[J]. CA Cancer J Clin. 2018,68(1):7-30. doi:10.3322/c:aac.21442.

[2] Gibbs CP, Peabody TD, Mundt AJ, et al. Onc:ologic:al outc:omes of operative treatment of subc:utaneous soft-tissue sarc:omas of the extremities[J]. J Bone Joint Surg Am. 1997;79(6):888-897.doi:10.2106/00004623-199706000-00013.

[3] Rhydholm A, Gustafson P, ROoser B, et al. Subcutaneous sarcoma: a population-based study of 129 patients[J]. J Bone Joint Surg Br. 1991,73(4):662-667. doi:Io.1302/o301-620X.73B4.2071656.

[4] Mankin HJ, Mankin CJ, Simon MA. The hazards of biopsy, revisited. Members of the Musculoskeletal Tumor Society[J]. J Bone Joint Surg Am. 1996,78(5):656-663. doi:10.2106/00004623-199605000-00004.

[5] Americ:an Joint Committee on Cancer: Soft Tissue Sarcoma. In: Amin MB, Edge S, Greene F, et al. AJCC Cancer Staging Manual. 8th ed[M]. New York. NY: Springer; 2017.

第三章　骨与软组织肿瘤的影像学特点

Musculoskeletal Radiology and Imaging of Tumors

译者　卢新昌
校正　李甲振

第一节　概　述

临床医生要想对骨与软组织肿瘤进行快速而正确的诊断，不仅需要有效的影像学初筛，还需要有鉴别和确诊价值的影像学检查。本章节将讨论骨与软组织肿瘤的影像学成像基本原理，熟悉那些高级影像学检查，并了解这些检查的局限性和不足之处，并展示检查流程模式图，指导医生进行合理检查，避免误诊和过度检查。

在病史和体格检查的基础上，骨与软组织肿瘤的诊断在很大程度上依赖准确的影像学报告。影像报告的质量取决于影像医师的经验、信心、舒适和勤奋程度。肿瘤医生可以通过熟悉各种肿瘤病变的影像学特点总结经验，这与创伤骨科医师阅读各种骨折片子积攒临床经验一样。临床医生通常是唯一能够将患者的临床表现与影像学表现联系起来的人。因此，临床医生必须对肿瘤的影像学特点胸有成竹，以便能快速做出正确的诊断，并且判断是否需要进一步检查。由于影像学在过去30年发展很快，有些医生会为了满足好奇心和解开自己的困惑要求对病变进行3D成像和高分辨率图像，但其实这样做不但花费高而且没必要，甚至有时候会对患者造成伤害。总之，一旦发现病变，最好还是让专业的医生开影像学检查单。

第二节　X　线

如第二章所述，在评估任何骨的损伤时都需要进行X线检查，但其实X线对评估软组织肿块也非常有帮助。X线检查具有成本低、效益高、有丰富的临床经验积累、可以多次检查的优点[1]，可以准确地指导下一步的检查，定位活检部位，并会提示病变的临床表现，从而能够预估诊断。此外，X线检查是手术室内和长期随访用于评估病变的首选检查，因此在发现病变时拍X线片了解基本情况就显得非常重要（图3-1）。

为了准确地解读X线片，需要对图像的每个部分有一个系统地评估，并获得重要信息。

1. 确认患者姓名和拍片日期。不要被旧片子或非患者本人的图像所误导。

2. 检查病人的出生日期。年龄是鉴别诊断的关键。

3. 描述病变的位置

a. 哪个骨头？长骨、扁骨、脊椎等

b. 病变在骨头的哪个部位？骨干、干骺端、骨骺 / 骨突？

c. 病变是中心型 . 偏心型 . 皮质型还是骨表面型 / 骨膜型？

4. 病变对骨质的破坏

a. 病变是导致骨溶解还是骨破坏？

b. 骨皮质有无破坏？

c. 骨质有无膨胀或形变？

d. 有无病理性骨折？

5. 骨骼是否有继发性改变？

a. 病灶周围有无反应性硬化？

b. 有无骨膜反应？

6. 病灶周围的边缘特点（图 3-2）？

a. 边界清楚：病变范围可以与周围骨骼清楚地辨别

b. 边界不清；病变与周围骨骼过度区域变得模糊或不清

c. 混合 / 变化：边界清楚和边界不清两种的混合

d. 渗透性：弥漫性破坏，虫蛀样外观

e. 皂泡样：骨内（例如髓内病变）或骨膜（骨皮质表面病变）的圆形溶骨性区域

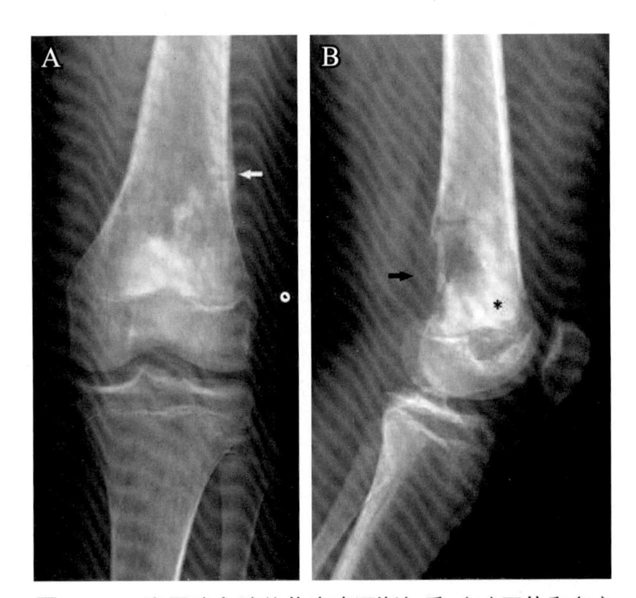

图 3-1 15 岁男孩左膝关节疼痛逐渐加重，(A)正位和(B)侧位 X 光片，可见骨骺未闭合，病理性骨质破坏，边缘模糊，并有骨膜反应(白色箭头)，皮质破坏(黑色箭头)，骨髓腔内有与皮质骨一样的的高密度区（黑色星号）。活检证实为高级别骨肉瘤。

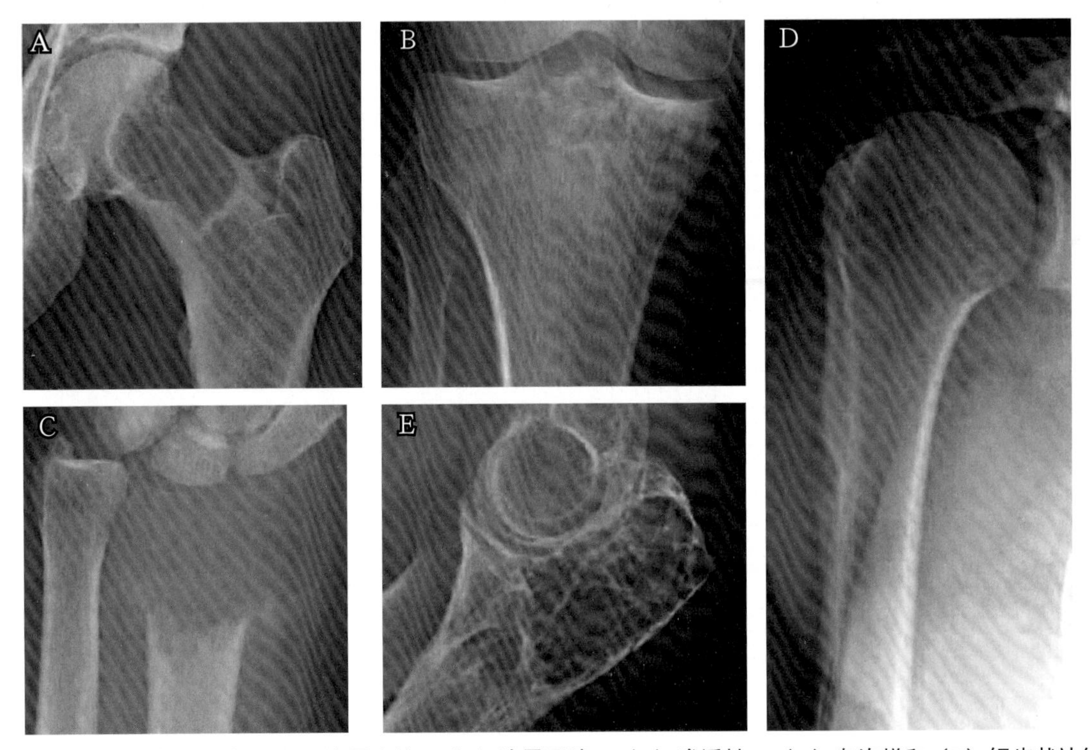

图 3-2 X 线骨质破坏类型：（A）边界清楚，（B）边界不清，（C）渗透性，（D）皂泡样和（E）锯齿状边缘。

7. 瘤内基质的 X 线有无特点？有些 X 线的特点提示瘤内基质的骨质破坏类型？

a. 骨样：成骨性。与骨皮质密度一致的疏松、云雾状成像。恶性成骨通常是中心更密，周边比较疏松。良性成骨通常有骨小梁特征（图 3-3）。

b. 软骨样：成软骨性。密度较低的肿瘤小叶被高密度的钙化边缘分隔，这些钙化物可比周围的骨质密度高或低。表现为一种环形、弧形和点状的图案，通常被称为“爆米花样”或“串珠样”（图 3-4）。

c. 毛玻璃样：纤维状病变，产生松散的小梁碎片，基质紊乱，显示为病变与周围骨小梁组织具有相同的放射密度，但没有明显的骨小梁特点，通常表现好似骨小梁有污物，这产生了类似不透明玻璃的图案（图 3-5）。

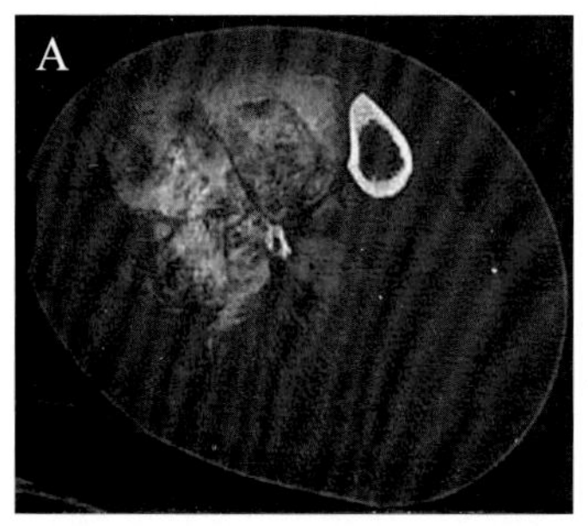

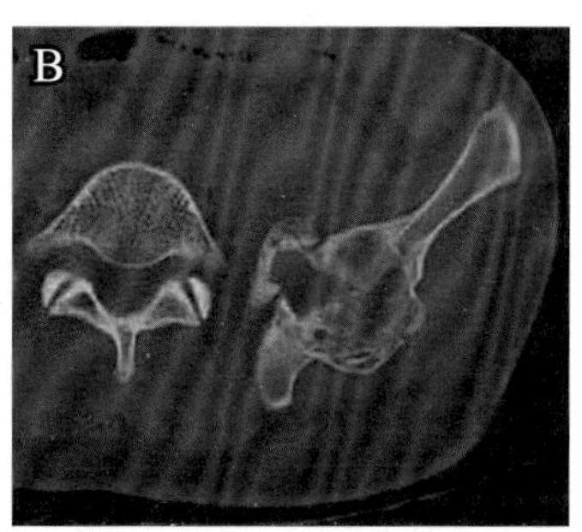

图 3-3　轴位 CT 显示（A）恶性和（B）良性成骨性肿瘤的表现。恶性成骨性病变不规则，界限模糊，病灶中心密度大，边缘钙化少。良性成骨病变往往有清楚的骨小梁，有地图样钙化良好的边界。

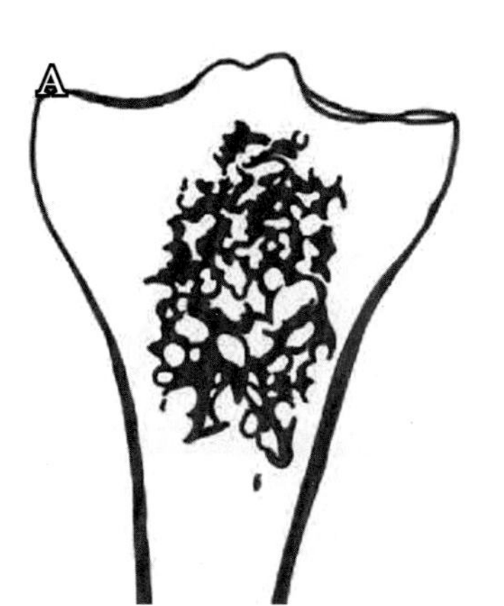

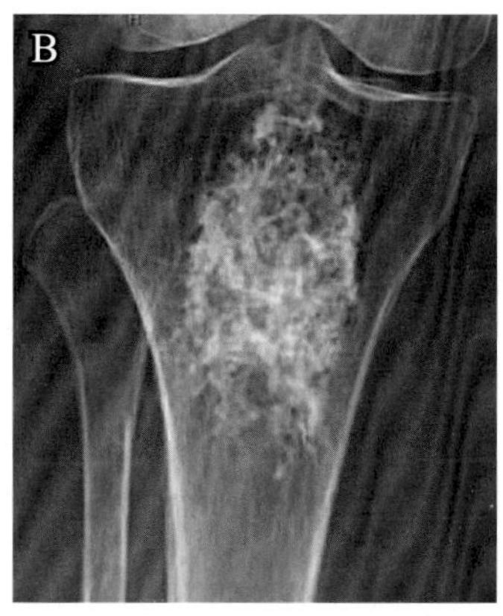

图 3-4　软骨样组织的钙化特点（A）在软骨的透亮小叶之间有高密度的弧形和环形钙化，俗称“串珠样”“珍珠样”或“爆米花样”。（B）软骨病变的分叶状生长在平片上显示的是钙化灶之间的低密度区域。

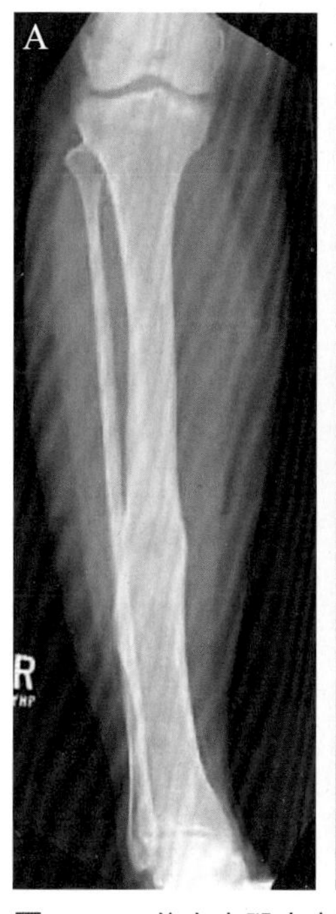

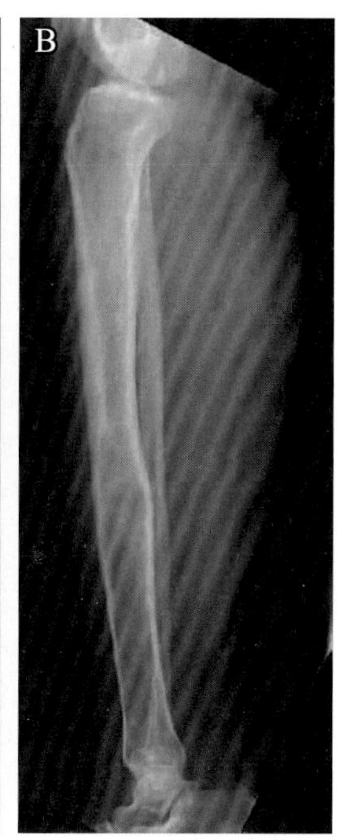

图 3-5　一位右小腿疼痛的 24 岁女性，正位（A）和侧位（B）X 线照片显示胫骨远段骨干有一不规则，边界清晰，略有膨胀的病变。病变密度与松质骨密度相近，但是无经典的骨小梁结构，呈现“毛玻璃”样外观，病变特点符合纤维结构不良。

8. 评估软组织。病变是否从骨质累及到软组织？组织边界有无破坏？有无钙化？有无气体？

Lodwick 分类是一种描述病变骨膜反应的分类方法，能够提示骨病变的增殖能力和侵袭性。病变如果破坏骨皮质，向骨内侵蚀，而且边缘不清，这样的特点提示侵袭性增殖，但是不能据此定为良性还是恶性，不过边界清楚，有硬化边界的地图样病损多数是良性病变[2]（图 3-6，图 3-7）。

综上，我们从一张准确的X线片中可以得到很多信息。与患者的年龄和临床症状相结合考虑后，临床医生应该对病变的活跃性或侵袭性有判断，并得出最可能的诊断。除了特殊情况，骨皮质不受累，边界清楚的病变往往是良性的。而界限不清，有骨质破坏，伴有骨膜反应和软组织受累及的通常是恶性肿瘤。一旦良恶性有了判断，其他的检查都应该是据此进行验证，而不是漫无目的地随意检查。也就是说在此基础上，进一步的影像学检查都应该是诊断性的检查。

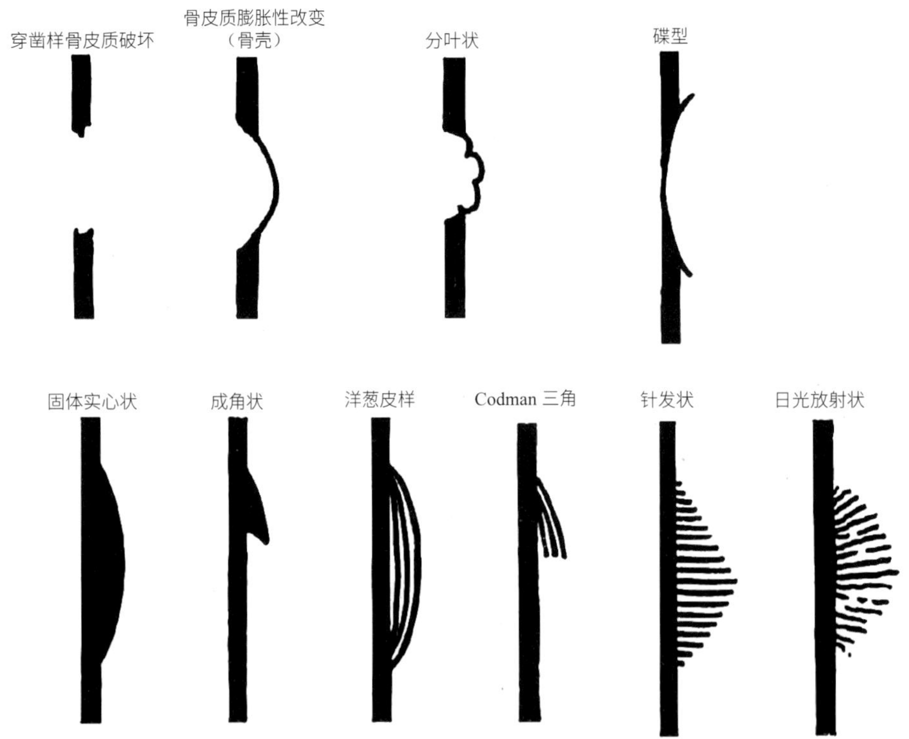

图 3-6 上一行是骨皮质破坏特点，下一行是骨膜反应特点。骨皮质变薄和膨胀性改变说明病变是一个慢性过程。皮质骨外有骨膜反应说明病变具有侵袭性，穿透骨皮质并抬升了骨膜。

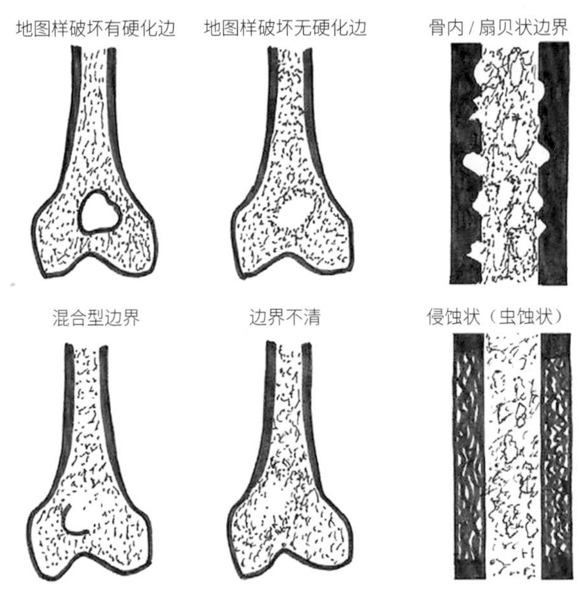

图 3-7 髓内的病变边缘特点分为边界清楚（地图样），边界不清或者是混合型。如果有硬化边，一般说明病变是良性或惰性的。皂泡样边缘表明骨皮质内膜边缘骨质消失。侵蚀性或虫蚀样边缘说明骨皮质有穿凿样破坏。

第三节　计算机断层扫描

计算机断层扫描（CT）可以被认为是一种高分辨率的 X 射线，能够根据组织的相对密度提供三维成像。CT 可显示骨骼和其他钙化病变的细节，当平片不能全面显示病变时，CT 对肌肉骨骼的成像可以提供帮助。因此如果 X 线就能做出诊断，就不用再做 CT 检查。

一、CT 的优势

- 时间短：对幽闭恐惧症患者有利
- 比磁共振和核医学检查更经济
- 可结合血管造影确定主要血管的位置
- 胸腹部检查时间短，方便对恶性肿瘤进行临床分期

二、CT 的短板

- 有辐射性
- 软组织的解剖细节不如 MRI

三、骨与软组织肿瘤 CT 检查的临床适应证

- 评估复杂解剖位置的肿瘤，如脊柱、肩胛骨和骨盆，这些部位因为有组织重叠，X 线检查不占优势
- 评估软组织解剖结构和有钙化的软组织病变（图 3-8）
- 评估肿瘤骨质破坏和骨质边缘改变的细节（图 3-9）
- 评估病变内部情况
- 对骨样骨瘤则能够确诊
- 评估术前切除范围的设计
- 评估恶性骨与软组织肿瘤的分期

CT 是对病变密度的检查，基于穿过组织后射线的衰减不同，一般描述为“低密度”“高密度”“等密度”。这是以 Hounsfield 单位测量的，通常可以提示病变的组织类型（表 3-1）。

表 3-1　不同组织的 亨斯菲尔德（HU）CT 值

材质	HU 平均值或加权平均值
空气	−1000
脂肪（分化良好）	−105
体液	0 ~ 30

表 3-1（续）

材质	HU 平均值或加权平均值
出血或血肿	40 ~ 100
骨骼肌	40
软组织 / 无钙化的软组织肿瘤	100 ~ 300
松质骨	350
皮质骨	1800
异物（玻璃 / 碎石）	2500
金属	15000+

注：参考自 FeemanTG [3]

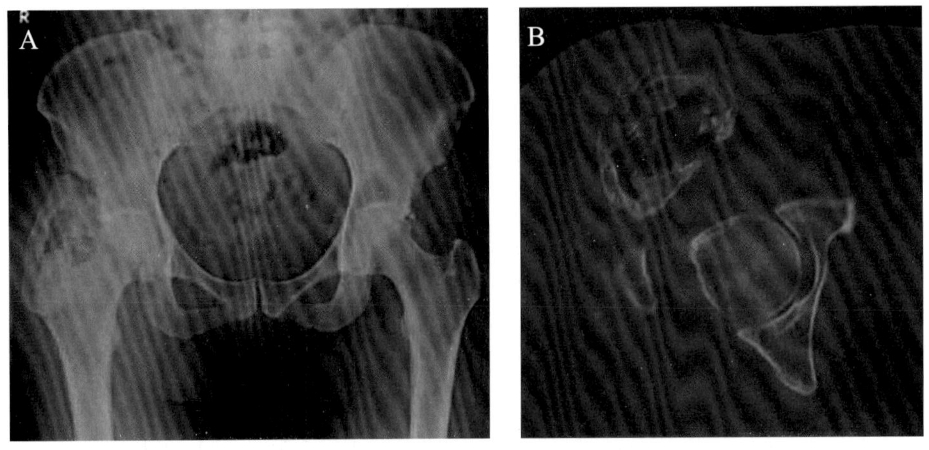

图 3-8 一位 54 岁的女性 10 年前车祸后出现右髋关节进行性僵硬。（A）正位片和（B）轴位 CT 显示一成熟骨包裹的软组织肿块，中心有类脂肪密度影。这是骨化性肌炎的表现。

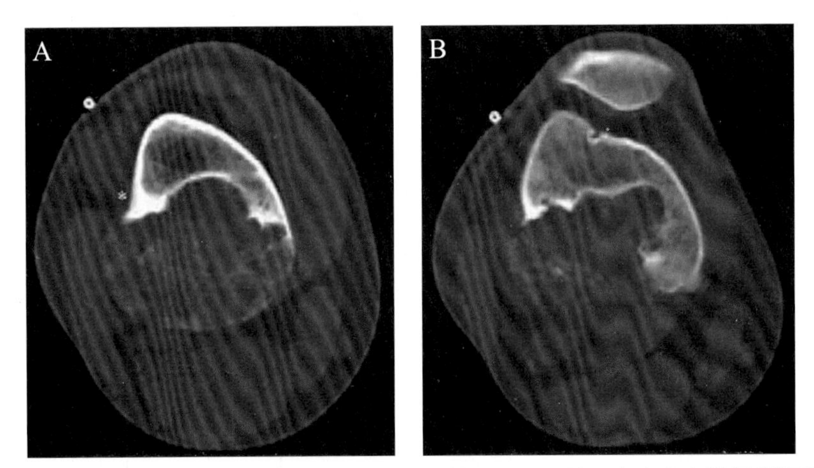

图 3-9 一名 17 岁男孩膝关节活动受限但不伴有疼痛。CT 轴位显示股骨后方病变有软骨样钙化。骨膜周围有硬化（白色星号），病变地图状破坏伴有硬化边，边缘与正常骨小梁之间有硬化带，这些都说明病变是良性的，加上病变表面有软骨特点，说明是骨膜软骨瘤，而不是恶性的软骨母细胞型骨肉瘤。

第四节　磁共振成像

采用磁共振进行合理的检查是诊断的有力工具，但是如果对其局限性没有足够的认识也会造成误诊。磁共振检查可以显示软组织结构的解剖细节，分析肿瘤与神经血管结构之间的关系，分辨组织类型，识别病变卫星灶，而这些是其他影像检查手段不具备的优点。当使用钆制剂进行增强后，MRI 可以区分治疗前后的变化，了解肿瘤有无复发或残留。

一、磁共振成像的优点

- 无辐射（适合儿童）
- 良好的软组织解剖结构成像：特别是软组织肿瘤
- 可与血管造影术相结合，确定主要血管的解剖位置
- 可进行增强成像，鉴别是囊性、液性还是实体肿瘤
- 可对骨与软组织恶性肿瘤进行准确的局部分期
- 可对脂肪瘤性、血管源性和滑膜增生性肿瘤进行鉴别诊断
- 可对软组织肉瘤的复发进行早期诊断

二、磁共振成像的缺点

- 对那些有磁场敏感内植物的患者无法检查
- 检查费用较贵
- 检查时间较长
- 幽闭恐惧症患者无法耐受
- 对金属有伪影，伪影比 CT 更明显

三、哪些骨与软组织肿瘤需要做磁共振检查

- 需要评估软组织的肿瘤
- 关节内的肿瘤
- 术前需设计穿刺部位与切除范围
- 恶性骨与软组织肿瘤的初步分期
- 恶性骨或软组织肿瘤的术后分期

四、磁共振成像的解读

MR 利用磁场产生和接收射频能量，大多数是来自水和脂肪中特别丰富的氢原子。通过调整重复时间（TR）和回波时间（TE）的同时测量 MR 信号，可以按不同材料的顺序加权。可以调整 MRI 参数以

适应不同成像目的，但主要需要熟悉了解的肌肉骨骼序列是传统的自旋回波序列 Tl、T2 和质子密度（表 3-2）。Tl 序列通常被称为“解剖学序列”，因为肌肉、隔间和神经血管结构之间的天然脂肪平面使区分解剖学边界更加容易。T2 序列通常被称为“病理序列”，因为那些来自创伤、感染或肿瘤的液体会更亮，并有更好的分辨率。

帮助小贴士：确定该序列是对脂肪更敏感（Tl）还是对液体更敏感（T2）的一种快速和简单的方法是查看 TR 值。400 ~ 900 的 TR 值通常是 Tl 加权。几千数值的 TR 值通常是 T2 加权。

表 3-2　不同组织在磁共振成像序列上的成像

组织类型	T1 序列（解剖序列） 短 TR 和 TE	T2 序列（病理序列） 长 TR 和 TE	T1 压脂像 短 TR 和 TE
脂肪（分化良好）	高	低	低
液性 • 水肿 • 黏液性	低	高	低
肿瘤	中间到低	高	增强对比：高 无增强对比：中到低
出血	急性：低 亚急性：高 慢性：低	急性：高	低
空气	低	低	低
骨骼肌	中间	中间	中间
顺磁性对比	高	低	高
纤维组织（韧带，肌腱）	很低	很低	很低
骨 / 钙化组织	很低	很低	很低

注：缩写：TE 回波时间，TR 重复时间（引用自 StarkDD.）。

五、磁共振成像在骨与软组织肿瘤检查中的不足

• 比 CT 分辨率尺寸低：MRI 将扫描区域的分割区平均为 5 ~ 7 mm，或者更宽。在此测量误差范围内（约 1 cm 或更小）的病变可被完全忽略（图 3-10）。

• 含液性成分的病变：如果不结合患者的临床表现，对那些主要是囊性病变，富含液性信号的病变，或者血流充分的病变会被诊断为良性囊肿或血肿。正如在第 2 章中所讲的，如果这些病变 MRI 增强后没有显示出强化，可能会为误诊为良性（图 3-11）。

• 骨的病变：一般认为对于骨的病变 MRI 具有良好成像优势，骨的病变多数应选择 MRI 检查。但是如果过度依赖 MRI 可能会导致误诊误治。骨皮质破坏和骨膜反应在 MRI 上成像可能会不明显，低级别或钙化严重的恶性病变在 MR 序列上可能会不显像。而另一方面，轻微创伤、疲劳损伤、感染和许多

良性骨病变会产生大量水肿，这可能会让影像诊断人员引起恐慌，并把这些信息错误的传递给肿瘤医生。骨髓水肿与骨髓替换的区别在于区域内有连续低信号区，斑点状骨小梁特征（图 3-12）。这就要求不仅要将每一项影像学检查都与患者临床症状相结合，而且对于骨性病变的放射学检查也是必不可少的。

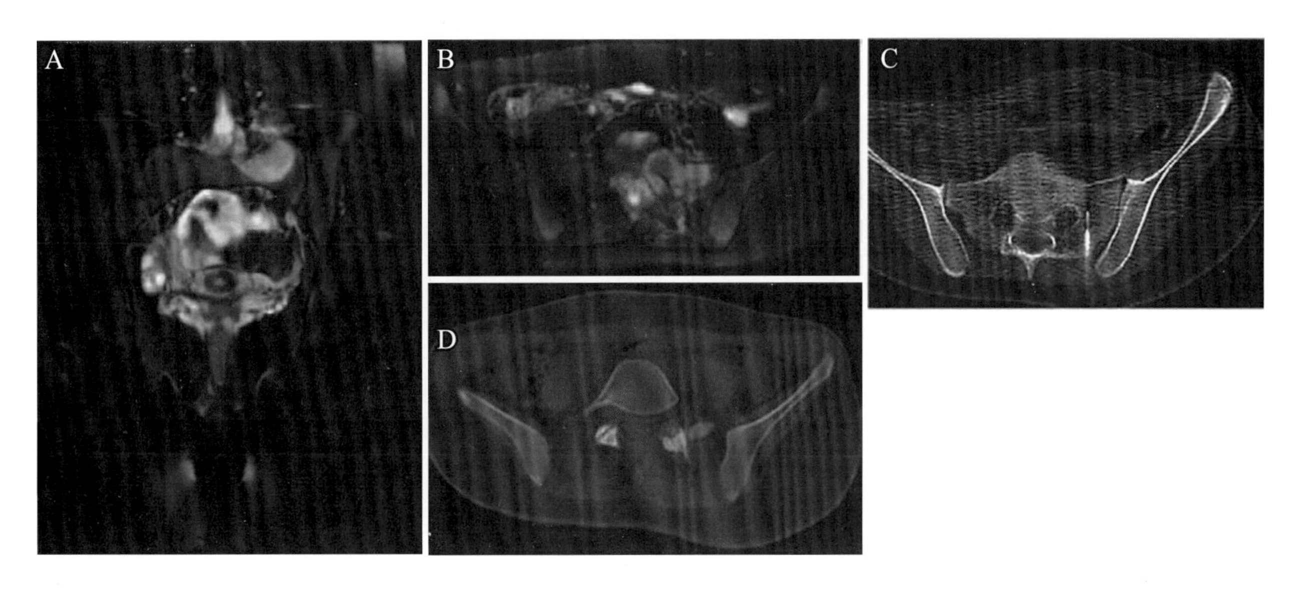

图 3-10　11 岁女孩骶尾部疼痛逐渐加重，（A）冠状位和（B）轴位 T2MRI 显示左骶骨翼内有一个高信号区，没有明显的骨髓信号改变。（C）CT 引导下活检显示为正常骨质。（D）薄层 CT 显示出在 S1 上关节突处有一个小的、边界清晰的、伴有透亮区的中心钙化病灶，证实为骨样骨瘤。

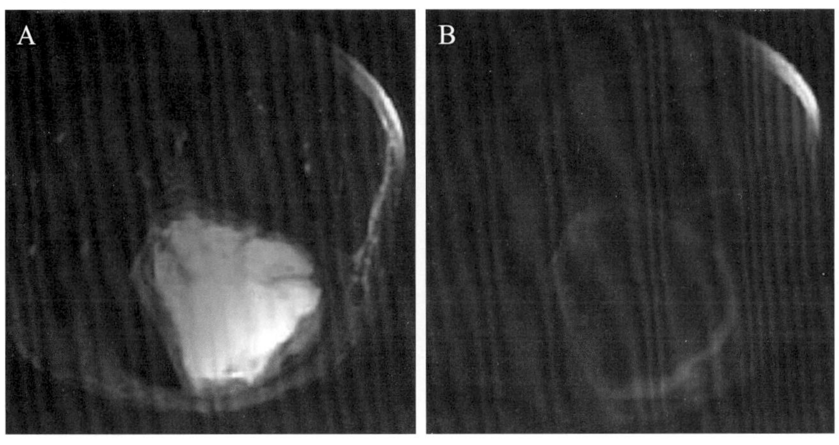

图 3-11　63 岁男性，左大腿后方有一疼痛肿块。（A）轴位 T2 MRI 显示在股二头肌腹内有一混杂液性信号的肿块。（B）T1 压脂像显示有边缘强化，如果不结合临床会被误诊为良性囊肿。在这种情况下，对活检诊断价值最高的活跃组织部分位于囊腔的边缘。细针穿刺明确诊断为高级别未分化多形性肉瘤伴囊性变。

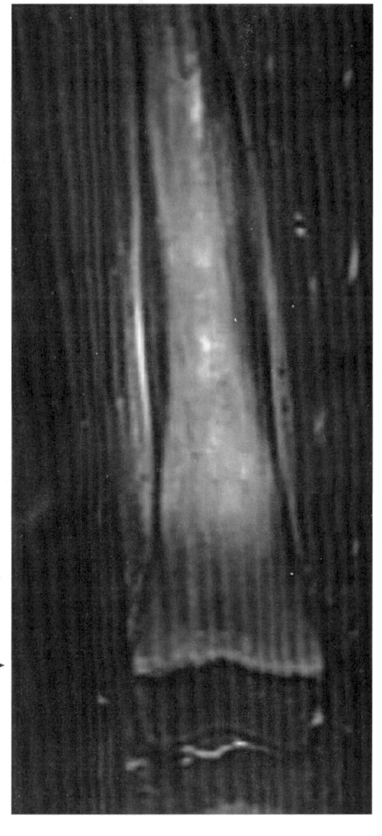

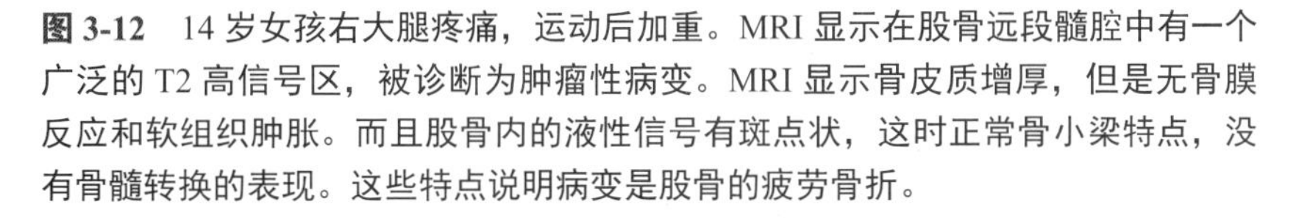

图 3-12　14 岁女孩右大腿疼痛，运动后加重。MRI 显示在股骨远段髓腔中有一个广泛的 T2 高信号区，被诊断为肿瘤性病变。MRI 显示骨皮质增厚，但是无骨膜反应和软组织肿胀。而且股骨内的液性信号有斑点状，这时正常骨小梁特点，没有骨髓转换的表现。这些特点说明病变是股骨的疲劳骨折。

重要提示：MRI 检查不要在没有 X 线或 CT 检查的情况下就对骨病变下结论。

什么时候需要增强：临床上经常会遇到病人拿到 MRI 诊断报告后提示诊断无法明确，建议增强，什么时候需要 MRI 增强？下面是一些建议：

- 主要是囊性或液性的病变
- 血管来源的病变（图 3-13）
- 在外伤周围发现的病变（骨折、肌肉劳损、手术后等）

然而，作为临床医生，并不是以上的情况都需要进行对比增强造影，不能教条主义。如果临床已经明确病变部位需要进行病变活检或切除术，那么增强序列没必要再提供诊疗价值。如果通过增强成像对比可以帮助识别病变的特定区域，增加活检的诊断准确率；提供肿瘤临床分期，指导治疗；或者可以明确诊断，排除活检的需要，比如血管瘤，就需要进行增强对比序列。如果仍对诊疗有疑问，建议将患者转诊给骨肿瘤专科医生。

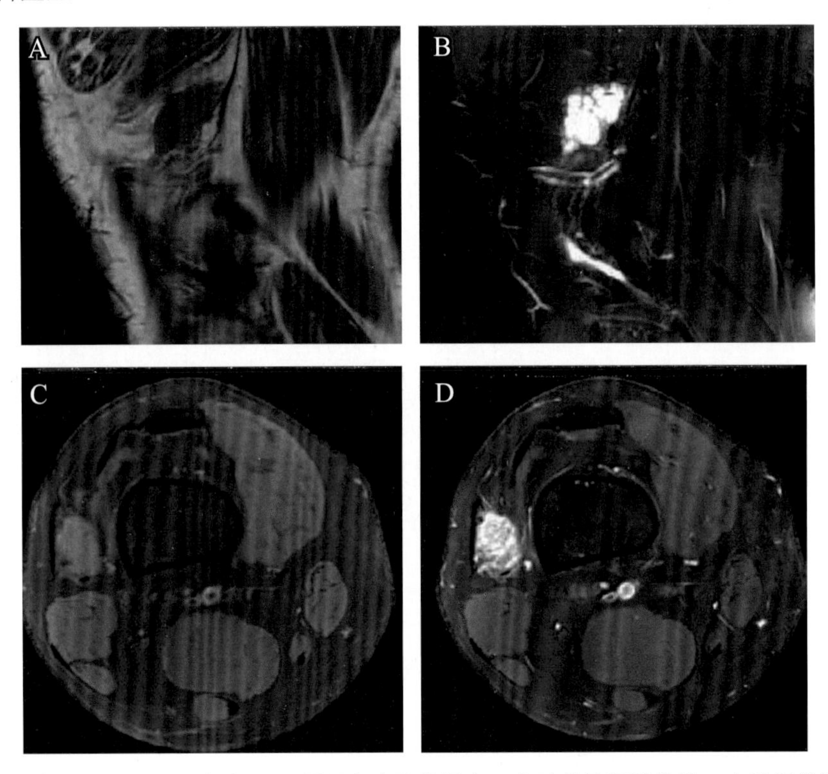

图 3-13 矢状位 TI（A）和 T2（B）MRI 显示在右膝外侧有一分叶状软组织肿块。小叶间的细小脂肪条纹提示有血流。T1 轴向脂肪抑制序列增强前（C）与增强后（D）对比发现强化明显，诊断考虑为血管畸形。

第五节 超 声

超声检查是通过发射的超声波对不同密度组织产生回波，然后实时记录并显示为图像。虽然通常不能提供肌肉骨骼病变的清晰影像，但超声检查仍可作为初筛，用以明确下一步所需要的检查，也可以作为活检或切除的定位工具，有时候可以作为浅表软组织肿瘤的治疗工具[5]。

一、超声优势

- 无辐射，无副作用，无不适反应
- 能提供幼儿软骨骨骼结构的细节
- 价格低廉，容易获取
- 时间短，方便患者
- 检查液性信号中的固体病灶有优势
- 提供“活的”图像，有助于检测血流或指导活检 / 定位针的定位

二、超声的不足

- 无法穿透骨骼和其他致密的组织：对骨骼的病变无法提供信息
- 深度有限：肥胖患者的筋膜层病变可能无法成像
- 有赖于操作者的技术
- 定位困难：无法提供确定组织结构方向的图像

第六节　核医学检查

锝 -99 骨扫描（Tc-99）和正电子发射断层扫描（PET）是一种“功能”研究，通过摄取放射性标记示踪剂来评估特定的代谢情况。这种摄取可以测量并确定病变或相关区域的代谢活动。核医学检查可用于恶性肿瘤的分期和复查，评估病变的治疗效果，并在其他检查结果矛盾时评估恶性肿瘤的可能性。

一、骨显像

Tc-99m（“m”代表亚甲二膦酸）是一种磷酸盐衍生物，可以被活化的成骨细胞吸收并将骨内的磷酸盐替换，所以该示踪器可以定位骨骼代谢活跃的区域。因此，骨扫描对恶性肿瘤的部位是敏感的，可用于转移性骨肿瘤中的定位检查，价格便宜。但该检查敏感性较低，因为骨显像也会将新鲜骨折或愈合期骨折、感染、未闭合骨骺和退行性关节疾病显像（图 3-14）。因此，Tc-99m 只有在骨骼无其他代谢活动时检查才会比较准确。

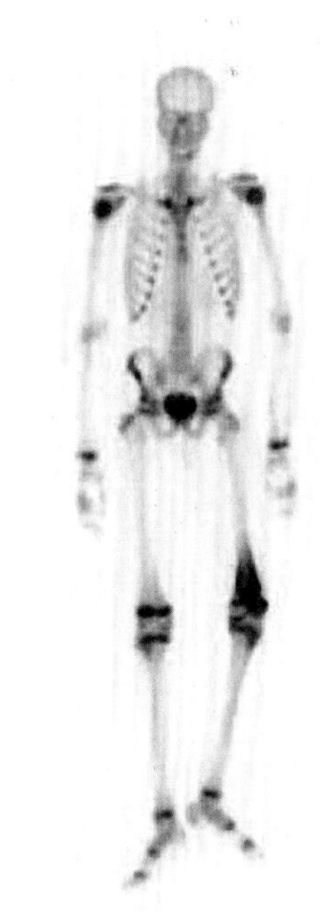

图 3-14　一名 15 岁男孩经活检已证实左股骨骨肉瘤，采用骨显像进行临床分期。原发肿瘤显示出明显的代谢活性，没有发现骨转移，其他亮的区域是正常的摄取。如果没有提供生理摄取值时，距离探头较近的骨骼区域，特别是前髂上棘或后上棘，可以作为内部对照来比较感兴趣的区域。

二、冷显像

当肿瘤病变没有成骨细胞的代谢活跃，骨显像会是假阴性，比如那些主要为溶骨性，不伴有骨重建的肿瘤。骨髓瘤和侵袭性恶性肿瘤，如转移性肺癌和肾癌，在骨扫描上可以是“冷”显像。

三、PET（positron emission tomography 正电子成像）

放射性标记的 18F- 氟脱氧葡萄糖（FDG）可定位到葡萄糖消耗活性区域。发射的辐射值定为标准化摄取值（SUV），这样就能与周围正常组织做对比。良恶性阈值差别很大，但低于 3 的 SUV 基本上考虑是良性的，而大于 6 的 SUV 更倾向于恶性。这可以用于区分肿瘤的良性还是恶性，比如多发的神经纤维瘤病患者，但 PET 对孤立性神经纤维瘤的临床应用有限；PET 检查费用昂贵，往往仅限于已证实为恶性肿瘤的患者[6]。大多数 PET 检查用于新发恶性肿瘤临床分期，评估治疗期间的治疗反应，以及对治疗后的高危因素的监测。

所有的影像学检查都应该为了一定的诊断目的和治疗目的进行检查，这点很重要，开检查单的医生应该了解每个检查的优势和劣势。图 3-15 和 3-16 分别描述了骨和软组织肿瘤的检查流程图。

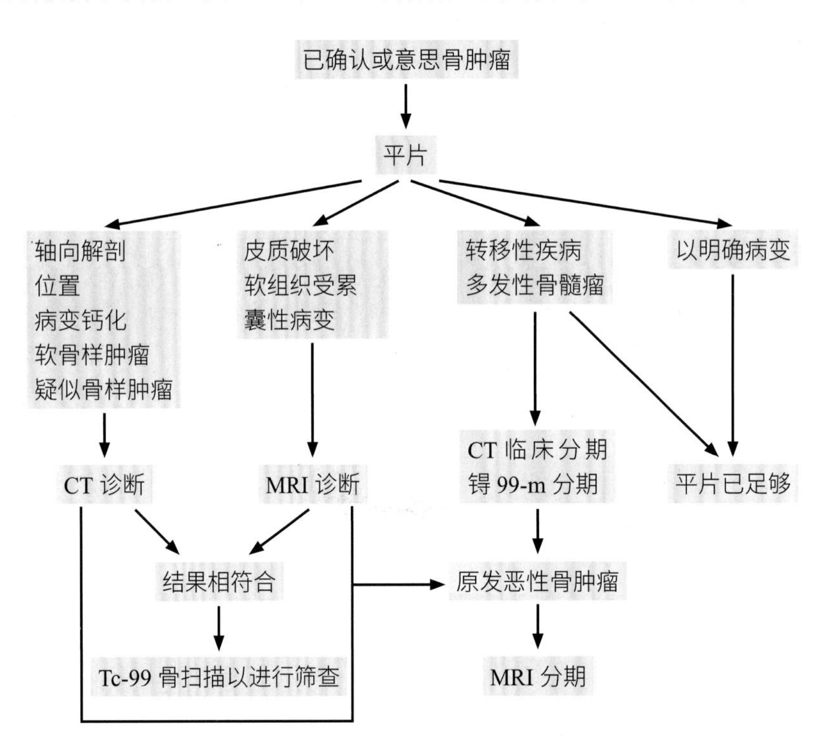

图 3-15 对骨肿瘤进行影像检查流程。CT 计算机断层扫描，MRI 磁共振成像，Tc-99m 锝 -99

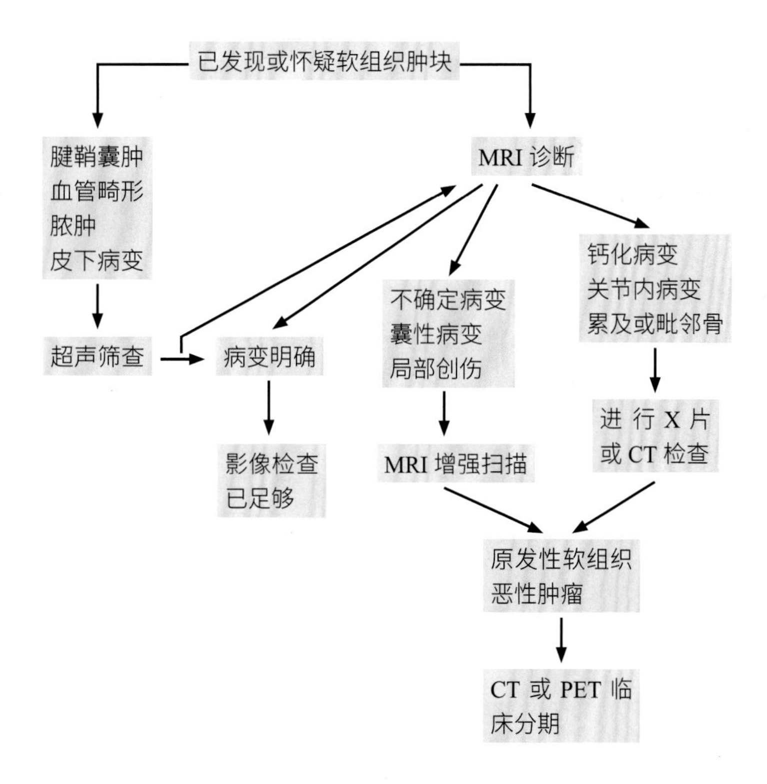

图 3-16 软组织肿瘤的影像学检查流程图。CT 计算机断层扫描，PET 正电子发射断层扫描。

要点

1. X 线平片可以提供大量诊断信息，价格低，应该是评估新发病变的一线检查方法。
2. CT 是一种高分辨率的 X 线，有利于明确解剖结构复杂和有钙化的病变。CT 是骨样骨瘤和软骨肿瘤诊断的首选检查。
3. MRI 是软组织病变的首选检查，但在骨肿瘤中必须与 X 线检查联合。它是髓内病变的首选检查。
4. 核医学检查通常用于恶性肿瘤的分期和随访，也可用于那些查不出原因的病变。

知识点测试

1. 边界清楚且没有广泛的骨质破坏或骨膜反应的病变多数是良性肿瘤。
2. 薄层 CT 是鉴别骨样骨瘤的首选检查。
3. 骨髓瘤在骨扫描上通常为冷显像。

参考文献

[1] Sanders TG, Parsons TW III. Radiographic imaging of musculoskeletal neoplasia[J]. Cancer Control. 2001,8(3):221-231. doi:10.1177/107327480100800302.

[2] Lodwick GS, Wilson AJ, Farrell C, et al[J]. Determining growth rates of focal lesions of bone from radiographs[J]. Radiology. 1980,134(3):577-583. doi:10.1148/ radiology.134.3.69283 21.

[3] Feeman TG. The Mathematics of Medical Imaging: A Beginner's Guide. 2nd ed[M]. Cham, Switzerland: Springer; 2015.

[4] Stark DD, Bradley WG. Magnetic Resonance Imaging. 3rd ed[M]. St Louis, MO: Elsevier; 1999:43-69.

[5] Dangoor A, Seddon B, Gerrand C, et al. UK guidelines for the management of soft tissue sarcomas[J]. Clin Sarcoma Res. 2016;6:20. doiao.1186/ s13569-016-0060-4.

[6] Bredella MA, Torriani M, Homicek F, et al. Value of PET in the assessment of patients with neurofibromatosis typei[J]. AJR Am J Roentgenol. 2007,189(4):928-935. doi: io.2214/AJR.07.2060.

第四章　活　检

Biopsy

译者　张　翼
校正　张　岩

第一节　概　述

当临床、影像学和组织病理学一致时，很容易对骨与软组织病变获得准确诊断。我们这一章讨论活检的方式，如何避免活检过程中的错误，还将讨论不同活检方法的优劣之处。

对于大多数无法在临床上通过查体或影像学检查就能明确诊断的肿瘤，有效的活组织检查是诊断必不可少的。获取用于诊断的组织看似简单，但缺乏详细计划的操作和后续手术治疗方案，容易在诊断和治疗中出现本可以避免的错误。90％以上原发骨与软组织恶性肿瘤患者可以进行有效的保肢治疗，但活检是保肢治疗的第一步。如果是无计划或不当的活检会污染皮肤、软组织和骨骼，这样就难以进行合理的治疗，会导致后续有更多无效的治疗或需要采取其他治疗措施以避免截肢[1]。如果不是由那些决定最终手术方案的医师完成活检或者不是在其指导下完成，患者肢体功能损伤和局部肿瘤控制不良的风险会增加，因此推荐在转诊给骨肿瘤专科医疗单位后再进行活检[2]。强烈推荐由有经验的骨肿瘤医师在制订最终治疗方案后再完成骨与软组织病变组织活检取材。

第二节　活检前计划

一旦对病变完成评估和影像学检查并确定需要活检后，必须对活检方法和入路进行详细计划。活检前的影像学检查必须明确肿瘤定位，了解与周围重要解剖结构的关系，确定合适的入路，最大限度地减少污染的同时提高诊断效率，减少对后续治疗和患者预后的不利影响。最好通过针对病变的不同轴面获得良好分辨率成像，这样可以进一步识别出能提高诊断准确率的病变组织区域。如肿块内的囊性，坏死性和出血性区域，与实性、结节状、信号强化区相比，获得有诊断价值组织的可能性就较小；侵犯软组织的骨肿瘤最好在骨外的侵袭部分进行活检。

一、活检原则

1. 选择活检部位时必须考虑到最终治疗的各种可能性，通常要与根治性手术切除的切口一致（表4-1）。

2. 活检路径必须最大限度地减少污染那些原本不需要切除的间室或未累及的结构。活检路径应尽量避开神经、血管、肌肉间隔或关节。

3. 活组织检查的切口应选择纵向切口，以便之后的手术对活检针道进行整体切除，并可以方便缝合伤口。横向切口通常需要植皮、组织转移或皮瓣覆盖。

4. 对于骨的活检，必须最大程度降低活检后骨折风险，并且必须告知患者骨折的风险。优先对软组织成分进行采样。对于髓内采样，活检孔必须是圆形或椭圆形，并且尽量由外科医生谨慎决定是否以甲基丙烯酸甲酯（骨水泥）封堵活检孔。活检后的数周应限制患肢负重。对于高危病灶，尤其是在儿科患者中，可能需要进行石膏外固定保护。

5. 活检后必须进行仔细止血。活检后出血可以污染邻近结构并影响保肢治疗。对于经皮穿刺采样，只要临床医师认为合适，直接按压止血时间应足够长（建议至少 5 min）。其他止血方法包括：①对于高危或血管源性肿瘤进行术后制动固定；②局部用止血药如凝血酶；③出血表面可行切开电凝止血；④放置引流管：出口应在远端，与切口成一直线，并靠近切口的末端，以便以后切除；⑤对于骨性开窗可应用甲基丙烯酸甲酯或骨蜡填塞封闭。

表 4-1　长骨肿瘤常用活检入路

部位	入路	受污染间室
锁骨	前方或上方入路	斜方肌
肱骨近端	直接前入路	三角肌前方
肱骨干 / 肱骨远端	前外侧入路	肱二头外侧
尺骨	直接尺侧入路	无或尺侧伸腕肌
桡骨	手背桡侧入路	桡侧腕短伸肌
骨盆	上方入路（髂腹股沟线）	阔筋膜张肌
股骨近端 / 股骨干	侧方入路	股外侧肌
股骨远端	前内侧 / 前外侧 / 直接外侧入路	股内侧肌或股外侧肌
腓骨	直接前方 / 前内侧入路	无或仅皮肤
胫骨	直接外侧入路	腓骨长短肌

第三节　穿刺活检技术

经皮穿刺活检是获取组织的最常用方法，与切开手术活检相比具有多个优点。与图像引导结合使用时，经皮活检可在 90% 以上的病例中提供准确的诊断[3]。

一、经皮穿刺的优缺点

1. 经皮穿刺优点

• 更微创，出血少和污染少

- 活检后感染或伤口并发症风险低
- 成本低（局部麻醉，床旁手术）
- 确诊后不延迟新辅助治疗（放疗，化疗）
- 能够在同一部位对有异质性病变的不同区域进行采样
- 通过引导，对深层病变或解剖复杂的病变定位可靠

2. 经皮穿刺缺点

- 组织量较少，与开放式活检手术相比诊断率较低
- 意外伤害重要结构和大出血的风险较高

二、细针抽吸活检

细针抽吸活检（fine-needle aspiration, FNA）是一种经皮采样技术，使用小号针头对病变内的细胞进行采样，然后由细胞病理学医生制片并诊断。这是活检方法中损伤最小，快速且易操作，通常用于皮内或血液源性肿瘤及转移灶的诊断。该技术存在几个缺点，其中主要是可获得的材料很少，通常不足以进行免疫组织化学染色或细胞遗传学评估。 此外，细针抽吸活检难以提供完整的组织结构，更加考验病理学家的诊断和阅片能力。对于大多数原发性肌肉骨骼病变，则需要更多的组织采样。因此，细针抽吸活检对感染，腱鞘囊肿或已知的高度恶性肿瘤的可疑转移或复发最有价值。细针抽吸活检通常对低级别肿瘤的诊断没有帮助。

三、芯针活检

芯针穿刺活检具有细针抽吸活检的优点和便利性，使用大号针头获得一小块实体组织，可以提供更大的组织采样量。因保留了原有组织结构，可以进行特殊染色和研究（图 4-1）。

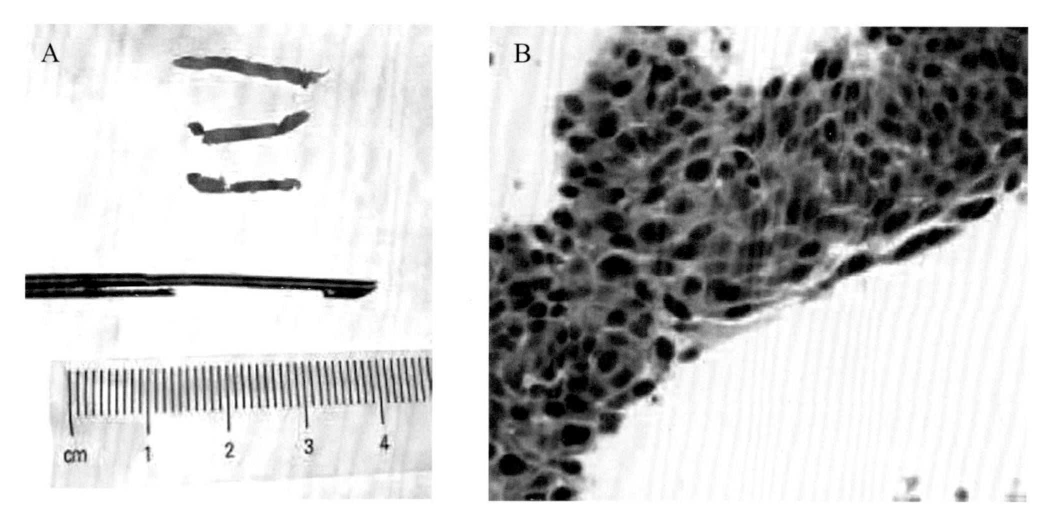

图 4-1 14G 带斜面针头穿刺可以通过针头斜面获得 20 mm 的组织块。组织直径可以达到 2 mm（A）且相对比细针抽吸活检取样能够保存更好的组织结构（B）。

重要提醒：在影像图像明确取材部位后如患者接受经皮穿刺活检，则活检入路和随后的组织处理必须在主治医生指导下进行，并遵守上述原则。这样就需要活检医生，病理学医生和患者的护理团队之间密切合作和沟通，以防诊断或治疗错误。

四、手术切开活检

虽然与经皮穿刺活检相比，手术活检已不是首选，但仍然是诊断骨与软组织病变的金标准。手术活检需要更加小心并遵守上述原则，以确保这种更具损伤性的组织采样不会损害肿瘤患者的功能或预后。

1. 手术活检指征

• 经皮取样无法诊断

• 病变太小，无法进行准确的针头采样

• 涉及或邻近重要神经血管结构的病变

• 患者清醒时无法配合活检

• 在确诊后计划同时进行二次手术或后续操作（如固定骨折或中心静脉导管 / 静脉港放置）

2. 切开活检

病灶内手术活检是通过直接暴露肿瘤并切除一部分肿块来进行的。这显然会提供更多的组织用于诊断，但代价是会增加局部组织污染，并且在活检伤口愈合之前延迟新辅助治疗。操作应该由经验丰富的临床医生计划和执行，并推荐在缝合伤口前进行术中“冰冻切片”病理会诊，确保获得的是具有代表性的病变组织，以保证活检的准确性[4]。

五、切除活检

直接切除术对病变进行完整采样是一种“先斩后奏”的方法，可以用于非常特殊的病例。如果病灶被证明是恶性的，则边缘切除术有可能对病灶范围切除不足，而对于良性病变行广泛或根治性切除术则比实际所需切除范围扩大了。对于需要辅助治疗的恶性肿瘤，由于切除后无法观察的病灶，临床医生无法评估治疗方法的有效性。

1. 直接切除活检的相对指征

• 已知、确定的良性病变

• 高分化的脂肪源性肿瘤（图 4-2）。对高分化的脂肪源性肿瘤行经皮穿刺活检存在很高的的采样误差。通常需要完整切除才能区分良性和非典型脂肪源性肿瘤[5]

• 较小的皮下病变

• 可以进行广泛边界外切除且不会明显增加复发率的肿瘤（图 4-3）

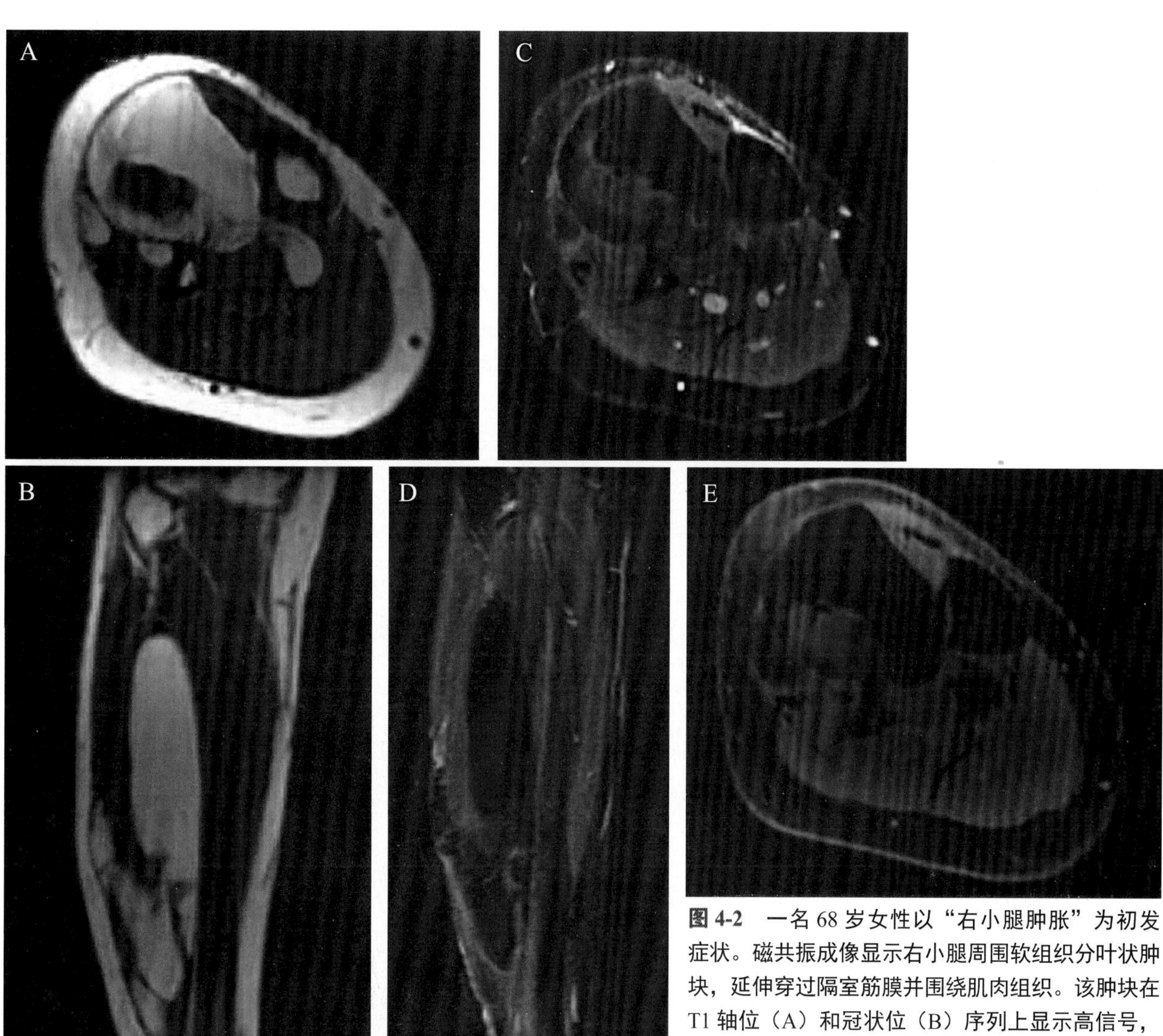

图 4-2 一名 68 岁女性以“右小腿肿胀”为初发症状。磁共振成像显示右小腿周围软组织分叶状肿块，延伸穿过隔室筋膜并围绕肌肉组织。该肿块在 T1 轴位（A）和冠状位（B）序列上显示高信号，在 T2 轴位（C）和冠状位（D）序列上是低信号，并且在对比成像后 T1 脂肪抑制序列（E）没有明显的增强。在所有序列中皮下脂肪均未见信号强化结节，这些符合分化良好的脂肪组织。细针活检显示脂肪组织成熟，于是进行边缘外切除活检，并且术后最终病理确诊为非典型性脂肪源性肿瘤。

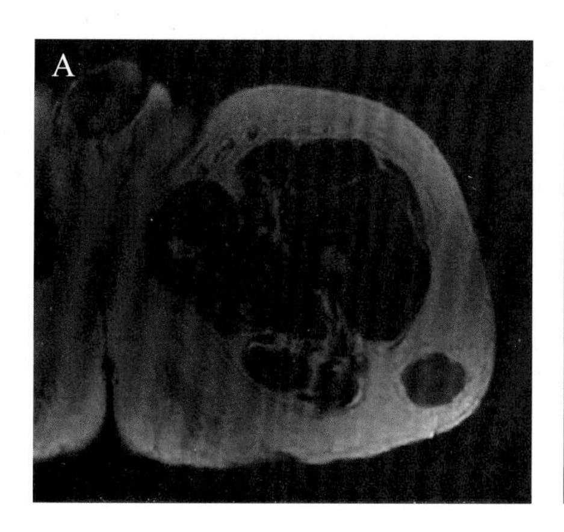

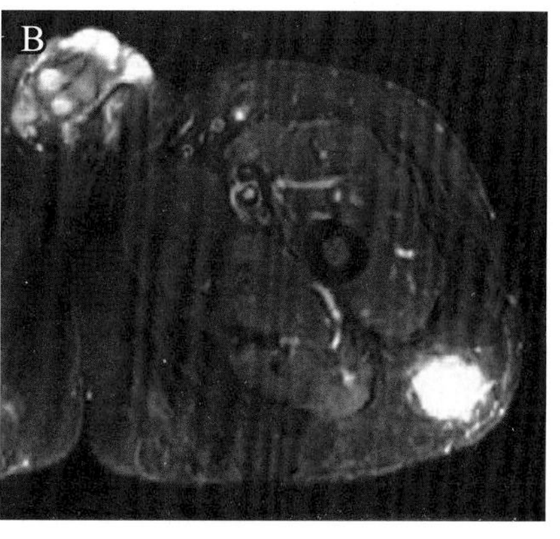

图 4-3 一名 61 岁男性在左侧大腿外侧出现无痛性肿块。磁共振成像显示皮下肿块，（A）T1 序列上显示中等信号和（B）T2 序列上更高信号。进行经皮芯针取样活检证实为具有非典型特征和不确定的恶性潜能的梭形细胞肿瘤。由于能够获得较宽的切缘不增加复发率，因此进行广泛切除活检，最终病理诊断为良性纤维组织细胞瘤。

第四节　标本处理

在获得组织后，必须对其进行适当的处理和加工，以便除了传统的苏木精 - 伊红（Hernatoxylin and Eosin）染色外，还可以进行其他专业检测。在组织采样之前和之后与病理医生直接沟通有助于确保活检组织处理流程不会影响后续检测。例如，流式细胞术、细胞遗传学和其他诊断方法可能需要新鲜组织或在特定溶液中进行处理组织。在脱钙液浸泡之前，建议探查组织或从钙化病变中分离软组织，因为脱钙液会让组织无法进行基因或分子检测。活检时进行快速冰冻切片能够提供初步的诊断信息用以指导标本处理流程。如果不确定是否需要其他特殊处理，可以直接将新鲜组织送检，以便得到及时处理和评估。因为新鲜组织放置数小时后会干燥并失去诊断价值[6]。

如果活检时不能排除感染性病变，则需将组织进行微生物培养。除了常见的化脓性脓肿外，一些非典型感染（如真菌、抗酸杆菌和寄生虫）可能会有类似肿瘤的临床症状和影像学特征，正如格言所说的“活检所培养的，培养所活检的”。

要点

1. 活检必须由制订最终治疗方案的临床医生计划和执行，起码也要指导。
2. 经皮活检是首选方法，建议对原发性骨与软组织肿瘤进行芯针活检。
3. 应牢记诊断先于治疗。如果不增加患者诊治风险，在一些特殊病例下可以切除活检。
4. 只对组织和细胞进行描述诊断而无明确诊断的病理结果无法指导治疗。这种情况应多方会诊或进一步检查确诊[7]。

知识点测试

1. 活检切口必须是纵向的，并与最终切口一致。
2. 活检后出血或骨折可导致广泛的局部污染，并需要采取其他措施避免截肢。
3. 虽然切开活检可以提高诊断准确率，但是经皮穿刺活检成本低创伤小，应作为首选。

参考文献

[1] Mankin H J, Lange T A, Spanier S S . The hazards of biopsy in patients with malignant primary bone and soft-tissue tumors[J]. The Journal of Bone and Joint Surgery, 1982, 64(8):1121-1127.

[2] Mankin H J, Mankin C J, Simon M A . The hazards of the biopsy, revisited. Members of the Musculoskeletal Tumor Society.[J]. Journal of Bone & Joint Surgery-american Volume, 1996, 78(5):656-663.doi:10.2106/oooo4623-199605000-00004.

[3] Welker J A, Henshaw R M, Jelinek J, et al. The percutaneous needle biopsy is safe and recommended in the diagnosis of musculoskeletal masses[J]. Cancer, 2000, 89(12):2677-2686. doi:lo.1002/1097-0142(20001215)89:12<2677::aid-cncr22 > 3 .o.co;2-1.

[4] Ashford R U, Scolyer R A, Mccarthy S W, et al. The Role of Intra-operative Pathological Evaluation in the Management of Musculoskeletal Tumours[J]. Recent results in cancer research, 2009, 179:11-24.

[5] Rougraff B T, Mark D, Jackie L, et al. Histologic Correlation With Magnetic Resonance Imaging for Benign and Malignant Lipomatous Masses[J]. Sarcoma, 1997, 1(3-4):175-179. doi:10.1080/13577149778272.

[6] McCarthy EF, Frassica FJ. Management of orthopaedic pathology specimens from the operating room to the microscope. In: McCarthy EF, Frassica FJ. Pathology of Bone and Joint Disorders. 1st ed[M]. Philadelphia, PA: WB Saunders; 1998:365-371.

[7] Sim FH, Frassica FJ, Frassica DA. Soft-tissue tumors: diagnosis, evaluation, and management[J]. J Am Acad Orthop Surg, 1994,2(4):202-211. doi:10.5435/00124635-199407000-00003.

第五章 类肿瘤病变 - 瘤样病变

Tumor-Mimicking Lesions-Tumor Simulators

译者 张 翼
校正 张 岩

第一节 概 述

类肿瘤病变（也称为假性肿瘤）是指能够触及或影像学能检测到的肿物，容易与原发性肿瘤相混淆。这一章我们将讨论各种瘤样病变的临床表现以及如何最好地进行鉴别以免误诊误治。

很多瘤样病变表现也是有肿块，影像学表现也与肿瘤相似。肿瘤型和非肿瘤型疾病的不确定性和相似的影像学表现常常需要临床上更多的检查，有时需要转诊至肿瘤科，这样会引起患者和家属的焦虑。尽管许多肿瘤样病变临床上也进行了详细的评估，而且也采用了肿瘤的常规诊治流程，临床医生还是会因为一些习惯性思维出现误诊。

• 没有足够的病史记录和（或）体格检查：应仔细考虑肿瘤出现时的特定事件，要特别注意相关的并发症。

• 影像学评估不足：如第 3 章中所述，没有 X 线平片辅助诊断的磁共振（MRI）误诊很常见，特别是对于骨和关节病变。

• 过分强调影像学而不是临床表现：如果在鉴别诊断中忽视了临床表现，则会让医生产生误诊。

识别肿瘤样病变的关键是详细地询问病史和仔细的体格检查，尤其要注意临床有什么症状，进行过什么治疗，使用过什么药物以及详细的系统性回顾。根据患者的临床表现，进行适当的检查，记住一些特征性的瘤样病变特点，这样就可以进行有效的诊断。这可以帮助临床医生避免猜测性诊断，不然会在反复的无效影像检查和不断的升级诊断流程中无限循环。如果诊断正确，瘤样病变的治疗与肿瘤性病变明显不同。即便是需要手术治疗也与肿瘤性切除术大不相同，许多情况可以通过药物治疗来控制，甚至有些病变完全不需要治疗。

第二节 损伤 - 创伤和退行性改变

急性外伤、出血以及随后的愈合和反应修复过程会产生疼痛性肿块。有近期或既往创伤史，肿块出现之前有疼痛，疼痛与活动相关，负重或特定活动会诱发疼痛均应怀疑是创伤后或反应性病变。

一、骨化性肌炎

外伤、手术创伤、烧伤、中枢神经系统损伤、钙化性肌坏死、未经治疗的软组织缺血（如骨筋膜室综合征或梗死）都可以诱发软组织内异位骨化或钙化。早期这些病变通常是没有钙化的，MRI 上难以诊断，会引起医生和患者的担忧。当病变成熟后，这些病变通常会有边界清晰的成熟钙化边缘。对于那些无症状的患者，诊断明确后病灶只需要定期观察。如果有保守治疗无效的疼痛或机械性刺激症状，可以考虑进行边缘切除。这种情况应延长前列腺素抑制剂（通常是吲哚美辛）药物预防的疗程或采用预防性放疗（通常为 500 ~ 800 cGy），因为如果做了手术切除，手术创伤可以重新激活钙化过程[1]。

二、应力损伤

对于骨骼发育不成熟的患者，过劳性损伤会导致骨骼过度肥大和骨膜炎，肌腱增厚或突出，或增宽，撕裂或骨质钙化或肌腱止点钙化。MRI 上经常出现弥漫性的明显水肿，需要与浸润性肿瘤相鉴别。比较容易鉴别的要点是与过度劳累相一致的病史以及影像学上缺乏明显骨髓改变。最好的治疗方法是停止过劳活动，然后进行康复以增强力量。下肢的应力性骨折可能需要限制负重或预防性固定（图 5-1）。

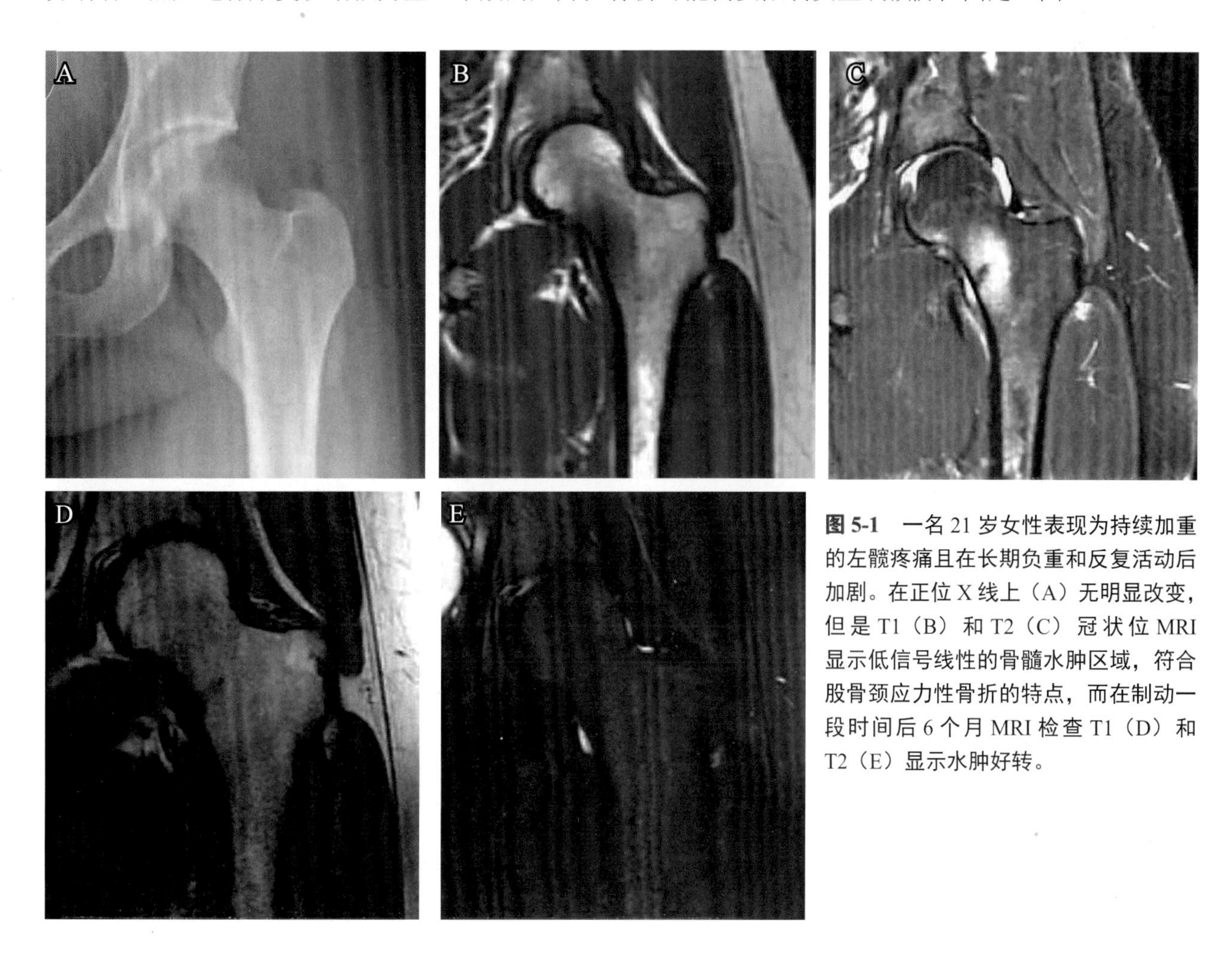

图 5-1 一名 21 岁女性表现为持续加重的左髋疼痛且在长期负重和反复活动后加剧。在正位 X 线上（A）无明显改变，但是 T1（B）和 T2（C）冠状位 MRI 显示低信号线性的骨髓水肿区域，符合股骨颈应力性骨折的特点，而在制动一段时间后 6 个月 MRI 检查 T1（D）和 T2（E）显示水肿好转。

三、肌肉和肌腱撕裂

伴有或不伴有既往外伤病史且迅速出现的软组织疼痛球状肿块，应该怀疑是否有急性肌腱损伤。检查所累及的肌肉会有疼痛（图 5-2）。由于出血时间不同影像学特征也会不同，影像学表现可能有很大差异。

多间室的轻度水肿应怀疑创伤后水肿；而血肿，应有明确的损伤和（或）出血情况的临床病史，不然就需要活检以排除出血性软组织恶性肿瘤。对血肿的穿刺风险要远远低于漏诊恶性肿瘤的风险。

四、腱鞘囊肿

当关节内的退行性、外伤性或发育性改变让关节内滑液流到关节周围组织时，会形成软组织或骨内囊肿。常见于手腕和脚踝，这种情况下应考虑有与退行性关节疾病相关的骨骺病变。体格检查发现透亮物或抽吸见果冻样透明物质是具有诊断意义的。

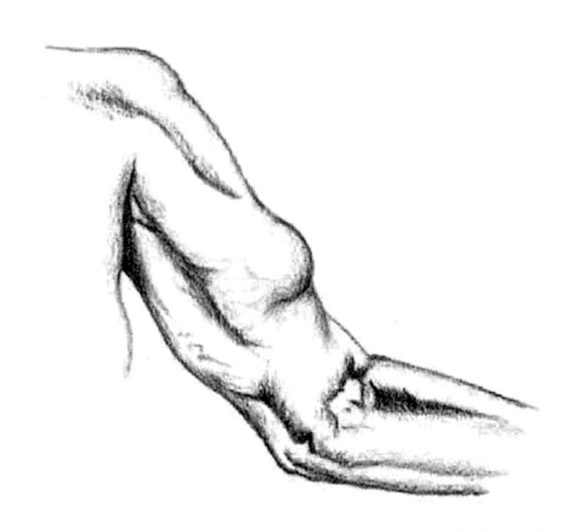

图 5-2 “大力水手”样畸形是由近端或远端二头肌腱的急性断裂引起的，肌腹远端和近端分别缩回，导致较大的软组织突出。

第三节　感　染

感染是一种广泛存在且与肿瘤类似的病变，在能完全排除之前鉴别诊断应将其考虑在内。骨髓炎的骨破坏可以有硬化性、溶骨性或混合性的表现，可以有局限性的、边界清楚的或是穿凿样的边缘，并且可以有软组织的浸润、骨膜反应或骨骼畸形。骨髓水肿通常很明显，没有广泛的骨髓侵犯或造影增强。骨髓炎的正确处理需要开窗减压术，清除坏死性或失活组织，并根据培养明确的有害微生物进行抗菌治疗。

化脓性或脓液性感染最常见于细菌感染，通常伴有深部骨痛、发烧、局部压痛以及白细胞计数和炎性指标升高。开放性伤口，贯通伤，近期有牙科手术或近期有菌血症病史可以提示感染病因。

无明显脓液的隐匿慢性感染提示低毒力感染，应考虑包括真菌和抗酸杆菌在内的非典型微生物。应了解有无营养不良，免疫抑制状态或流行地区旅行史。

慢性窦道形成或隐匿性感染可导致周围组织增生异常改变，导致恶变。对于潜在的恶性转化（例如 Marjolin 鳞状细胞癌），应重视疼痛或引流液性质变化[2]。

第四节　血管性疾病

骨骼内血运障碍会产生明显的影像学改变，可能被误认为是原发性或转移性骨病变。有外伤、酗酒史、长期使用皮质类固醇、血栓形成等是最常见的原因。近关节的骨坏死典型表现是产生楔形梗死延伸到软骨下骨，晚期发展为关节软化和塌陷。干骺端梗死通常为中心性呈平行条带的匐行性改变（图 5-3）。

一过性骨质疏松症是一种伴有 MRI 上明显弥散性高信号的疼痛症状，最初表现为 X 线和计算机断层扫描表现正常，而在后期则表现出轻度的骨质疏松（图 5-4）。据推测这是由于骨髓内疼痛性充血导致骨内血流中断，从而导致后续骨坏死风险升高。另一种理论认为，一过性骨质疏松症是隐匿性软骨下骨折导致的。一过性骨质疏松症最常见于中年男性和产后女性。通过支持治疗能自愈，但症状可能会持续 6 个月或更长时间 [3]。

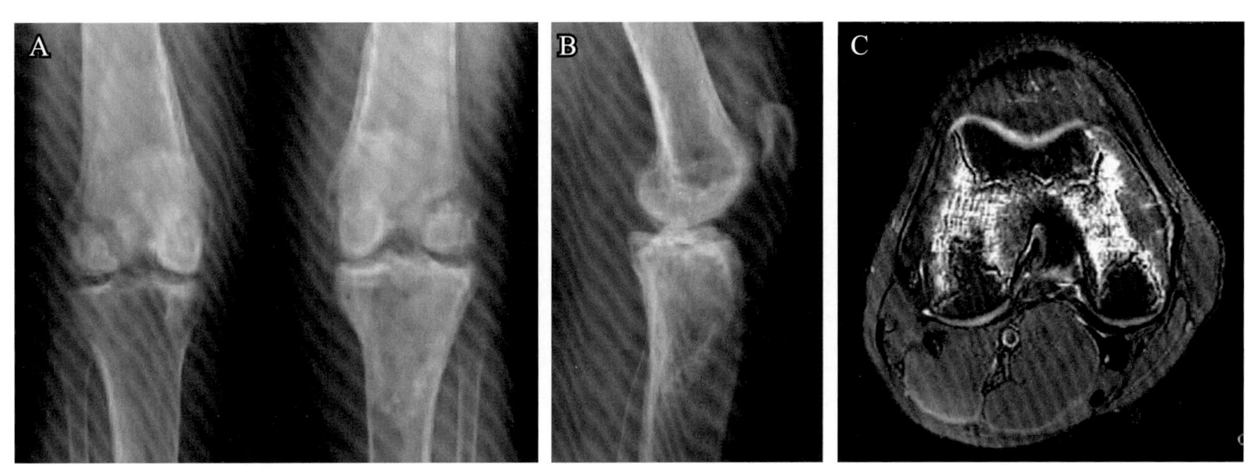

图 5-3　一名有滥用药物史的 47 岁妇女表现出进行性双侧膝关节不适。正位（A）和侧位（B）X 线片显示多个区域不规则硬化。（C）T2 轴向 MRI 显示多个楔形病变延伸至软骨下骨，并发黑色硬化性骨和明亮水肿的平行线，这种“双线”征是典型的骨坏死。

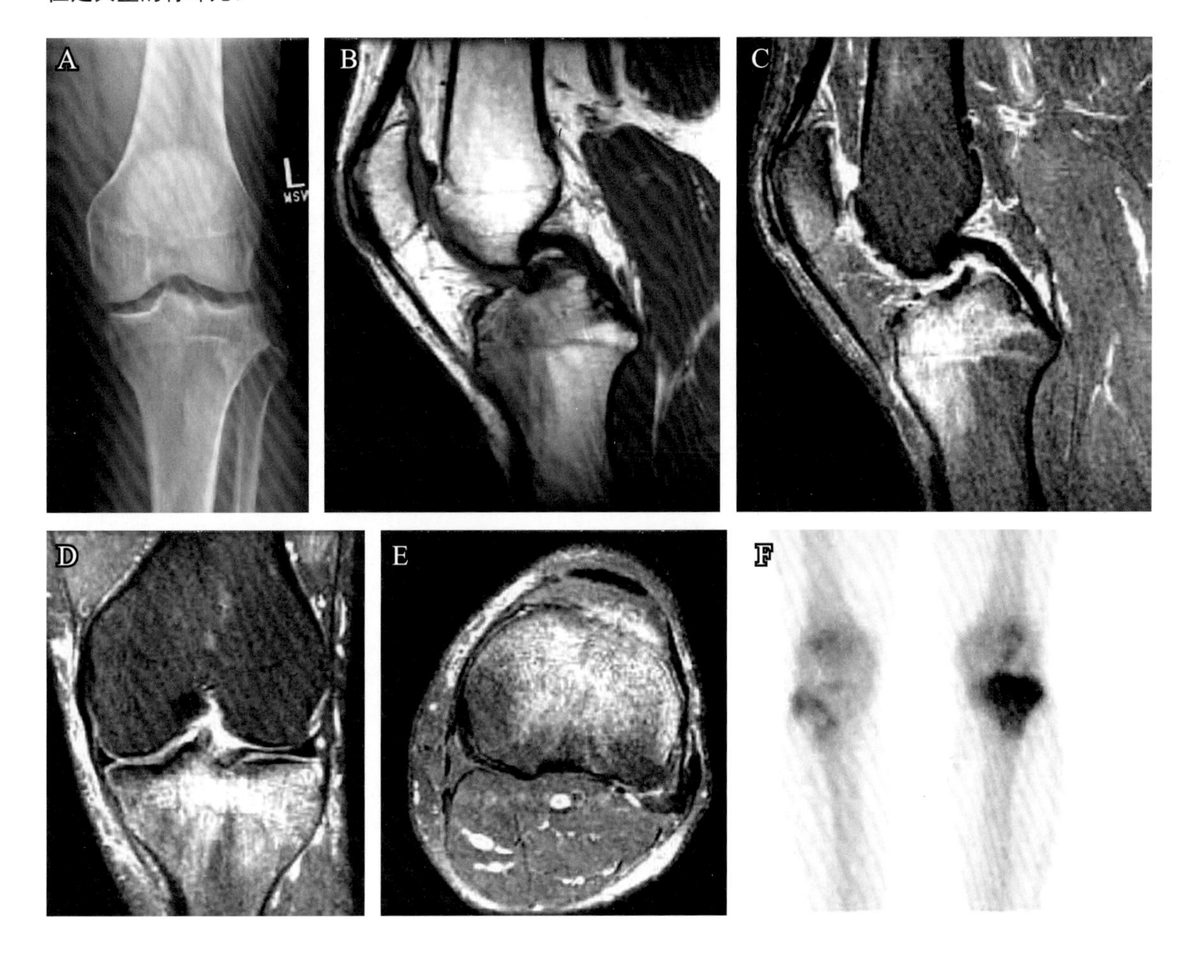

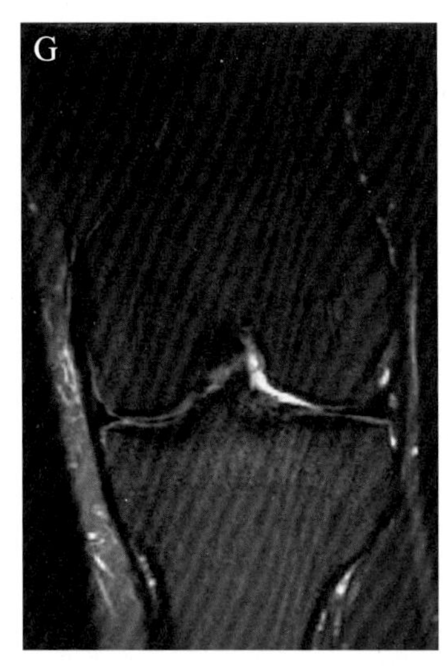

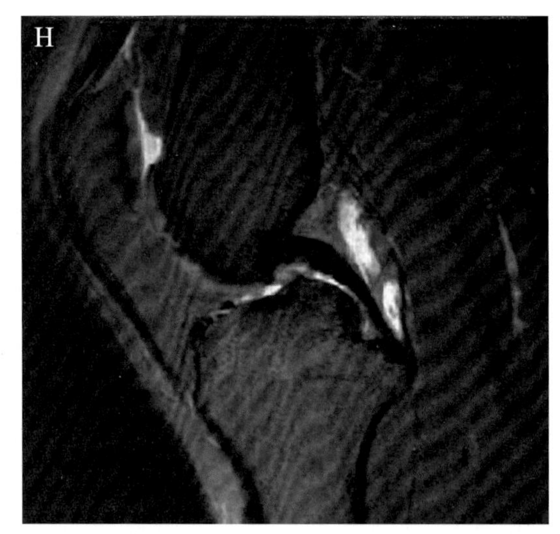

图 5-4 一名 43 岁的男子表现出数周的左膝剧烈疼痛和下床活动困难。（A）正位 X 线平片显示胫骨近端外侧骨密度略有减少，而没有明显溶骨性改变。矢状位（B）T1 和（C）T2 冠状位（D）和轴位（E）MRI 序列显示胫骨近端明显弥漫性骨髓水肿。(F) 骨显像显示胫骨近端弥漫性高摄取。这些发现是一过性骨质疏松的特征。观察 8 个月后，复查冠状位 (G) 和矢状位（H）MRI 确认病变好转而没有转变为骨坏死。

第五节 代谢性疾病

影响钙吸收和骨代谢的内分泌紊乱可诱发实性肿物并导致骨骼改变，这些容易与转移癌相混淆。高钙血症带来的全身性症状，并发症如肾功能不全、弥漫性多发性骨骼改变可以让临床医生在检查过程中发现代谢紊乱。

一、甲状旁腺功能亢进

甲状旁腺激素或甲状旁腺激素相关蛋白的产生增加，可促进骨吸收从而导致血钙水平升高（表 5-1）。这会导致骨质减少，骨膜下溶骨或多灶性溶骨性病变，容易与转移性疾病或骨髓瘤混淆。这些富含铁血黄素的破骨巨细胞会形成“棕色肿瘤”（图 5-5）。治疗主要是对相应症状的治疗。

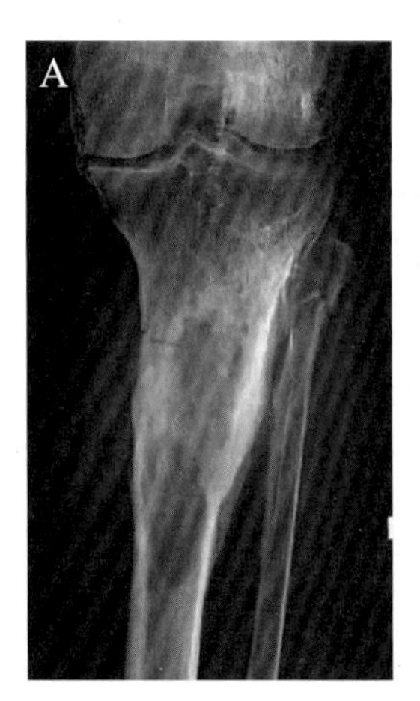

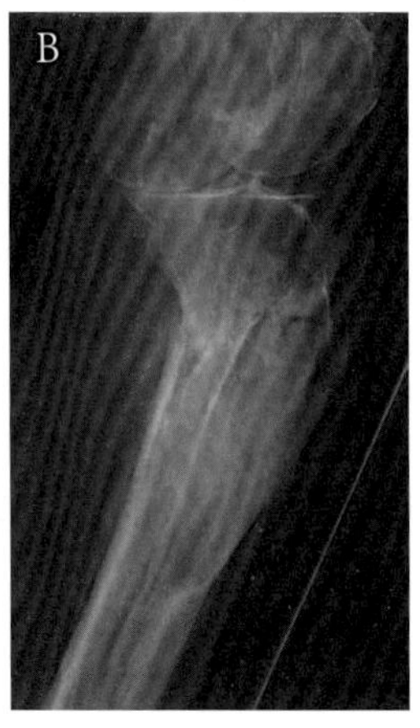

图 5-5 一名患有透析依赖型肾功能不全 84 岁男性表现为疼痛和左下肢无法负重。（A）正位和（B）侧位 X 线片显示胫骨近端干骺端膨胀性骨破坏显示的透亮区，提示病理性骨折。活检证实为继发性甲状旁腺功能亢进症导致的棕色肿瘤。

表 5-1 甲状旁腺功能亢进症的诊疗过程

致病途径	原因	发病机制	诊治方法
原发性甲状旁腺功能亢进	甲状旁腺腺瘤 甲状旁腺增生 甲状旁腺癌	孤立性 MEN1 或 MEN2a 表达 内放疗	甲状旁腺切除术
继发性甲状旁腺功能亢进	肾源性骨代谢异常	骨化三醇合成减少 低磷酸盐血症	纠正肾衰竭
	营养性骨钙丢失	减少口服吸收 异常吸收综合征	补充维生素 D
	药物性骨钙丢失	抑制骨钙化或骨重构（双磷酸盐类） 降低甲状旁腺对钙离子敏感度（锂） 抑制维生素 D 吸收或代谢（抗惊厥药物，糖皮质激素，考来烯胺）	停止用药 补充维生素 D
	遗传性维生素 D 依赖性佝偻病	1α 羟化酶或 25 羟化酶受体缺乏	补充大剂量活性维生素 D
三发性甲状旁腺功能亢进	自发性甲状旁腺素钙离子不敏感	肾移植	甲状旁腺切除术

注：缩略词：Ca 钙（calcium）；MEN 多发性内分泌肿瘤 1 型（multiple endocrine neoplasia type 1）；PTH 甲状旁腺激素（parathyroid hormone）

二、肿瘤样钙质沉着症

破坏磷酸盐体内代谢平衡的基因突变和内分泌病变可导致磷酸钙沉积在近关节软组织周围。这些呈团块状钙质可能会引起疼痛、机械摩擦和肌肉功能丧失。治疗包括纠正血清磷酸盐水平和扭转可纠正的病因（最常见的是透析引起的肾功能不全）。

三、Paget 骨病

Paget 骨病是骨骼重塑障碍导致骨骼吸收和沉积交替发生。由于骨骼的整体密度降低，导致骨膨胀、变形和功能受限。Paget 骨病可以是单骨，也可以是多骨，通常发生在中老年人。通常是影像学发现骨皮质增厚，骨小梁变粗，伴或不伴有畸形的骨膨胀来确诊（图 5-6）。95% 的患者血清中碱性磷酸酶升高，典型的表

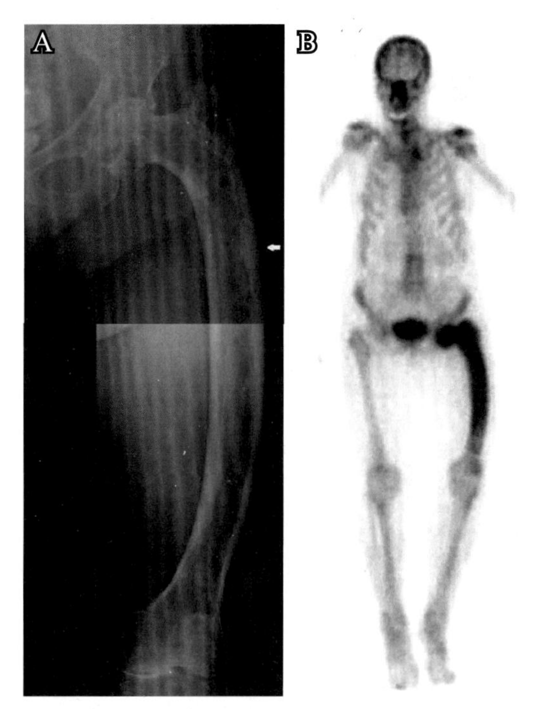

图 5-6 一名 74 岁女性在过去 2 年中左大腿疼痛，最近随着下肢活动而加重。（A）正位 X 线片显示左股骨弯曲畸形，皮质骨增厚和骨小梁增粗符合 paget's 骨病。可以在股骨近端的外侧皮质看到一条射线可透的线（白色箭头），与 page's 骨病假性骨折相符。（B）骨显像图显示该受累骨的高强度弥散性摄取。

现是锝 -99 的大量摄取。病变的系统性治疗包括双膦酸盐治疗，骨折部位手术，关节退变行手术治疗，松解受压神经[4]。如果有新发或明显加重的疼痛，影像学有改变，应怀疑发生恶变为 Paget 肉瘤。

第六节　反应性和炎症性疾病

自身免疫性、反应性和炎症性结节可产生骨和软组织肿块，在 MRI 上有明显的对比度增强，通常与真正的肿瘤难以区分。虽然许多与身体整体状态相关，诊断通常仍需要活检。

一、结节病

结节病是一种病因不明的肉芽肿性疾病，最常累及淋巴结、肺和皮肤，但可在骨与软组织中表现出非干酪样性肉芽肿。发生于手足累及短骨的病变应及时检查肺部情况。

二、痛风

痛风是尿酸盐晶体在关节和关节周围组织中的沉积。当出现慢性尿酸盐晶体沉积及其相关的炎症变化时，会积聚形成痛风，而这些沉积物可在靠近关节的位置产生溶骨性骨损伤和软组织结节。当关节的侵蚀性变化与伴或不伴有钙化的软组织肿块相关时，能通过放射学检查来证实（图 5-7）。痛风的治疗包括医学上控制血清尿酸和去除引起疼痛或机械症状的痛风病灶。

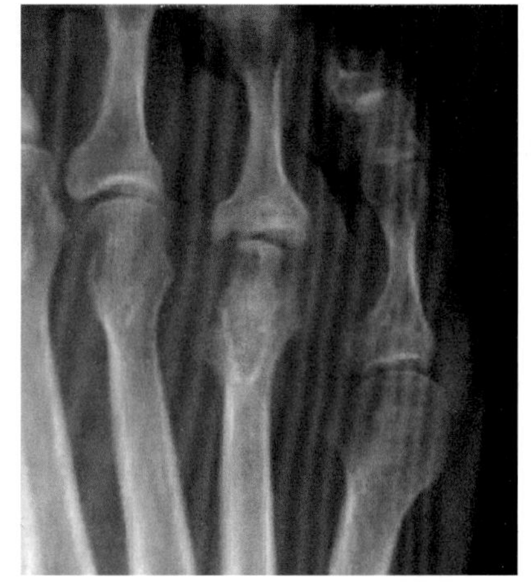

图 5-7　一名 50 岁女性出现足部第四跖指关节处疼痛及硬性肿胀。X 线显示跖骨头溶解，活检证实为痛风结节

三、结节性筋膜炎

结节性筋膜炎是一种自限性反应过程，会产生含有较多纤维组织浸润性的良性结节，当临床上认识不足时，很容易将其误诊为恶性肿瘤。 这些病变常见于年轻人的上肢，常累及双侧或多发性，这些特点提示病变不是肿瘤。 诊断通常仍需活检，边缘切除可以治愈（图 5-8）。

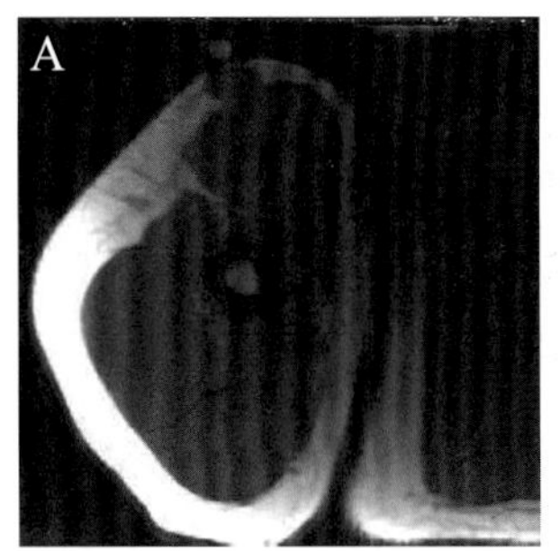

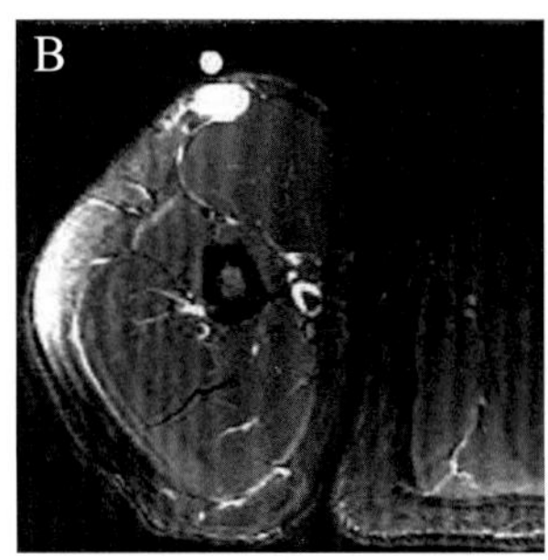

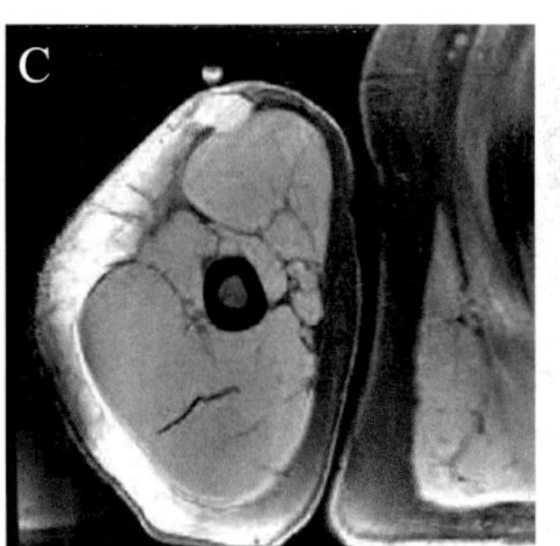

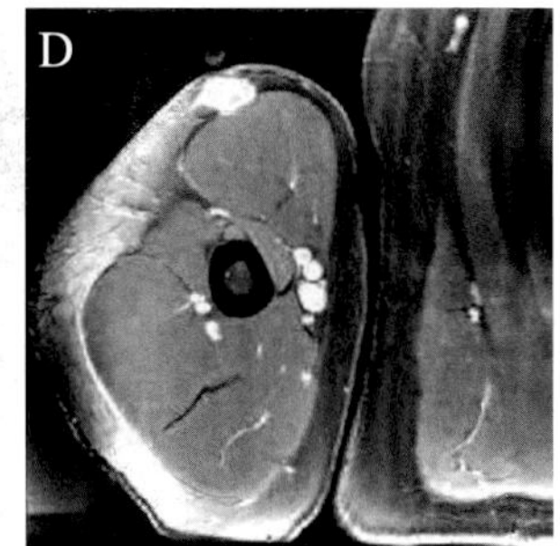

图 5-8　一名 15 岁的男孩在右上臂上发现一小结节。轴向 MRI 发现皮下肿块毗邻前筋膜室，在（A）T1 序列上低信号，在（B）T2 序列高信号；在（C）TI 压脂像为中等信号，（D）在增强后显著增强。活检确诊为结节性筋膜炎。

四、磨损碎屑性假瘤

当囊性肿块与假体相通时应怀疑磨损碎屑性假瘤（图 5-9）。磨损碎屑产生的颗粒物诱发慢性炎症可引起严重的骨溶解，从而导致假体的无菌性松动和软组织结构的逐渐剥离。金属与金属接触的关节尤其容易产生，血清金属离子升高有助于诊断。治疗方法是翻修损伤的关节[5]。

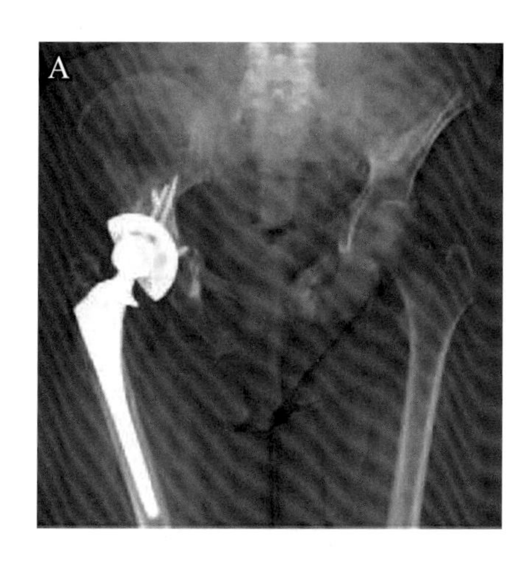

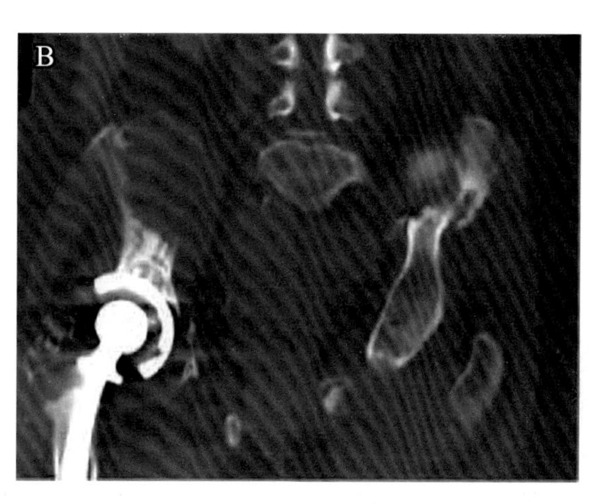

图 5-9　一名 47 岁女性患有类风湿关节炎和药物引起的骨质疏松症，表现为右髋关节疼痛加剧。（A）正位 X 线片和（B）冠状 CT 扫描证实右侧全髋关节置换术和臼杯垂直移位，股骨头假体上移，股骨转子间骨溶解，盆腔内巨大囊性肿块以及髂骨翼内板骨溶解。左侧骨盆显示无症状的横行压缩型骨盆骨折。病变的活检证实为磨损碎屑假瘤。

要点

1. 瘤样病变可以被分为几个类型，详细的病史询问和体格检查可以初步鉴别。
2. 应力性骨折可以通过与运动相关的疼痛这一特点进行临床诊断。其中要注意的是 MRI 显示的结果会比较严重，会有明显的 T2 高信号而 T1 信号基本正常，与 X 线表现不一致。
3. 感染是最常见和最易被误诊的瘤样病变，应该在检查中积极排除。除非能够确诊，否则应取病变组织进行细菌培养。
4. 对于有全身性症状、明显有并发症和弥漫性骨骼损伤的病变，鉴别诊断除了考虑肿瘤，还要考虑代谢性骨病。

知识点测试

1. 损伤或疼痛与运动相关，提示有外伤或退行性疾病。
2. 感染性病变影像表现大相径庭，因此在诊断时都应仔细排除。如果有疼痛、压痛、发烧和炎性因子升高的表现应仔细评估。

3. 具有骨梗死危险因素的患者可通过 MRI 上的特征性硬化边缘和双线征进行诊断。
4. Paget 骨病可以通过影像学上骨皮质增厚、骨膨胀及骨小梁增粗来诊断。典型表现还包括碱性磷酸酶水平升高，骨显像中病灶高摄取。
5. 异位骨化可以通过影像学特点进行鉴别：表现为边界清晰而中心相对透亮的钙化灶。

参考文献

[1] Nauth A, Giles E, Potter B K, et al. Heterotopic Ossification in Orthopaedic Trauma[J]. Journal of Orthopaedic Trauma, 2012, 26(12):684-688. doi:10.1097/BOT.obo13e3182724624.

[2] Mcgrory J E, Pritchard D J, Unni K K, et al. Malignant lesions arising in chronic osteomyelitis.[J]. Clinical Orthopaedics & Related Research, 1999,(362):181-189.

[3] Lakhanpal S, Ginsburg W W, Luthra H S, et al. Transient regional osteoporosis. A study of 56 cases and review of the literature[J]. Annals of internal medicine, 1987, 106(3):444-450. doi:lo.7326/0003-4819-106-3-444.

[4] Ralston, SH, Langston AL, Reid IR. Pathogenesis and management of Paget's disease of bone[J]. Lancet, 2008,372(9633)a55-163. doiao.1016/So140-6736(08)61035-1.

[5] Pandit H, Glyn-Jones S, Mclardy-Smith P, et al. Pseudotumours associated with metal-on-metal hip resurfacings[J]. Journal of Bone & Joint Surgery British Volume, 2008, 90(7):847-851. doi:10.1302/0301-620X.90B7.20213.

第二部分　儿童及青少年骨肿瘤

第六章　儿童良性骨病变

Latent Bone Lesions in Children

译者　张　翼

校正　张　岩

第一节　概　述

在骨骼生长过程中，一些良性骨病变是很常见的。儿童骨科医生或其他相关医务人员都应该熟悉最常见的隐匿性和偶发性骨病变，以便及时识别并避免昂贵的检查和不必要的治疗。我们本节将讨论儿童中最常见的良性骨病变，并确定诊疗方案，以确定可继续观察的病变和需要更积极干预的病变。

那些被称为“潜伏”的骨病变是指没有侵袭性行为及无限增殖趋势的病损。通常是偶然发现的骨骼发育异常，并且在一段时间内具有良性、稳定的过程。当这些病变影响生长或破坏骨骼结构稳定性时，这些病变中的一小部分可能会出现疼痛或骨折。由于其非肿瘤性质，手术治疗可能会有特殊挑战，尤其是在病变损伤骨骼重塑能力的生物学情况下。

对于病变部位局限或没有影响骨骼强度的稳定性骨损伤，一般选择观察。这些病变通常会随着生长发育保持稳定或在骨骼成熟后自愈。对于有高度骨折风险的病变，例如下肢较大的病变，可能需要进行囊内切除和结构性固定。逐渐加重的骨骼发育异常也需要进行治疗纠正畸形。

第二节　骨岛—内生骨疣和脆弱性骨硬化

骨岛是指髓腔内出现的具有高密度硬化性骨结构的无症状区域。原因可能是因为异常的软骨内成骨和骨化[1]。内生骨疣具有典型的影像学表现。特点是有着与骨皮质密度一致的硬化灶周围有正常骨小梁。骨岛将在 T1 和 T2 磁共振成像（MRI）序列上显示缺失的（暗）信号，无病灶周围水肿或其他反应性变化。这些病变在骨显像上可显示极少或中度摄取，因此只有在锝 99- 亚甲基二膦酸（Tc-99m）扫描阴性时才可以确诊。

内生骨疣没有生长或侵袭潜能，因此是无症状的。内生骨疣病变处疼痛常是因为其他原因，如退变性关节疾病、肌腱损伤，其他炎症性疾病，或者不是内生骨疣，而是其他肿瘤，如成骨性转移癌，硬化性骨肉瘤或具有硬化骨的多发性骨髓瘤合并 POEMS 综合征（多发性周围神经病、脏器肿大、内分泌障碍、M 蛋白血症、皮肤改变）。

骨岛大多无须特殊治疗。较大的、不对称的、局部区域疼痛的病变可以通过 X 射线检查连续观察直到确认病变稳定为止（图 6-1）。

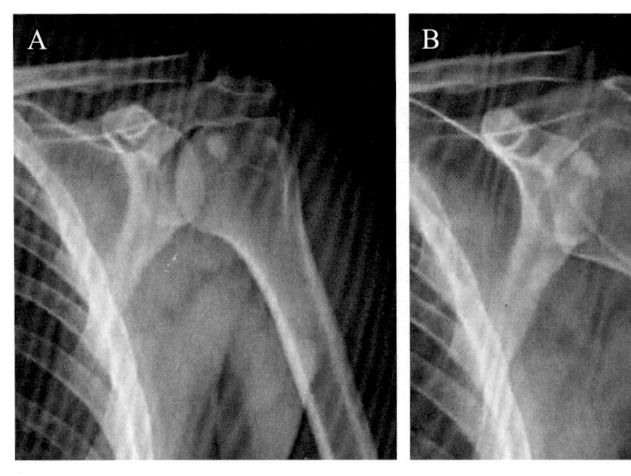

图 6-1 一名 40 岁男子拍摄胸片时偶然发现左肱骨近端病变。（A）肘关节正位片和（B）侧位 X 线片显示肱骨近端有明确的髓内病变，密度与皮质骨相当，周围有正常骨小梁结构，诊断为内生骨疣或骨岛。

第三节　非骨化性纤维瘤—纤维性骨皮质缺损

尽管名字不同，非骨化性纤维瘤（NOF）是儿童最常见的良性病变。它主要是由于骨膜下骨骼发育异常，纤维和组织细胞增生替代了正常骨质。病变典型特征是偏心性，位于干骺端，和皮质周围具有边界清晰的圆形或分叶状皮质缺损区，可有轻微的骨皮质膨胀（图 6-2）。Tc-99m 扫描代谢活动信号可显示轻度增强或者为阴性。

通常认为多达 30% ~ 40% 的儿童中都有非骨化性纤维瘤，其中大多数从未出现过临床症状 [2]。通常在 X 线片上偶然发现，但是较大的病变可能会出现局部骨骼薄弱区域，表现为成骨不全或病理性骨折（图 6-3）。当发现多个病变时，临床医生应评估是否为 Jaffe-Campanacci 综合征。

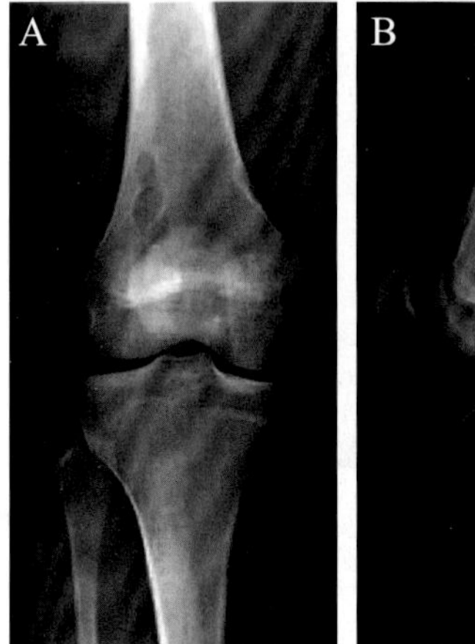

图 6-2 一名 13 岁男孩在踢球受伤后发现，局部无任何不适。（A）正位和（B）侧位 X 线片显示 2 处边界清晰的分叶状皮质旁透亮区，典型的非骨化性纤维瘤，建议继续观察。

Jaffe-Campanacci 综合征典型病变特征包括：

- 牛奶咖啡斑
- 多发对称性非骨化性纤维瘤
- 智力缺陷
- 性腺功能减退
- 眼部畸形
- 心脏畸形

非骨化性纤维瘤通常只需要观察而不需要其他处理。在骨骼发育成熟后，有可能会硬化或吸收。对于出现疼痛、即将发生或已经出现病理性骨折的病变，可通过刮除植骨术进行治疗，根据情况决定是否需要内固定。骨折的风险与病变的特定解剖位置有关，当病变超过受累骨横截面面积的 50% 时，骨折的风险会增加 [3]。

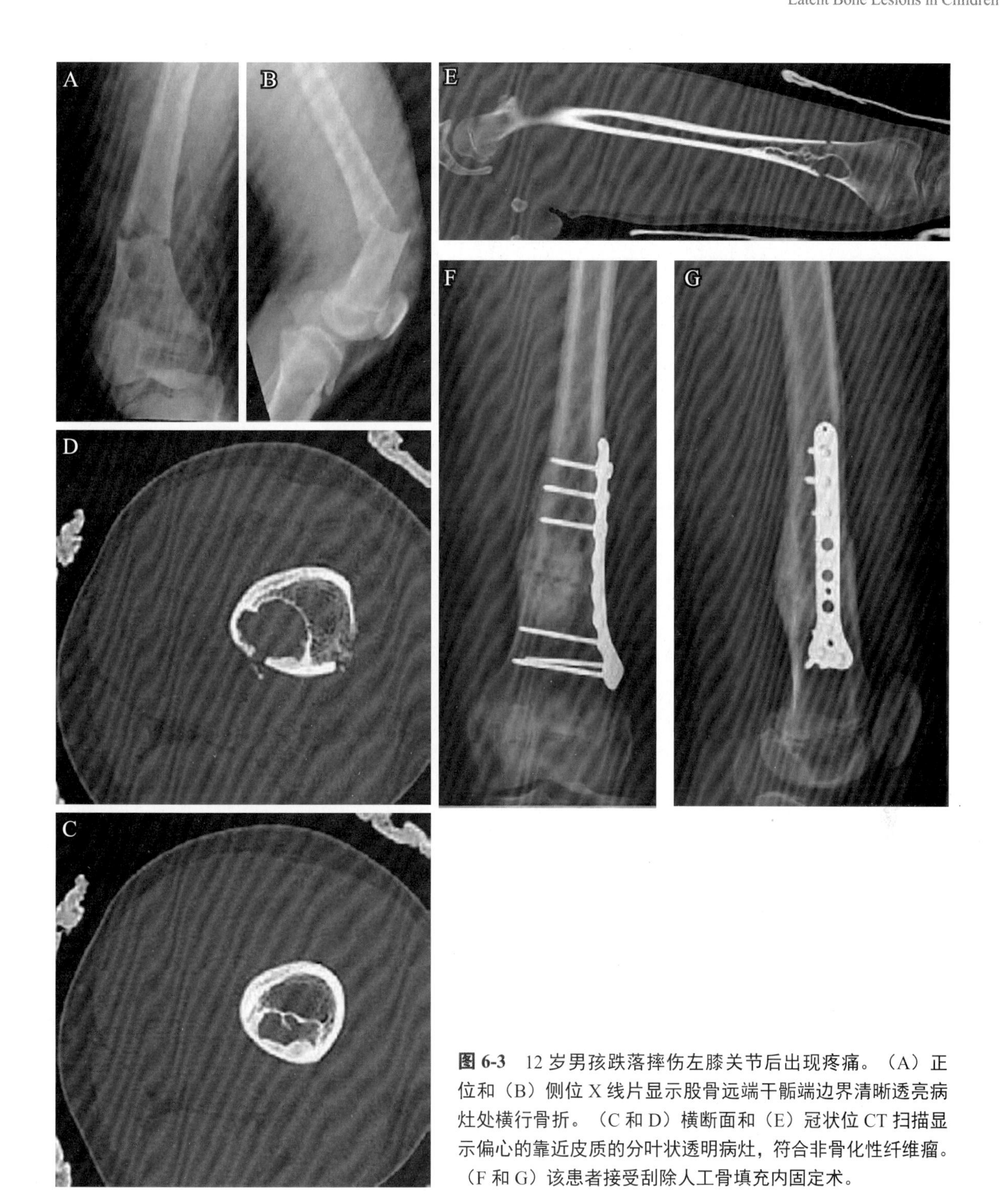

图 6-3　12 岁男孩跌落摔伤左膝关节后出现疼痛。（A）正位和（B）侧位 X 线片显示股骨远端干骺端边界清晰透亮病灶处横行骨折。（C 和 D）横断面和（E）冠状位 CT 扫描显示偏心的靠近皮质的分叶状透明病灶，符合非骨化性纤维瘤。（F 和 G）该患者接受刮除人工骨填充内固定术。

第四节　骨纤维异常增生症

骨纤维异常增生症是由细胞膜 G 蛋白 α 亚基因突变引起的骨骼发育异常。突变阻止了蛋白 G 失活，使激素受体与环磷酸腺苷 cAMP 产生耦合，从而让细胞基质环磷酸腺苷 cAMP 增加。最终结果是骨骼中纤维骨组织增生伴有异常分化，特点是干骺端和骨干病变多见，骨骼强度受损和结构异常。

单发骨纤维异常增生症通常是偶然发现的，最常见于股骨，其次是胫骨、骨盆、足、肋骨和颅面骨。较大的或广泛累及骨骼的病变可能出现疼痛、跛行、应力性骨折或畸形等（图 6-4）。多发性骨纤维异常增生症可能弥漫性累及骨骼，或可能局限于一个肢体，如同侧骨盆、股骨、胫骨、腓骨和足部。这种情况应进一步检查是否为 McCune-Albright 综合征或 Mazabraud 综合征导致的多发性骨纤维异常增生症[4]。

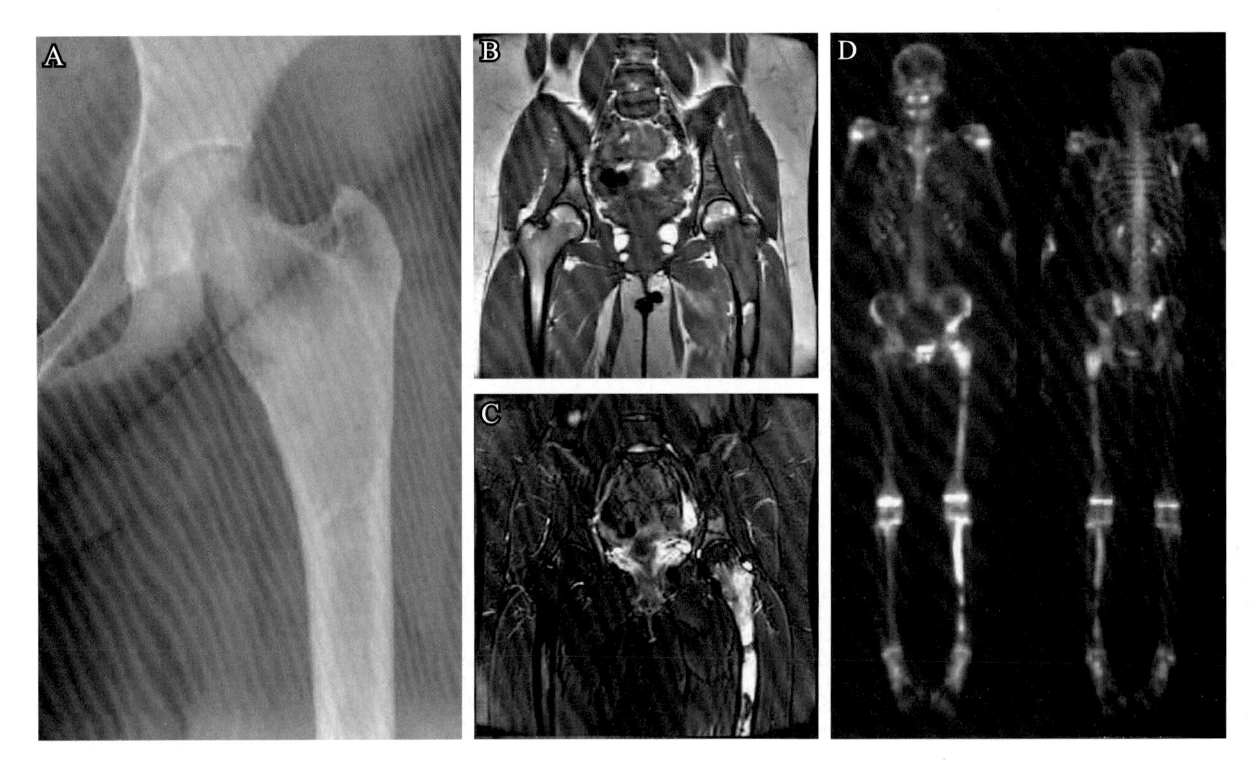

图 6-4 一名 16 岁的女孩，性早熟，皮质醇增多症，并有多次膝关节骨骺矫形手术的病史，伴有左髋关节疼痛。（A）正位 X 线片显示股骨近端膨胀和轻度弓形畸形，股骨近端磨玻璃样改变，这些都与骨纤维异常增生症表现一致。（B）T1 和（C）T2 MRI 显示出弥漫性和广泛性骨髓异常增生，（D）骨显像表明整个左下肢受累。

一、与多发性骨纤维异常增生症相关的综合征

1.McCune-Albright 综合征

- 非隆起性不规则皮肤褐色素沉着斑
- 性早熟
- 多发性骨病变

2.Mazabraud 综合征

- 多发性骨病变
- 受累及骨骼的软组织黏液瘤

3. 内分泌疾病

- 甲亢

• 肢端肥大症或生长激素过量

• 库欣综合征 / 皮质醇增多症

• 肿瘤性骨软化症：FGF23 相关的肾性磷代谢异常或磷酸盐性多尿症

偶然发现的无症状骨纤维异常增生症可选择观察，但如果出现疼痛，引起骨骼畸形或骨折，及骨折不愈合的病变可能需要手术治疗。与钢板和外固定相比，髓内固定更为优；植骨材料中优选同种异体皮质骨，因为自体骨移植和颗粒骨移植会在愈合和重塑时产生相同的发育不良骨（图 6-5）。一般不需要将病变切除；双膦酸盐可能对不需要手术的疼痛病变有用。骨纤维异常增生症发生恶变的概率为 0.5% ~ 5%，虽然概率很小但仍应注意；多发性病变和放疗后病变的恶变风险似乎更高[5]。

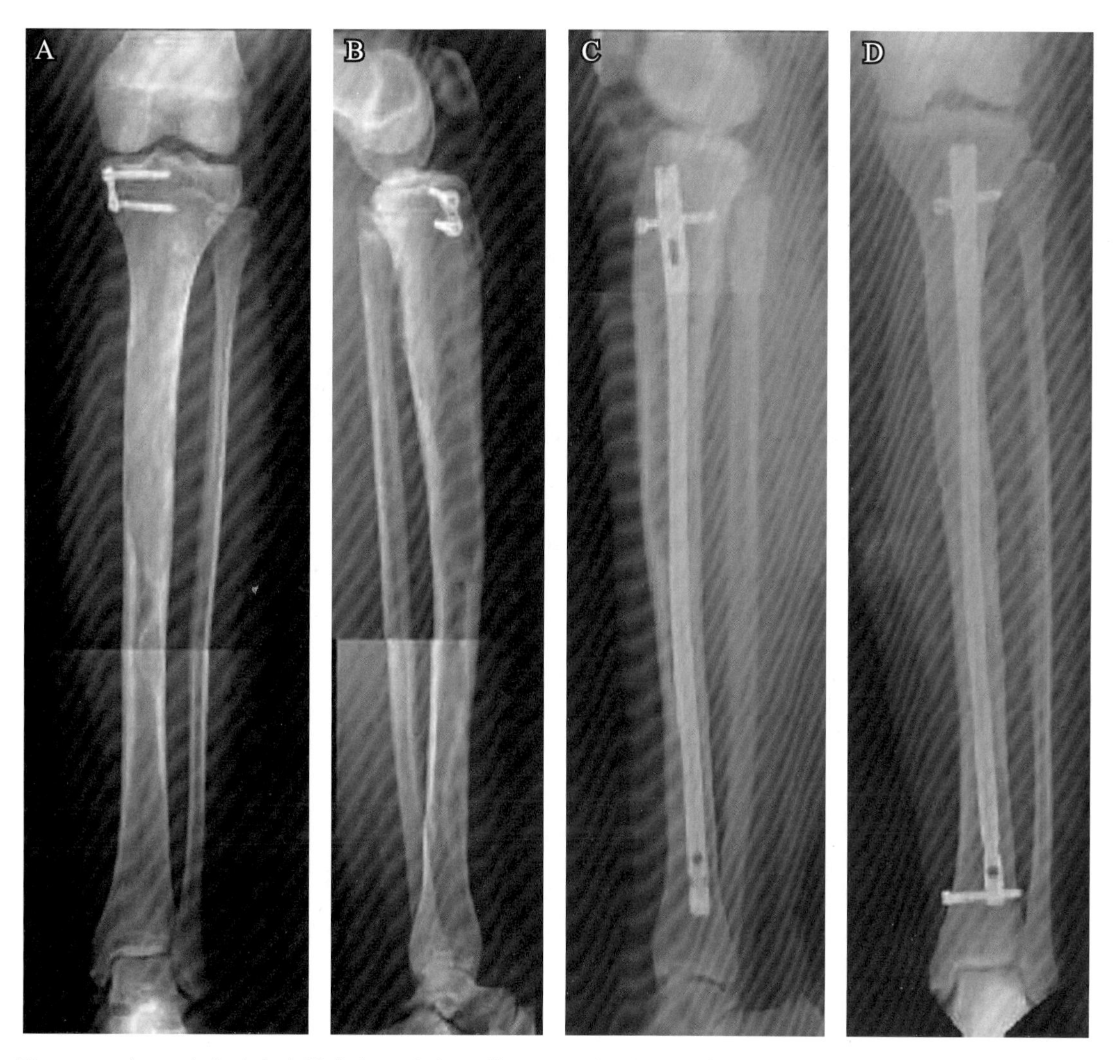

图 6-5　一名 14 岁女孩左小腿疼痛。（A）正位和（B）侧位 X 线片显示左胫骨轻度弯曲并伴有多处毛玻璃样病变，表现符合骨纤维异常增生症。左胫骨近端骨骺矫形术后使用髓内钉固定（C 和 D）。

第五节　单纯性骨囊肿（单房性骨囊肿）

单纯性骨囊肿是骨的非肿瘤性空洞化，最常见于发育中的长骨干骺端。虽未完全了解发生机制，但理论上认为骨内循环的减少引起间质压力的增加，局部氧分压和 pH 值的降低，刺激了破骨细胞分泌细胞因子，白介素和前列腺素。局部骨溶解产生囊性聚集进一步加剧局部循环障碍[6]。

单纯性骨囊肿可以出现在全身骨骼的任何位置，但最常见于肱骨近端和股骨近端。典型表现是边界清晰的透亮区，可以有局部骨皮质变薄，并且可能会使骨骼轻微膨胀，通常病变不超过骨端的宽度。在发病早期，它们通常会延伸至骨端，但可能会沿纵向生长而逐渐远离骺线（图 6-6）。囊肿内轻微移位的病理性骨折或皮质碎片落入囊肿内，可以观察到所谓“落叶征”。MRI 表现为单个充满液体的腔室，边缘强化，但没有囊内强化或实性成分。

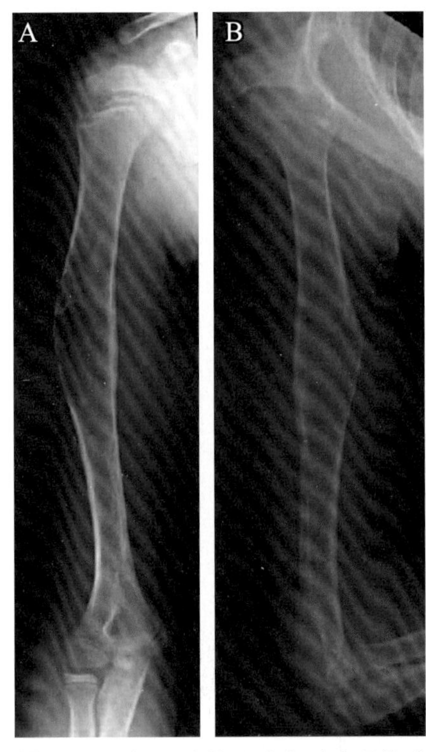

图 6-6　一名 12 岁的男孩在过头顶投球时偶然出现右肩疼痛。（A）正位和（B）侧位 X 线片显示边界清晰，骨皮质变薄，肱骨轻度膨胀，与骨囊肿表现相符合。病变已经从肱骨近端移位至骨干，病变选择临床观察。

大多数单纯性骨囊肿是偶然发现的，如果突然出现疼痛提示可能有骨折。位于骨端的病变被认为处于生长的活跃阶段，其发展速度与骨骼的生长速度相同。从骨端迁移而来的病变进程可能更隐匿。单纯性骨囊肿自然病程一直持续到骨骼发育成熟，之后可以选择骨端钻孔排液减压缓解循环障碍，囊肿有可能吸收自愈。因此，无症状病变可以继续观察，但出现疼痛或有骨折风险的病变可能需要手术治疗（图 6-7）。目前已经报道多种经皮和开放方式治疗单房性骨囊肿的手术方法，没有一种方法结果明确或比观察有更好的结果。图 6-8 介绍各种单房性骨囊肿的诊疗方法。

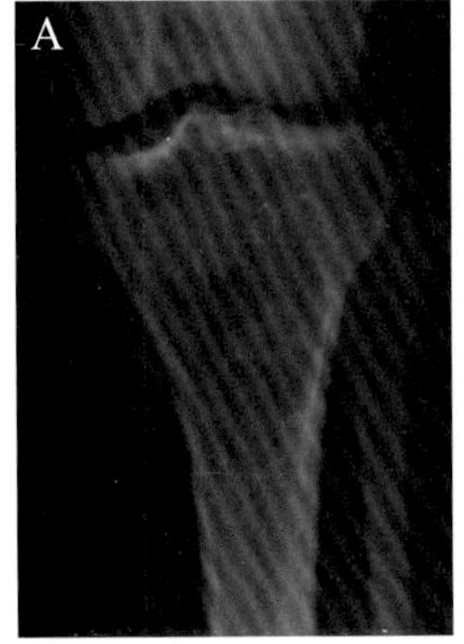

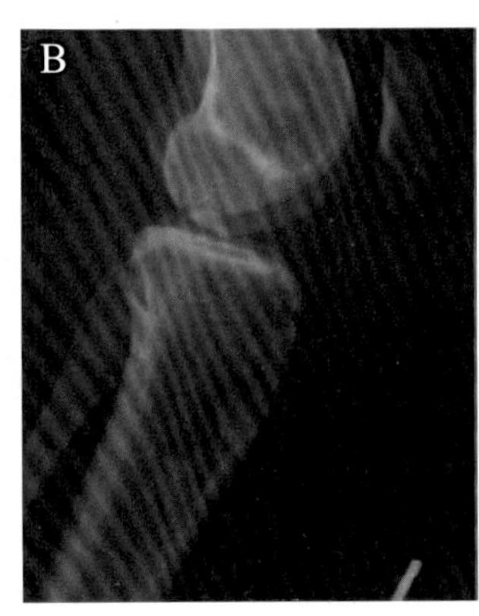

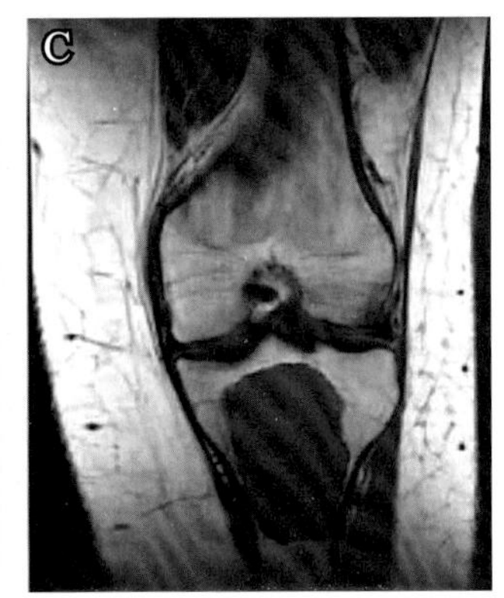

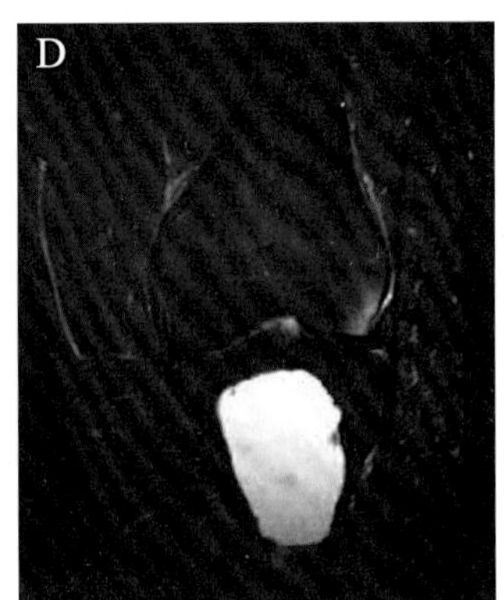

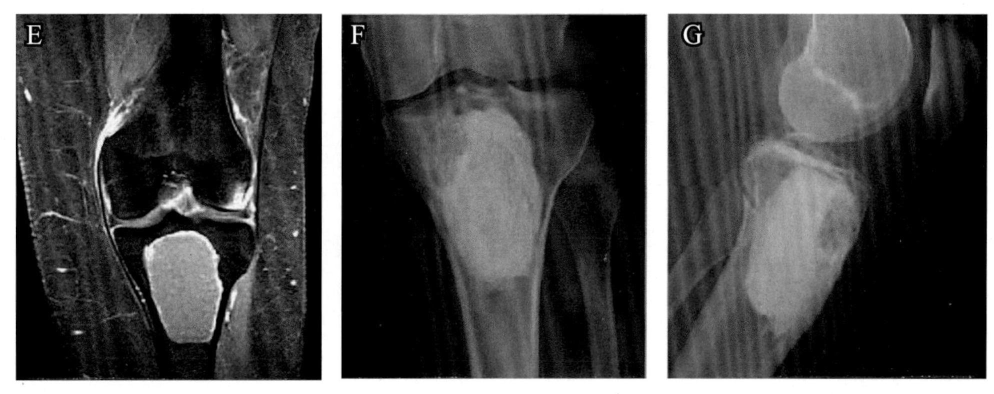

图 6-7　一名 16 岁女孩出现左膝酸痛。（A）正位和（B）侧位 X 线片显示左胫骨近端干骺端和骨骺上的边界清晰透亮区。（C）T1，（D）T2 和（E）压脂序列上 MRI 证实局部为充满液体的腔体且具有边缘强化，因此诊断单房性骨囊肿。在行病变刮除植骨术 1 年后，正位（F）和侧位（G）X 线片证实病变仍稳定。

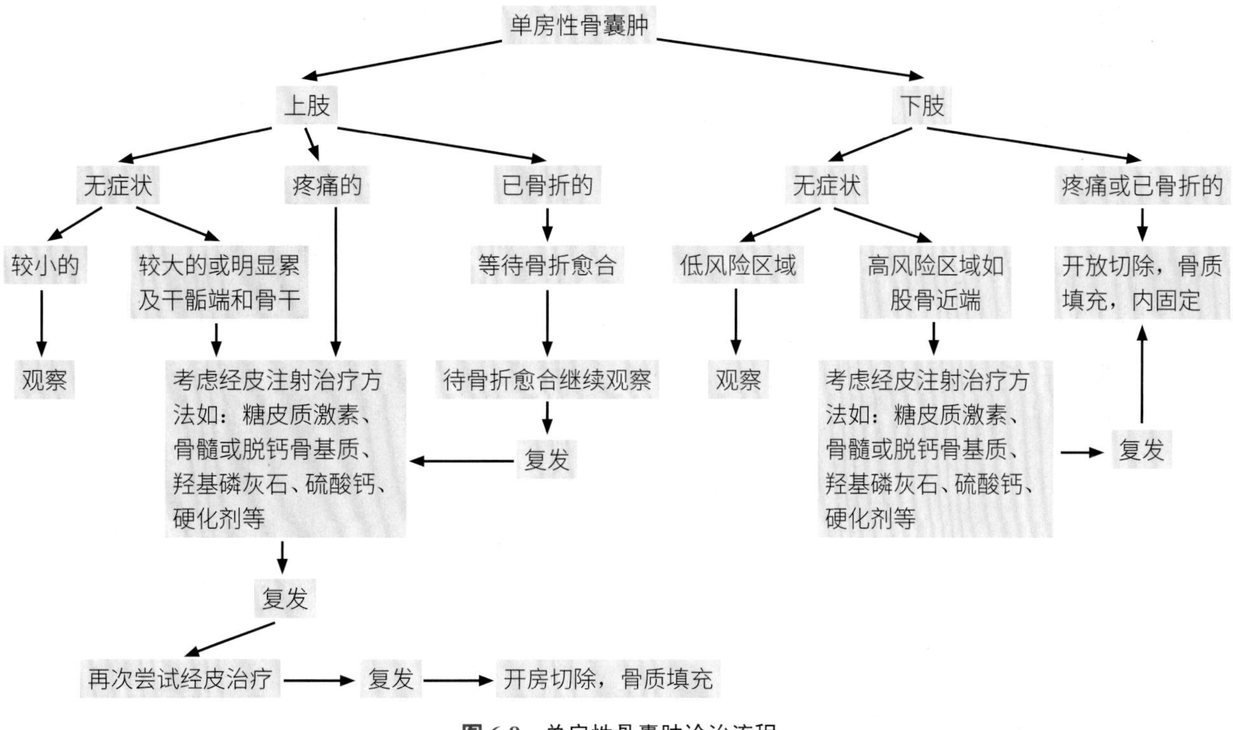

图 6-8　单房性骨囊肿诊治流程

第六节　内生软骨瘤

孤立性内生软骨瘤是透明软骨来源的分叶状病灶。目前认为，它们是从软骨化骨过程中遗留的软骨巢发展而来的。大多数内生软骨瘤都在手和脚的管状骨骼中，其次是长骨骼的干骺端区域。孤立性内生软骨瘤通常位于中心并边界清晰，具有点状的软骨基质区域，但在年轻患者中它们可以是完全透明的。与其他潜伏性病变相似，内生软骨瘤可能随着骨骼发育而远离干骺端（图 6-9）。

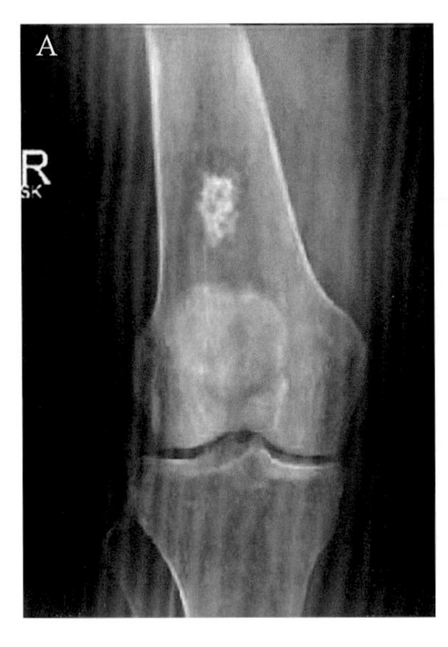

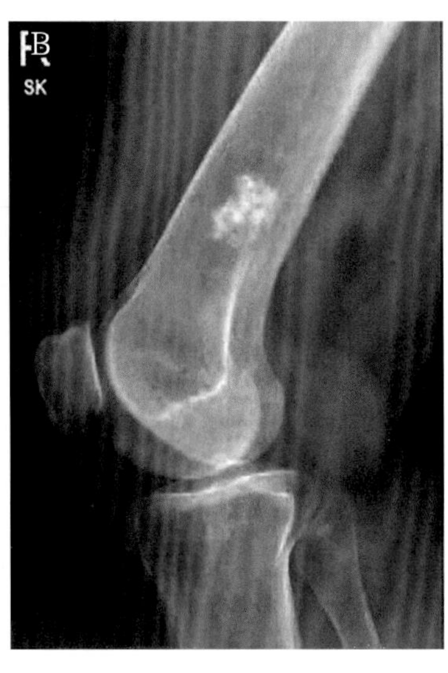

图 6-9 一名 68 岁女性表现为发作性右膝关节疼痛。（A）正位和（B）侧位 X 线摄片显示右股骨干骺端有边界清晰的，位于中心分叶状高密度病灶，无继发性骨质改变，符合良性内生软骨瘤的诊断。尽管这些病变在儿童时期通常是透亮的，但随着年龄的增长可能会显示出致密的钙化特点。这个病变是在对与之无关的半月板检查期间偶然发现的。

大多数内生软骨瘤是偶然发现的，仅需观察确认病变稳定即可。对手足部和发生稳定性病理性骨折的内生软骨瘤，可以等待骨折预后再行病变刮除植骨。通常无须预防性手术。如果患者在已确诊为良性内生软骨瘤的区域出现疼痛，应查找疼痛的其他病因。

要点

1. 良性骨病变通常影像学检查就能确诊，不需要活检，多数仅需要临床观察。
2. 多发性纤维病变通常与影响骨骼分化和发育的遗传综合征相关，通常与其他内分泌病相关。
3. 单纯性骨囊肿通常会持续到骨骼发育成熟，因此如果病变疼痛，囊肿周围骨折或是有骨折风险的病变可行干预治疗。

知识点测试

1. 非骨化性纤维瘤在儿童中非常常见，但很少需要治疗。如果病变范围超过骨骼横截面积的一半，会增加病理性骨折的风险。
2. 骨纤维异常增生的外科治疗应注重畸形矫正，优选髓内固定及使用结构性同种异体皮质骨移植。
3. “落叶征”是骨囊肿的特征性改变。

参考文献

[1] Greenspan A . Bone island (enostosis): current concept——a review[J]. Skeletal Radiology, 1995, 24(2):111-115.

[2] Dorfman HD, Czerniak B. Bone tumors[J]. Hum pathol, 1999,30:1269.

[3] Arata MA, Peterson HA, Dahlin DC. Pathological fractures through non-ossifying fibromas. Review of the Mayo Clinic experi- ence[J]. J Bone Joint Surg(Am), 1981,63(6) : 980-988.

[4] Collins MT, Singer FR, Eugster E. McCune-Albright syndrome and the extraskeletal manifestations of fibrous dysplasia[J]. Orphanet J Rare Dis, 2012, 7(Suppl 1): 4-14. doi:10.1186/1750-1172-7-S1-S4.

[5] Ruggieri P, Sim, FH, et al. Malignancies in fibrous dysplasia[J]. Cancer, 1994,73(5): 1411–1424. doi: 10.1002/1097-0142(19940301)73:5 1411.

[6] Chigira M, Maehara S, Arita S, et al. The aetiology and treatment of simple bone cysts[J].J Bone Joint Surg(Br),1983,65(5):633-637.doi:10.1302/o301-620X.65B5.6643570.

第七章　儿童及青壮年侵袭性良性病变

Active and Aggressive Benign Bone Lesions in Children and Young Adults

译者　王　帝

校正　卢新昌

第一节　概　述

那些有生长潜能且对骨骼有损伤的良性骨肿瘤，称为活动性病变。这些肿瘤通常预后良好，但仍需要准确的诊断和及时有效的治疗。我们将讨论儿童和40岁以下成人最常见的活动性良性骨病变，并介绍和讨论处理局部有侵袭性良性骨肿瘤的治疗流程和策略。

活动性和侵袭性骨肿瘤是一种肿瘤性增殖，有持续活动的自然病史，伴有或不伴有进行性骨质破坏。活动性病变通常有疼痛感，并且经常发生在发育生长骨骼的骨骺周围。活动性病变生长迅速，影响骨的强度。病理性骨折可能是常见的表现。一些病变可以穿透骺板，并可能导致生长停滞或畸形。治疗方案虽因肿瘤的生长潜能而异，但往往也需要不同方法的局部治疗。由于良性骨病变的总体预后良好，通常可以选择病灶内治疗如消融术或刮除术。但由于影像学和组织学表现可能与恶性肿瘤有相似之处，因此发现特征表现和准确诊断这些肿瘤非常重要。治疗后，需要定期进行临床和影像学随访，以监测局部是否有复发。

第二节　骨样骨瘤和骨母细胞瘤

一、骨样骨瘤

骨样骨瘤是一个病变较小，成骨良性肿瘤，病变一般大小为5～15mm。放射学表现为溶骨性瘤巢被周围硬化骨包裹，多见于长骨皮质、脊柱、骨盆、手和足的短骨。休息时疼痛和夜间痛是由病灶内的前列腺素分泌引起的，特征是可以通过环氧合酶抑制剂来缓解[1]。骨样骨瘤的生长潜能有限，但会引起疼痛性脊柱侧弯、关节挛缩，当与骨骺相邻时也会引起生长障碍。

骨样骨瘤可以根据特征性的影像学检查结合典型的临床表现诊断，通常没有必要活检。在放射性核素骨显像上有明显的摄取。但是薄层CT扫描是首选的影像检查。经过长期的观察和非甾体抗炎药的治疗，病变可能会自行消退，但这种保守治疗没有必要。射频消融术是一种有效的微创治疗方法，但可能会损伤周围神经或皮下组织（图7-1）。如需切开手术，可以选择病变刮除和整块切除术。

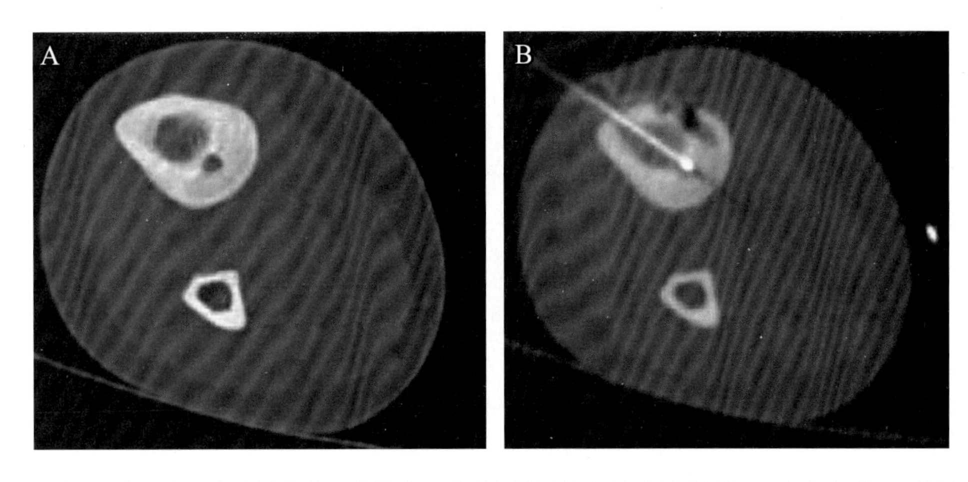

图 7-1　一名 15 岁男孩右小腿静息痛和夜间痛，服用非甾体抗炎药后明显缓解。（A）轴位 CT 扫描显示一透亮瘤巢，周围有胫骨骨皮质增厚。在获得骨质增生区的核心样本后发现无肿瘤累及，（B）射频消融后患者症状立即缓解。

二、骨母细胞瘤

骨母细胞瘤是一种良性的、成骨性的病变，组织学上类似于骨样骨瘤，但侵袭性强、易复发。一半以上发生在脊柱后柱。单纯病灶内切除有 1/4 的复发率，因此，当整块切除不可行时，建议扩大刮除，同时进行高速磨钻和局部佐剂治疗。表 7-1 列出了良性骨肿瘤切除术中常用的局部佐剂。

表 7-1　儿童 / 青壮年活动性良性骨肿瘤治疗中常用的局部佐剂

佐剂	作用机制	并发症
射频消融	热变性：在 45 ~ 80℃下反复治疗 4 min	皮肤坏死、神经和脊髓损伤
冷冻疗法	冰晶损伤：用冷冻消融探头冷冻 - 解冻循环至 -75℃ ~ -20℃，用液氮冷冻至 -196℃	软组织损伤，骨折，延迟再转移，关节 / 关节软骨损伤
苯酚 / 酒精	化学变性：低度（6%）或高度（60%）苯酚溶液 3 min	组织烧伤，药物泄漏
骨水泥	48℃ ~ 90℃热变性	弹性模量改变，关节应力 / 软骨损伤
氩气刀	组织气化、炭化和坏死：用 50 到 150W 的电流将氩气电离成等离子体	组织坏死

注：参考 Di Giacomo G，Ziranu A.Perisano C.Piccioli A.Maccauro G[2].

第三节　动脉瘤样骨囊肿

动脉瘤性骨囊肿（ABCs）是一种膨胀性干骺端骨病变，可以原发或继发于其他肿瘤，包括骨巨细胞瘤、软骨母细胞瘤、成骨细胞瘤或骨肉瘤。虽然确切的病因还不清楚，ABCs 可能是在肿瘤、创伤等引起的骨内血流改变区域发展的反应性过程。因此，ABCs 必须仔细评估并活检以排除恶性肿瘤可能。

与单房（单纯）骨囊肿不同，动脉瘤囊肿大小不限。膨胀范围可以超过骨髓腔，有明确的骨性边缘和间隔。磁共振成像（MRI）将显示多个囊性腔和液液平（图 7-2）。必须进行活检以准确诊断。动脉瘤性骨囊肿仅在影像学上很难与毛细血管扩张性骨肉瘤区分，建议行切开活检以确保正确诊断。

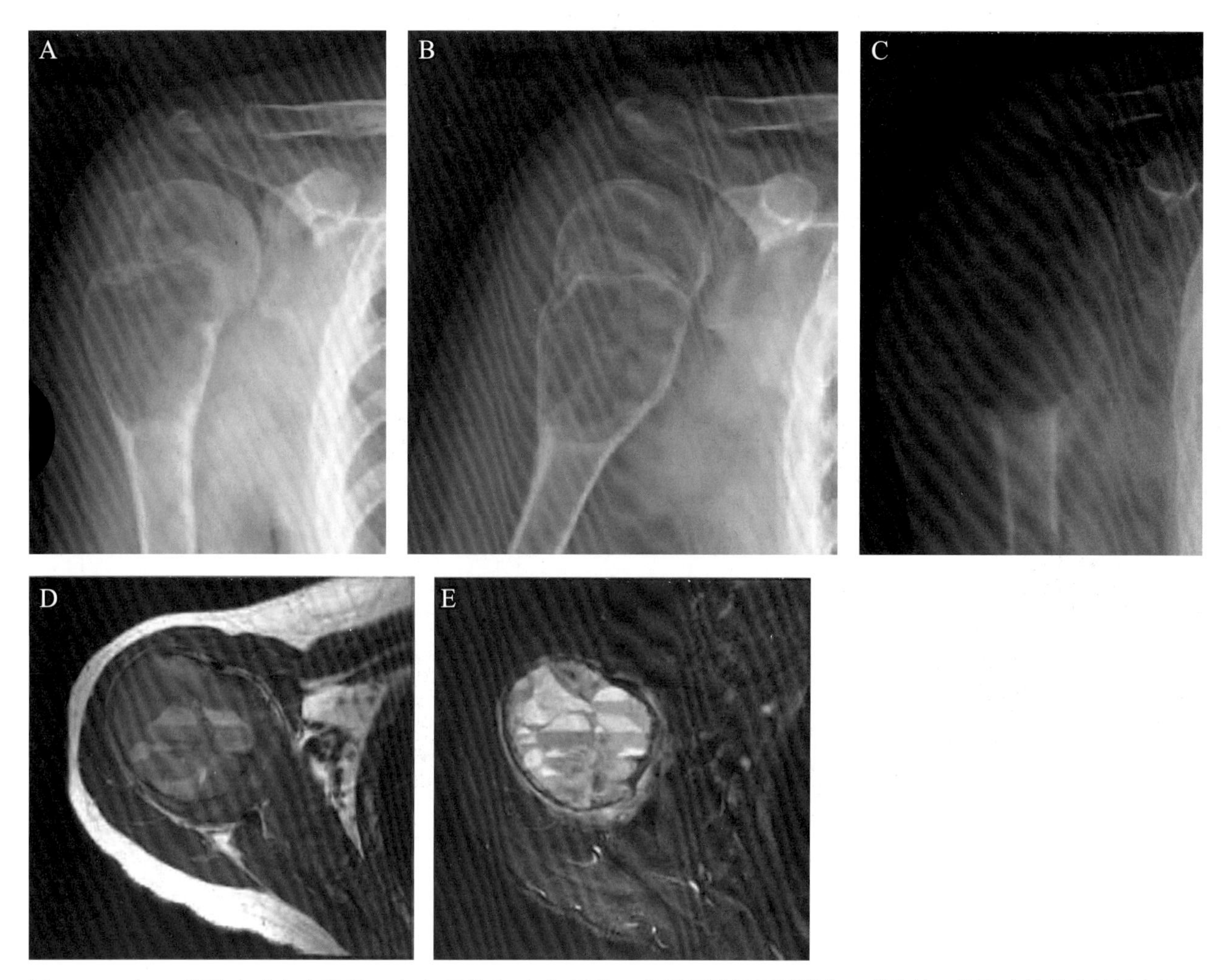

图 7-2 一名 14 岁的女孩右肩疼痛。（A）正位和（B）侧位 X 线显示肱骨干骺端有一膨胀性、边界清楚的囊性透亮区，并伴有间室。被误诊为单纯性骨囊肿，3 个月后随访的正位 X 线图（C）显示持续膨胀和骨溶解。轴向（D）T1 和（E）T2 MRI 序列显示多个间室液液平液位。活检证实为动脉瘤样骨囊肿。

ABC 可以行病灶内刮除术，但需要将所有的腔室都彻底刮除。生长期和初次未完全刮除的儿童患者复发风险较高。多西环素和其他硬化剂经皮注射硬化治疗是最新的研究结果。它对病变较小和腔室较少的病变有效，但仅限于经验丰富的医师使用。这在外科手术难以进入的解剖区域可能更可取。经皮处理的再次手术率很高 [3]。

第四节　骨巨细胞瘤

骨巨细胞瘤（GCT）是 20～40 岁年轻人中最常见、最具侵袭性的良性骨病变之一，平均年龄为 33 岁。典型部位是干骺端，通过骨骺向邻近关节面延伸。GCT 通常完全溶骨性，边缘模糊，皮质破坏，邻近软组织受累。可以伴有动脉瘤样骨囊肿表现。骨巨细胞瘤最常见的发病部位是股骨远端、胫骨近端和桡骨远端。

骨巨细胞瘤表现为局部侵袭性生长特点，相邻关节可迅速受损（图 7-3）。手术切除仍然是治疗的主要手段，但选择的手术方式取决于能否有效地挽救关节（图 7-4）。病灶内刮除术适合于保留关节，但必须配合使用高速磨钻和局部佐剂。这种方法的复发率仍高达 15%～25%。

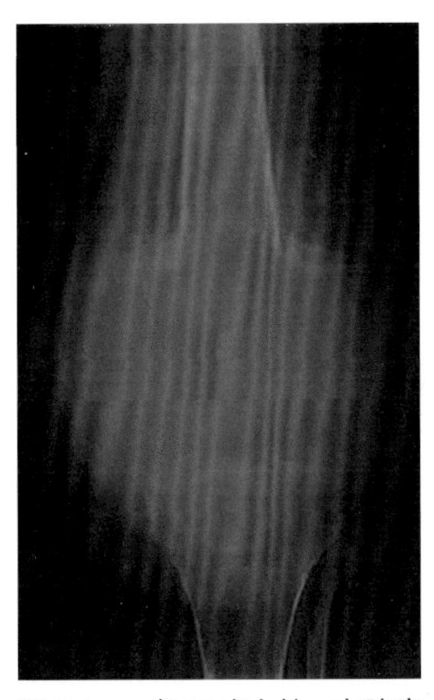

图 7-3　一名 22 岁女性，左膝疼痛伴肿胀 9 个月，呈被动屈曲姿势，无法负重。正位 X 线片显示股骨远端严重骨质溶解，骨和边缘骨质的明显膨胀性改变。活检证实诊断为骨巨细胞瘤。

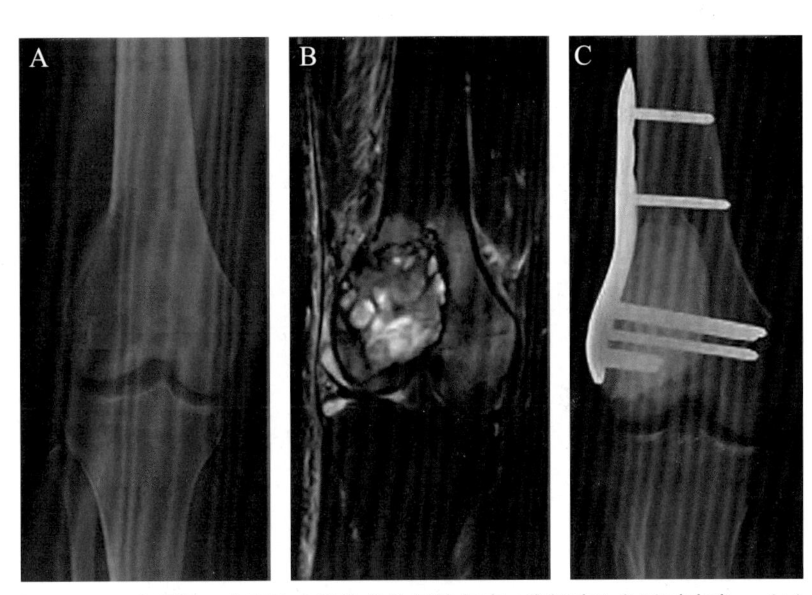

图 7-4　31 岁男性，表现为右膝关节外侧静息痛，夜间痛和负重时疼痛。（A）正位 X 线片显示股骨远端外侧向关节面进展的溶骨性病变。边缘模糊，地图样溶骨，周围没有硬化边，骨皮质破坏。（B）冠状位 T2　MRI 显示股外侧干骺端的骨髓内破坏病变，局部为实性肿瘤，并混杂有动脉瘤样骨囊肿性改变，周围软组织水肿。活检证实为骨巨细胞瘤，（C）手术行保留关节的病灶内扩大刮除术、局部辅助氩气刀和骨水泥钢板重建术。

骨巨细胞瘤的生长和骨质破坏由 NF-κB 配体（RANKL）介导的破骨细胞样巨噬细胞发育所导致。双磷酸盐和地舒单抗（RANKL 单克隆抗体）的治疗已被证明对骨巨细胞瘤有稳定作用。尽管地舒单抗对骨巨细胞瘤的治疗关注度很高，但并没有被证明可以降低那些可切除病变的局部复发率[4]。

地舒单抗治疗骨巨细胞瘤的适应证：①转移性骨巨细胞瘤；②不可切除的病变、如中轴骨；③可以切除但是损伤关节明显，需要辅助适用以增加保留关节的可能。

2%～4% 的 GCT 患者会出现转移，最常见的是肺转移。因此，对于每一位初诊为骨巨细胞瘤的病人，都应进行胸部检查。图 7-5 描述了骨 GCT 的诊疗流程。

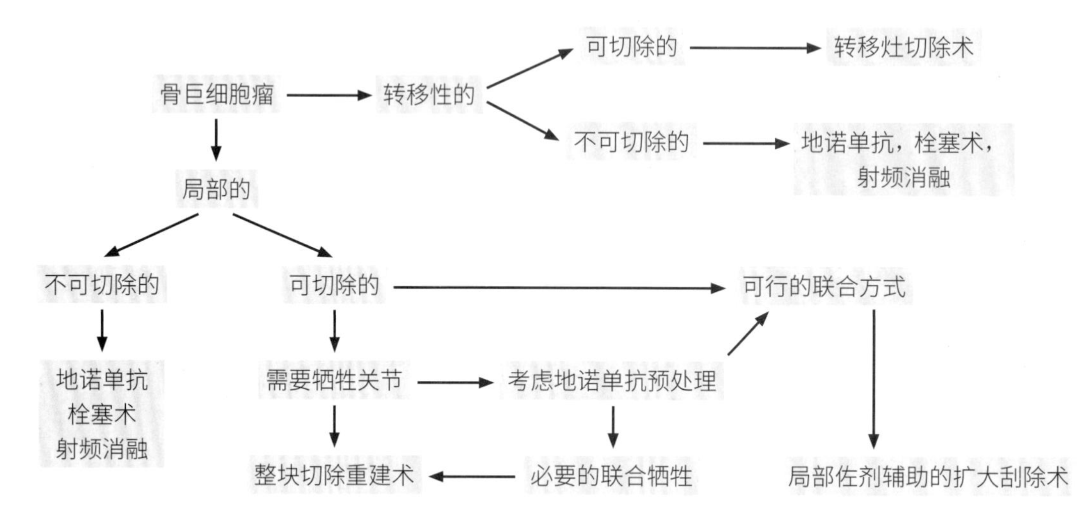

图 7-5 骨巨细胞瘤的治疗方法。

第五节　软骨母细胞瘤

软骨母细胞瘤是一种良性、侵袭性的成软骨细胞肿瘤，其特征是多数发生在年轻患者仍有生长潜能骨骼的骨骺和突起中。由于软骨母细胞瘤发病位置常位于关节旁，通常表现为关节疼痛、肿胀、僵硬和负重能力下降。长骨最常见。

影像学上，软骨母细胞瘤具有明显的溶骨性，常伴有边界清楚的的硬化边，偶有点状钙化区。MRI 通常表现为大量的病灶周围水肿，并可观察到继发性 ABC 样改变（图 7-6）。

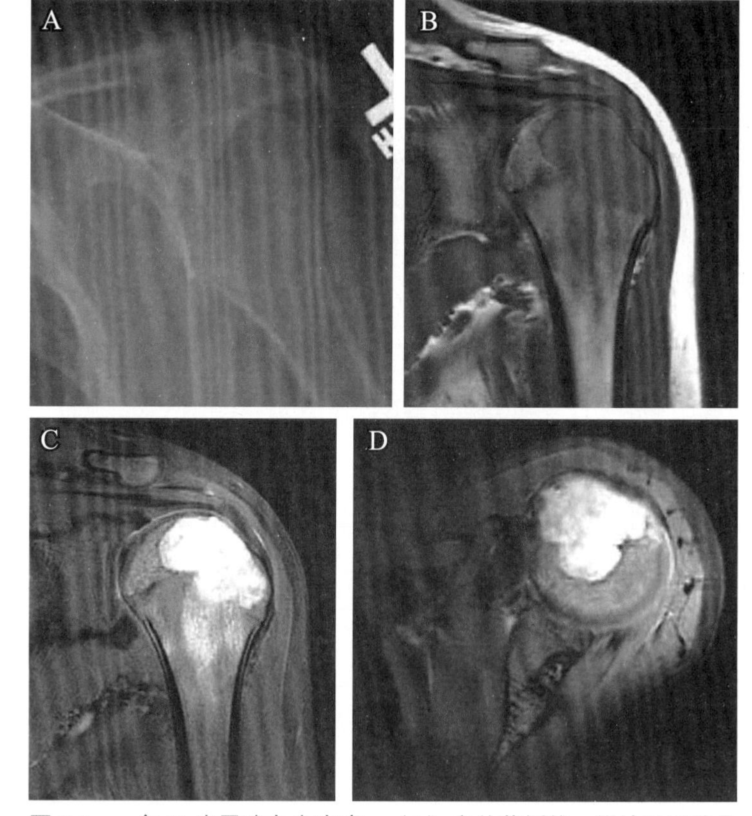

图 7-6 一名 11 岁男孩左肩疼痛。（A）肩关节侧位 x 线片显示肱骨近端骨骺溶骨性病变。冠状位（B）T1 和（C）T2，和（D）轴向 T2 MRI 显示肱骨近端骨骺骨髓内病变伴病灶周围水肿。活检证实为软骨母细胞瘤。

软骨母细胞瘤有继续生长和破坏软骨下骨的倾向，这通常需要病灶内治疗以局部控制和挽救关节面。手术推荐选择病灶内刮除术加或不加局部辅助治疗，局部复发率也是最低的，但不邻近负重关节面的小病灶也可以用经皮射频消融术。软骨母细胞瘤多见于关节周围，通常需要软骨下骨移植和结构增强来支持关节表面。

必须特别注意毗邻或穿透骨骺的病变，因为这些病变治疗后会造成骨骺发育障碍的并发症。局部复发率为 8% ~ 25%，最常见的原因是刮除范围不足 [5]。在少数病人中可能会有肺转移。因此，与 GCT 一样，软骨母细胞瘤也需要进行肺部 CT 检查。

第六节　软骨黏液样纤维瘤

软骨黏液样纤维瘤是原始软骨样小叶伴纤维血管间质的良性肿瘤增生。软骨黏液样纤维瘤可以表现为生长缓慢、惰性的病变。在被发现前病人可能会有很长一段时间的隐痛。影像学上这些病变通常表现为干骺端，偏心性，呈扇形或小叶状。髓内病变边界常清楚并伴硬化。骨皮质经常变薄或消失。T2 加权 MRI 序列可能显示病灶内的异质性，高信号的黏液病变区和软骨样区域与低信号的纤维区域相邻（图 7-7）。

与其他良性活动性病变一样，可以选择病灶内切除并刮除植骨，局部复发率为 5% ~ 15%。

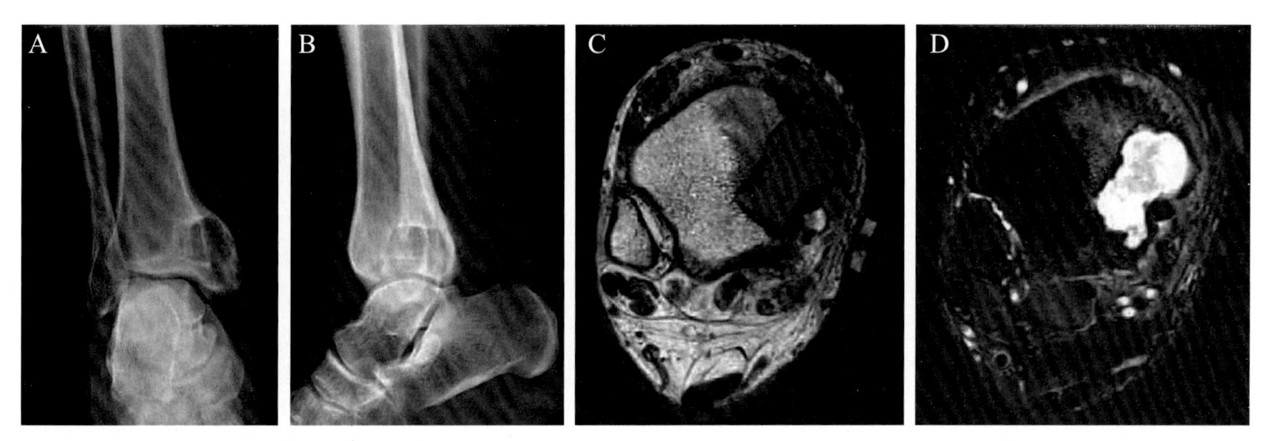

图 7-7　男性，29 岁，右脚踝缓慢进行性疼痛 16 个月。（A）正位片和（B）侧位片显示胫骨远端干骺端界限清楚的小叶状病变，延伸至骺线，伴骨膨胀性改变。轴向（C）　T1 和（D）　T2 磁共振序列显示骨髓内病变具有轻度不均一性，有高信号的液体 / 黏液样信号与更强信号的肿瘤混合。活检证实诊断为软骨黏液样纤维瘤。

第七节　囊内切除原则

一、术前计划

只有明确为良性病变，才可以行病灶内边缘切除。与切开活检术一样，该手术应该由有经验的医生计划并实施，以免出现意外或误诊（例如，怀疑是动脉瘤性骨囊肿其实为毛细血管扩张性骨肉瘤）。

二、方法

应选择纵向切口，且该切口位于扩大切除手术切口延长线处，或者需要更激进切除手术的切缘上。

在骨骼上开一个椭圆形窗，通常选择骨皮质最薄或是软组织累及的区域。这个窗必须足够大，以便能看到整个病变。头灯或牙科镜子会提供便利。需要确保能看到整个病灶，因为病变复发率与能否切除彻底密切相关。无法看到的腔内病变就不能保证切除彻底。因此，不能只在骨皮质开个小窗刮刮病变就结束。

三、切除术

用大刮匙和其他器械从病灶腔内刮除可见的大部分病变。刮除的组织行必要的检查明确诊断。然后使用依次较小的刮匙清除腔内的缝隙和角落，刮除残腔壁上的病变组织。特别薄的骨皮质和受损的骨皮质区刮除时要一并切除，因为这些区域多数是病变累及区，在对病变边缘扩大刮除时常常会被一起刮掉，而且即便保留也不会提供强度支持。

四、扩大切除范围

对残腔壁进行高速磨钻打磨，可以去除并暴露骨内细小的残存病变腔隙，并让切除的边缘变得光滑，可以穿透病变边缘，打通间隔，将病变腔室相连。对于侵袭性更强的病变，可同时选择局部辅助治疗。如果腔室无法局限，应避免使用液体佐剂。氩气刀碳化病变后再使用高速磨钻打磨掉，反复操作，可以较安全的扩大切除病变。

五、填充空腔和增强骨质强度

在病灶内切除后填补骨内空腔有许多选择。自体移植骨可立即将活性骨填充到切除后的空腔，但存在供骨部位受损的风险。同种异体骨和可吸收合成材料也可提供良好的支撑，但在术后最初几年，移植物会发生骨吸收，在此期间需要重点关注影像学检查了解局部复发情况。骨水泥可立即提供骨的结构性强度，但缺点是不具有活性，没有骨重塑的能力。通常可以选择综合方法，骨移植修复软骨下骨，骨水泥填充恢复骨强度，可以辅助钢板（图 7-8）。

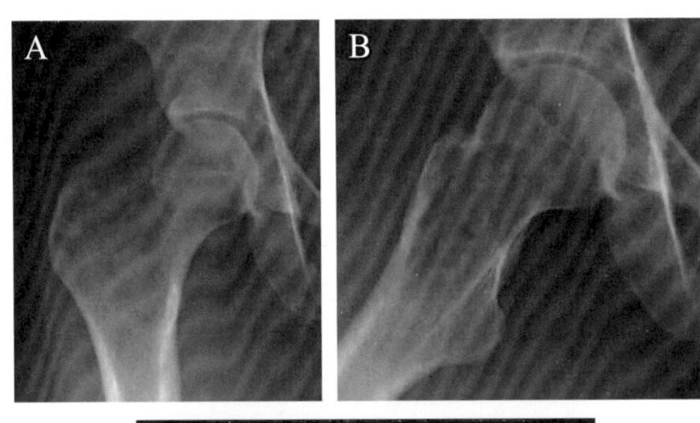

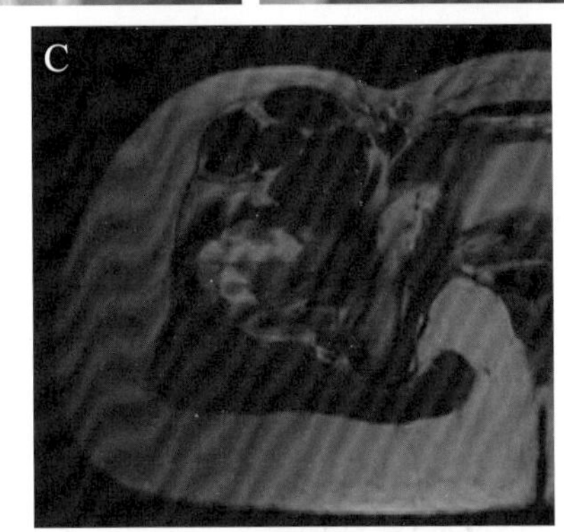

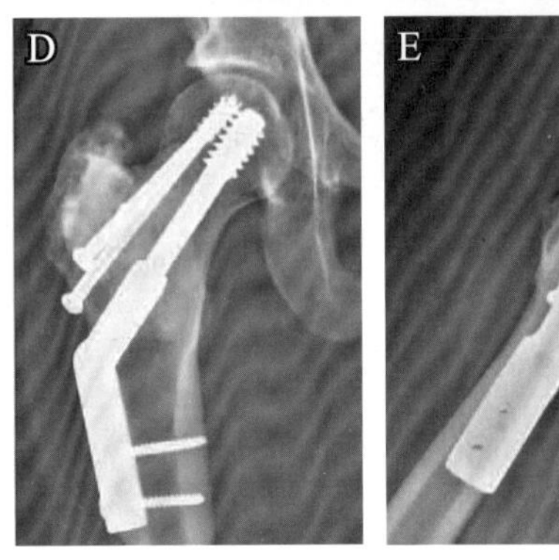

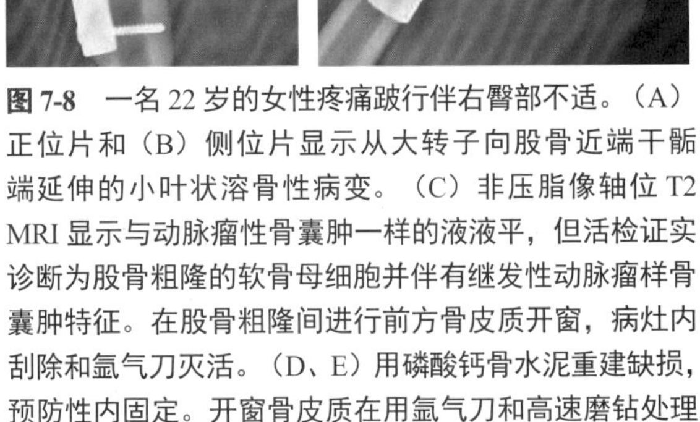

图 7-8 一名 22 岁的女性疼痛跛行伴右臀部不适。（A）正位片和（B）侧位片显示从大转子向股骨近端干骺端延伸的小叶状溶骨性病变。（C）非压脂像轴位 T2 MRI 显示与动脉瘤性骨囊肿一样的液液平，但活检证实诊断为股骨粗隆的软骨母细胞并伴有继发性动脉瘤样骨囊肿特征。在股骨粗隆间进行前方骨皮质开窗，病灶内刮除和氩气刀灭活。（D、E）用磷酸钙骨水泥重建缺损，预防性内固定。开窗骨皮质在用氩气刀和高速磨钻处理后，用一颗螺钉（白色星号）将其重新固定。

要点

1. 骨样骨瘤是病灶小但有疼痛特点的病变，经皮射频消融术是最有效的治疗方法。
2. 动脉瘤样骨囊肿是一种原发性骨肿瘤，但也可继发于其他病变。在动脉瘤样骨囊肿的治疗中，必须考虑其他潜在诊断的可能性。
3. 骨巨细胞瘤和软骨母细胞瘤是局部侵袭性病变，肺转移的发生率低但不容忽视。这些病人除了局部治疗外，还必须进行胸部影像学检查。
4. 病灶内刮除不应作为一种“微创”手术策略。疾病的局部控制与首次手术切除的彻底性和充分性密切相关。

知识点测试

1. 对于骨样骨瘤，通过薄层计算机断层扫描和典型的临床表现就可以确诊，治疗推荐射频消融术。骨样骨瘤的典型表现为骨皮质内或邻近骨皮质的具有硬化边的 5～15mm 透光区，中心有钙化。
2. 地舒单抗治疗骨巨细胞瘤的适应证仍在研究。根据美国食品和药物管理局的数据，目前的适应证包括不可切除的病变，转移性病变，以及手术切除会导致严重功能障碍的病变。为了保留关节功能而术前预防使用地舒单抗的证据尚未得到证实，也不在美国食品和药物管理局指南之内。
3. 肌腱附着处骨突起部位与骨骺相同，两者都是软骨母细胞瘤的常见部位。
4. 动脉瘤样骨囊肿和毛细血管扩张性骨肉瘤在影像学上非常相似，切开活检通常是最可靠的诊断方法。

参考文献

[1] Frassica FJ, Waltrip RL, Sponseller PD, et al. Clinicopathologic features and treatment of osteoid osteoma and osteoblastoma in children and adolescents[J]. Orthop Clin North Am, 1996,27(3):559-574.

[2] Di Giacomo G, Ziranu A, Perisano C, et al. Local adjuvants in surgical management of bone lesions[J]. Cancer Ther, 2015,6(6):473-481. doiao.4236/ jct.2015.66051

[3] Varshney MK, Rastogi A, Khan SA, et al. Is sclerotherapy better than intralesional excision for treating aneurysmal bone cysts?[J]. Clin Orthop Relat Res, 2010,468(6):1649-1659. doi:lo.1007/n1999-009-1144-8.

[4] Errani C, Tsukamoto S, Leone G, et al. Denosumab may increase the risk of local recurrence in patients with giant-cell tumor of bone treated with curettage[J]. J Bone Joint Surg Am, 2018,100(6):496-504. doi:10.2106/JBJS.17.00057.

[5] Lin PP, Thenappan A, Deavers MT, et al. Treatment and prognosis of chondroblastoma[J]. Clin Orthop Relat Res, 2005,(438):103-109. doi:lo.1097/o1. blo.0000179591.72844.c3.

第八章　儿童及青少年恶性骨肿瘤

Bone Malignancies in Children and Young Adults

译者　王　帝

校正　卢新昌

第一节　概　述

年轻患者的恶性骨肿瘤并不常见，但有些严重的实体肿瘤可能被非专业医生所忽略。与所有恶性肿瘤一样，早发现、早诊断、早治疗的患者预后较好。我们本节将讨论如何识别在儿童和青少年中最常见的原发骨恶性肿瘤，并讲解诊断、分期和治疗的基础知识。我们还将讨论朗格汉斯细胞组织细胞增生症这一特殊实体肿瘤。

在年轻患者中、有疼痛、边界不清，骨破坏的病变经常常让人担心为恶性。儿童的恶性骨肿瘤常常会被忽视数周至数月，因为症状可能会被误诊为生长疼痛或轻微肿块或跌倒损伤。无明显外伤史的单侧肢体疼痛，持续性或顽固性疼痛，夜间疼痛持续至早晨，这些疼痛与生长疼痛特点不一致，应进行临床评估。伴有肿胀、跛行、活动范围受限、发热或红斑、触诊压痛的骨骼疼痛都应进行 X 线检查。一旦 X 线检查结果发现异常应马上进一步检查。

约 5% ~ 10% 的儿童恶性肿瘤发生于骨骼 [1]。任何骨骼都可能受累，但四肢长骨是常见部位。如果诊断和治疗得当，目前综合治疗的进步已经改变了儿童肿瘤的治疗方法，并且能明显改善预后。这需要骨与软组织肿瘤专家和多学科治疗团队的其他成员进行密切合作和定期沟通，这些成员包括临床肿瘤医生、影像学医生、疼痛管理、社会工作者和互助小组，以及康复专家，包括物理治疗师和矫形支具师。因此，原发恶性骨肿瘤患者最好在有能力提供上述服务的中心进行治疗。

对于需要手术切除的原发恶性骨肿瘤，建议采用广泛切除和重建骨骼结构的保肢手术，因为手术结果肢体功能优于截肢，而且长期生存率相同 [2]。90% 以上的骨肉瘤可以通过保肢得到有效治疗。用于保肢的重建方法很多，包括关节融合术、带血管的自体骨移植、骨牵引成形术、肢体旋转成形术、同种异体骨移植、假体重建和复合重建手术。这些必须由有经验的医生来完成，并且不建议在专业骨与软组织肿瘤治疗中心之外的地方进行原发性骨恶性肿瘤的治疗。

第二节　骨肉瘤

骨肉瘤是最常见的原发恶性骨肿瘤。骨肉瘤的高发期是在生命的第二个十年，这个峰值占所有儿童恶性肿瘤的 3%。第二个较小的高峰发生在 60 ~ 70 岁，此时骨肉瘤可能继发于其他骨疾病。

一、骨肉瘤的发病机制

1. 儿童骨肉瘤（大部分是新获得突变）

- Li-Fraumeni 综合征：TP53 抑癌基因失活突变
- 遗传性视网膜母细胞瘤：RBl 抑癌基因突变
- Rothmund-Thomson 综合征：RECQL4 解旋酶基因突变
- Bloom 综合征：BLM 基因突变（RECQL3）
- Werner 综合征：WRN 基因突变（RECQL2）

2. 成人和老年骨肉瘤（新获得突变）

- Paget 骨病
- 放射性骨
- 纤维结构不良
- 慢性骨髓炎
- 骨梗死

任何骨骼都可能发生骨肉瘤，但长骨的干骺端更容易发生。骨肉瘤的 X 线表现差别很大，有不同程度的钙化和骨破坏，但所有的骨肉瘤都会产生病理性成骨。表 8-1 列出了最常见不同类型骨肉瘤的诊断和临床特征。

二、初诊骨肉瘤临床分期

- 受累骨骼的全骨 X 光平片
- 受累骨骼的全骨磁共振成像（MRI）：了解有无不连续的病灶（跳跃转移）
- 全身锝 -99（Tc-99m）骨扫描：评估同期有无骨转移
- 胸部 CT：评估有无肺转移
- L- 乳酸脱氢酶
- 碱性磷酸酶

低级别骨肉瘤的主要治疗方法仍然是广泛的手术切除，切除边缘要求为阴性（图 8-1）。骨肉瘤切除后阳性切缘与局部复发率密切相关，复发的临床表现往往更加严重。

高级别骨肉瘤的治疗方法更为激进，高剂量多药联合化疗和手术广泛切除。在新辅助化疗前，非转移性骨肉瘤一旦发现即便立即截肢其长期生存率也仅为 15% ~ 20%，这证实了在确诊时就可能已存在隐匿性肺微转移灶，而且无法通过影像检查发现。多药化疗在无病生存率方面显示出了实质性的改善。术前化疗通过促进肿瘤内骨化提高保肢率，并且对手术切除标本的组织学检查可以了解化疗反应情况，有助于预后评估。化疗反应良好是指大于 90% 的肿瘤坏死率，患者的整体预后也较好。术后化疗可以根据这些信息来计划。这种化疗 - 手术 - 化疗的治疗方法仍然是对高级别骨肉瘤的标准治疗（图 8-2）。

三、化疗药物在骨肉瘤治疗中的应用

- 大剂量氨甲蝶呤
- 阿霉素
- 顺铂（异环磷酰胺、依托泊苷）

表 8-1　骨肉瘤分类

分级	骨肉瘤亚型 /%	关键特征	治疗	预后
低	皮质旁骨肉瘤（4%）	表面呈放射状致密小叶，可包绕骨	广泛切除术	95% 存活率
	分化良好的骨内骨肉瘤（1%）	成纤维细胞型骨肉瘤	广泛切除术	95% 存活率
中	骨膜骨肉瘤（2%）	表面有“日光放射”影，软骨母细胞型骨肉瘤	广泛切除术 ± 化疗	85% 存活率
	骨母细胞瘤型骨肉瘤（< 1%）	影像学和组织学类似骨母细胞瘤	广泛切除术 ± 化疗	67% 存活率
高	高级别表面骨肉瘤（< 1%）	骨表面具有多样的类骨生成	1. 术前化疗 2. 广泛切除术 3. 术后化疗	60% ~ 70% 存活率
	经典型骨肉瘤（75%）	髓内多样的成骨性表现 组织学成分复杂（软骨母细胞、成纤维细胞、骨母细胞）	1. 术前化疗 2. 广泛切除术 3. 术后化疗	60% ~ 85% 存活率
	毛细血管扩张型骨肉瘤（4%）	膨胀性 主要是溶骨成分 MRI 表现为动脉瘤样骨囊肿 大体观“血袋”	1. 术前化疗 2. 广泛切除术 3. 术后化疗	60% ~ 80% 存活率
	富巨细胞型骨肉瘤（< 0.5%）	外观和组织学与骨巨细胞瘤类似	1. 术前化疗 2. 广泛切除术 3. 术后化疗	60% ~ 70% 存活率
侵袭性	小细胞骨肉瘤（1.5%）	小圆细胞瘤，类似尤文氏肉瘤	1. 术前化疗 2. 广泛切除术 3. 术后化疗	25% ~ 35% 存活率
	放疗后骨肉瘤（< 0.5%）	至少 3 年潜伏期后出现在放射区域内	1. 术前化疗 2. 广泛切除术 3. 术后化疗	25% 存活率
	Paget 骨肉瘤（< 0.5%）	继发于畸形性骨炎	1. 广泛切除术 ± 化疗 2. 支持治疗	0% ~ 10% 存活率

注：GCT，骨巨细胞瘤；MRI，磁共振成像；OS, 骨肉瘤。（参考自 Rougraff BT[3]）

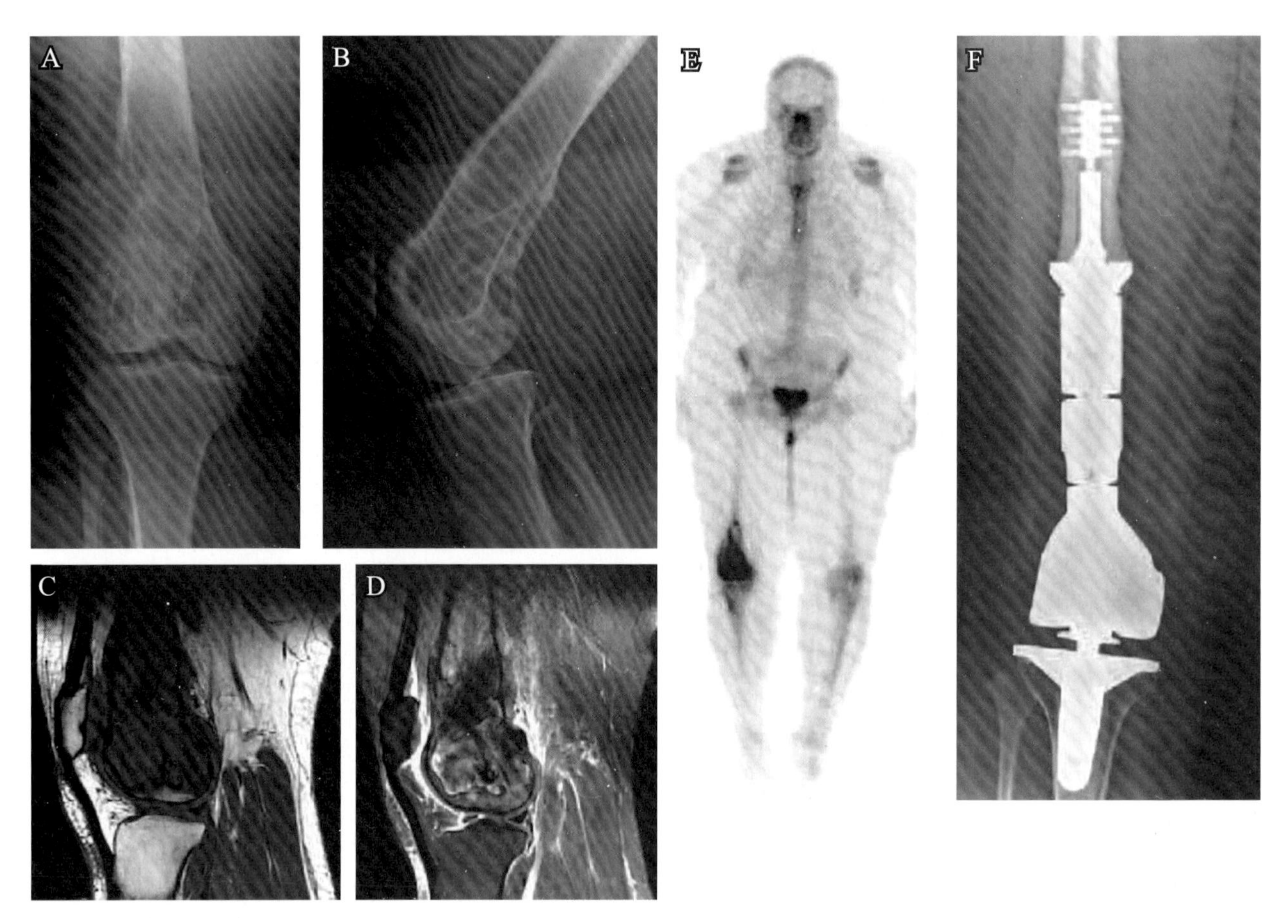

图 8-1 28 岁女性，右膝疼痛逐渐加重，僵硬，跛行。（A）正位片和（B）侧位片显示右股骨远端骨破坏性病变，伴有骨皮质破坏和病理性成骨。矢状面（C）TI 和（D）T2 MRI 显示股骨远端髓内病变并伴有软组织肿胀。锝 -99（Tc-99m）骨显像（E）显示病灶代谢活跃，其他部位无转移。活检显示致密的纤维和骨性病变，证实为分化良好的骨肉瘤。手术选择手术切除和假体置换的保肢治疗（F）。

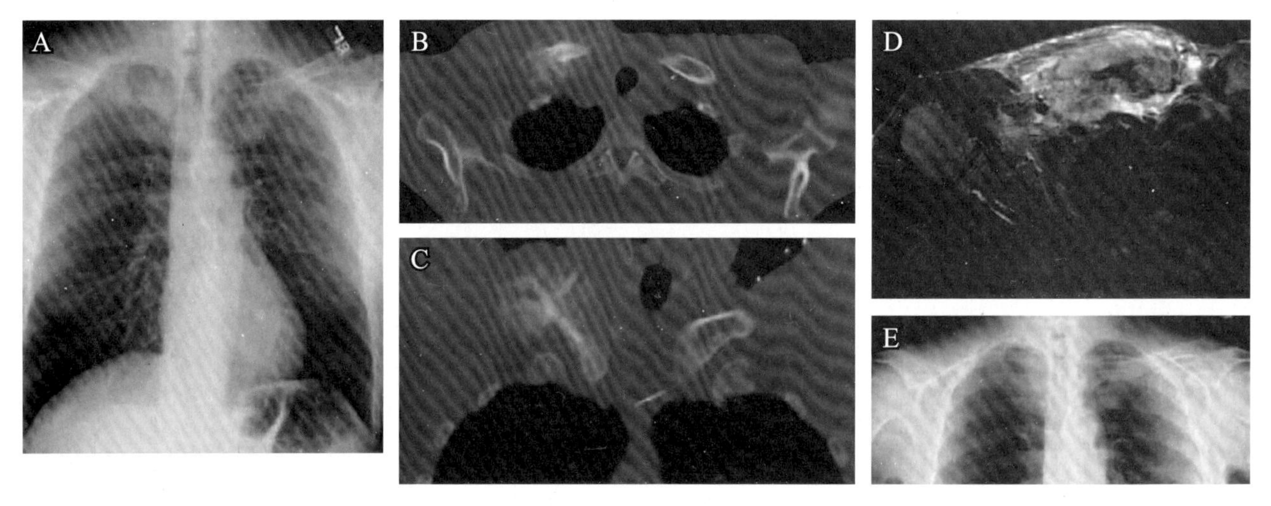

图 8-2 37 岁男性右锁骨疼痛且硬性肿胀。（A）胸片显示除了右锁骨上缘模糊外，基本正常。（B）轴位和（C）冠状位 CT 序列显示右锁骨边界不清，成骨性病变，伴有软组织受累。（D）轴位 T2 MRI 显示锁骨周围软组织受累。活检证实为高级别经典型骨肉瘤。（E）新辅助化疗后，患者行右锁骨切除术，术后化疗。

第三节　尤文氏肉瘤

尤文氏肉瘤是第二常见的原发性骨肉瘤。尤文氏肉瘤主要是一种儿童恶性肿瘤，发病高峰是生命的第二个十年，占儿童恶性肿瘤的1%。尤文氏肉瘤在白种人中更为常见。尤文氏肉瘤的疼痛表现与其他原发性骨恶性肿瘤相似，但软组织肿胀往往更为明显，与其他肉瘤不同的是可能出现发热、疲劳、厌食和体重减轻等全身症状。

尤文氏肉瘤属于一种恶性肿瘤家族，称为小圆细胞肿瘤，包括原始神经外胚层肿瘤、横纹肌肉瘤、非霍奇金淋巴瘤、视网膜母细胞瘤、神经母细胞瘤和肾母细胞瘤/Wilms瘤。尤文氏肉瘤与其他小圆细胞恶性肿瘤的鉴别可通过CD99免疫组化染色和染色体22q12上EWS基因易位重排的细胞遗传学鉴定。在90%的尤文氏肉瘤中存在T（11, 22）EWS-FLi1易位，另外5%的病例表现为T（21; 22）EWS-ERG重排。

虽然尤文氏肉瘤在四肢更常见，但它也有发生于骨盆和肩胛骨的扁平骨的倾向。X线片经常显示细微的骨质破坏，偶尔有层状骨膜反应，称为“洋葱皮”。MRI通常显示更有侵袭性，有广泛的骨髓内浸润和软组织肿块（图8-3）。为了准确诊断，活检是必须的，并且应该取到足够的组织以便进行专门的细胞遗传学研究。

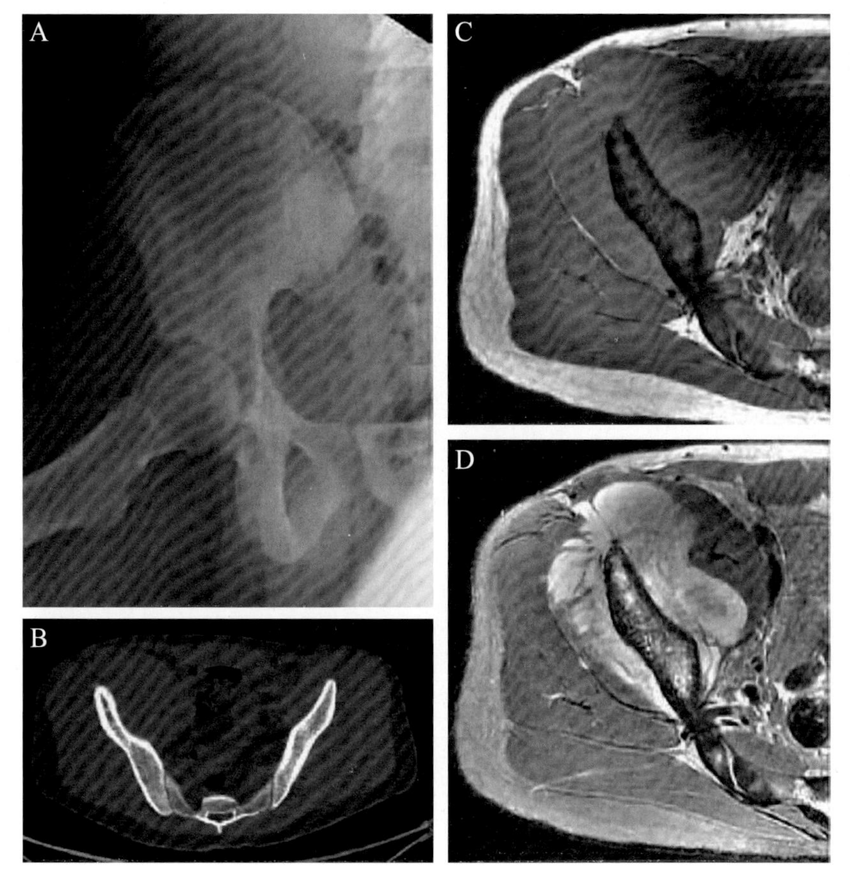

图8-3　21岁男性，右臀部疼痛逐渐加重，夜间疼痛。（A）X线片显示右侧髂骨前部轻度的斑片状硬化。（B）CT示右半骨盆轻度骨膜反应，但软组织肿块巨大。轴位（C）T1和（D）T2MRI序列显示右髂骨浸润性病变，具有明显的周围软组织浸润。活检证实为尤文氏肉瘤。

一、初诊尤文氏肉瘤的临床分期

- 受累骨骼的全骨 X 光平片
- 受累骨骼的全骨磁共振成像：评估有无不连续肿瘤（跳跃转移）
- 全身 Tc-99m 骨显像：评估有无同期骨转移
- 胸部 CT：评估有无肺转移
- L- 乳酸脱氢酶
- 碱性磷酸酶
- 全血计数
- 红细胞沉降率，C 反应蛋白
- 骨髓评估：PET-CT，全身磁共振成像，或骨髓穿刺

尤文氏肉瘤的局部控制可以选择达到切缘阴性的扩大切除，也可选择累积剂量在 35-60Gy 之间的放疗。由于放射治疗在年轻患者群体中的并发症，尤文氏肉瘤推荐的局部治疗方法是只要允许的情况下就应选择手术切除（图 8-4）。

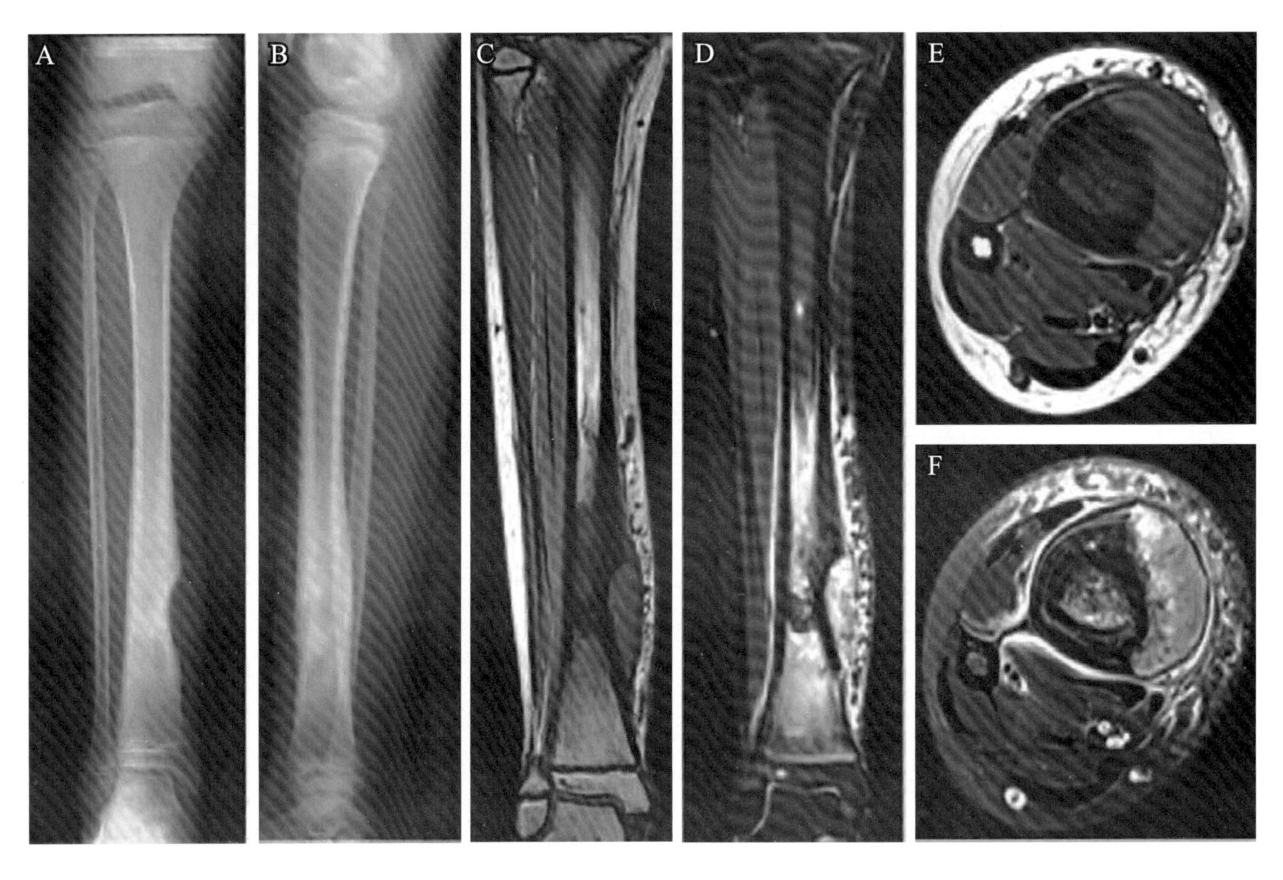

图 8-4（A～F） 一名 9 岁女童，右小腿胀痛，夜间疼痛。（A）正位片和（B）侧位片显示胫骨骨干远端边界不清的病变，有皮质骨破坏和骨膜反应。冠状（C）T1，（D）T2 和轴向（E）T1，（F）T2MRI 序列显示髓内病变并伴有明显的软组织受累。

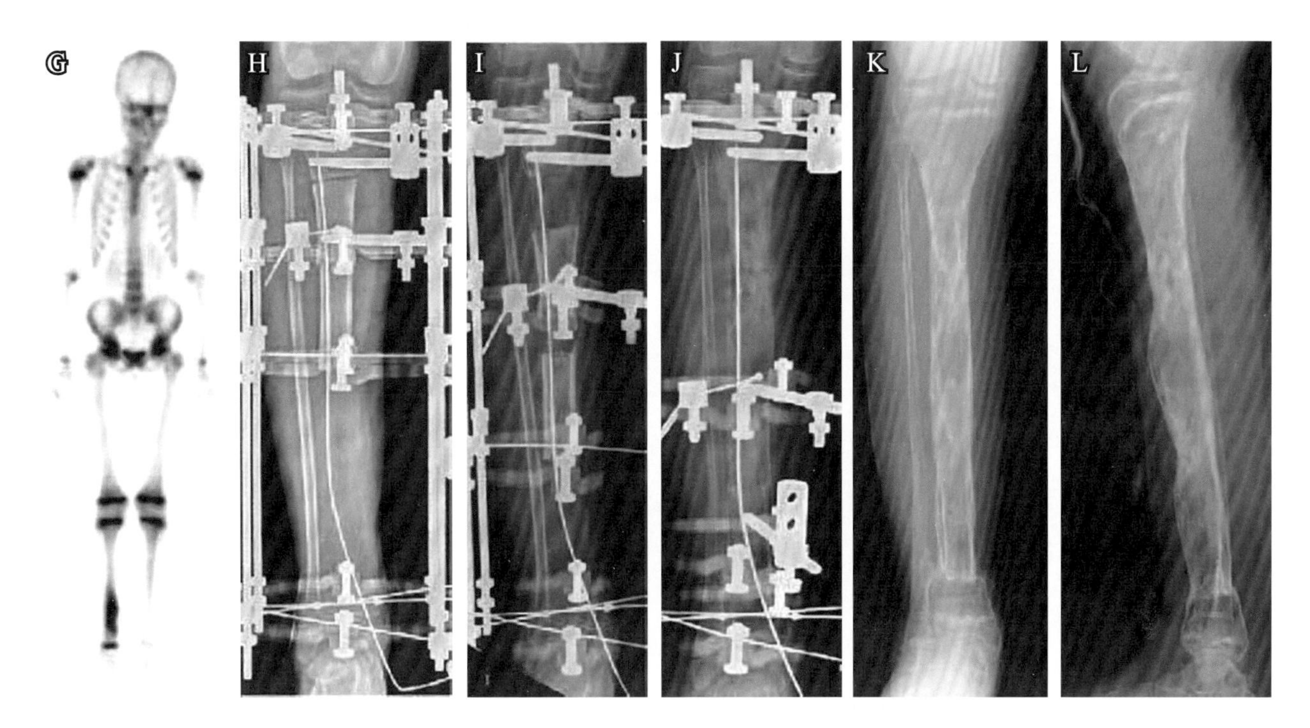

图 8-4（G ~ L）（G）骨扫描显示右胫骨为孤立病变，活检证实为尤文氏肉瘤。（H ~ L）患者进行牵引骨搬运保肢术。

二、尤文氏肉瘤只能选择局部放射疗的适应证

- 无法切除的肿瘤：头颈、脊柱和骶骨
- 已发送转移
- 手术切缘阳性
- 患者选择
- 姑息治疗

三、尤文氏肉瘤放射治疗的并发症

- 局部复发风险高（15% ~ 40%）：在较大或化疗反应较差的区域可能存有活性肿瘤 [4]
- 放疗后恶变（放疗后 20 年的恶变风险为 5% ~ 20%）[5]
- 组织毒性：纤维化、肌萎缩、肌挛缩
- 淋巴水肿
- 生长停滞或畸形
- 放疗后愈合能力下降导致的不完全骨折

尤文氏肉瘤是一种高度侵袭性的恶性肿瘤，其治疗方法与高级别骨肉瘤相似，术前化疗，局部手术或放疗控制，术后延长化疗期。化疗反应率大于 90% 被认为“良好”，但理想的肿瘤坏死率是 99% ~ 100%，这提示最好的预后 [6]。

四、尤文氏肉瘤的化疗药物

- 长春新碱
- 多柔比星（阿霉素）
- 环磷酰胺
- 放线菌素 D
- 异环磷酰胺
- 依托泊苷

第四节　原发骨淋巴瘤

淋巴瘤占所有儿童恶性肿瘤的 16%，约占原发性骨恶性肿瘤的 7%。大多数原发性骨淋巴瘤是非霍奇金淋巴瘤，典型的高级别弥漫性大 B 细胞型，其次是更惰性的滤泡性淋巴瘤。骨淋巴瘤可以发生在任何年龄，但应重点考虑年轻人和中年患者群体。骨淋巴瘤的表现与尤文氏肉瘤相似，伴有明显疼痛、软组织肿胀和全身症状，如发热、疲劳、厌食和体重减轻。也可伴有局部淋巴结肿大。疼痛通常可以通过抗炎药，如糖皮质激素和非甾体抗炎药来缓解。

与其他小圆细胞肿瘤一样，骨淋巴瘤的影像学表现通常是隐匿、边界不清的骨破坏，伴有软组织肿块（图 8-5）。任何骨骼都可能被累及，但扁骨是常见的部位。淋巴瘤可通过 CD20 和 CD45 免疫组化染色、流式细胞术和其他细胞遗传学方法与其他小圆细胞恶性肿瘤鉴别。这就需要对病灶进行充分的取样以获得准确的诊断，组织应被生理盐水浸泡进行初步处理，以便进行专门研究。因此，切开活检可能比经皮穿刺活检更可靠。

非霍奇金淋巴瘤可以通过全身化疗治疗。在全面评估骨折风险后，患者应接受全身 PET-CT 检查进行分期，然后立即转诊至肿瘤内科医生开始治疗。对于有骨折风险的较大侵蚀性病变的手术治疗方法类似于骨转移性疾病。局部病变患者能够有大于 80% 的长期生存率 [7]。

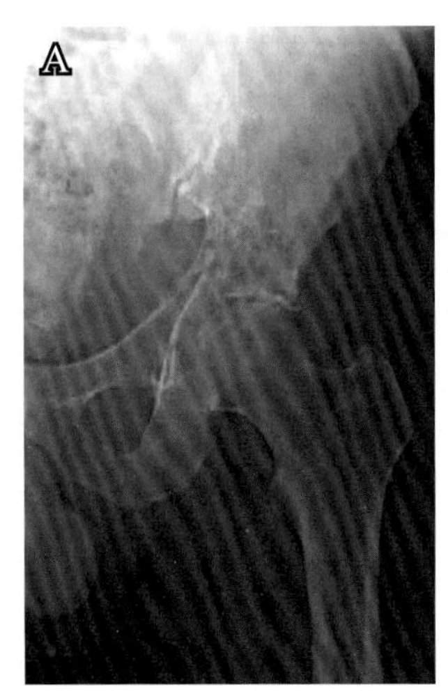

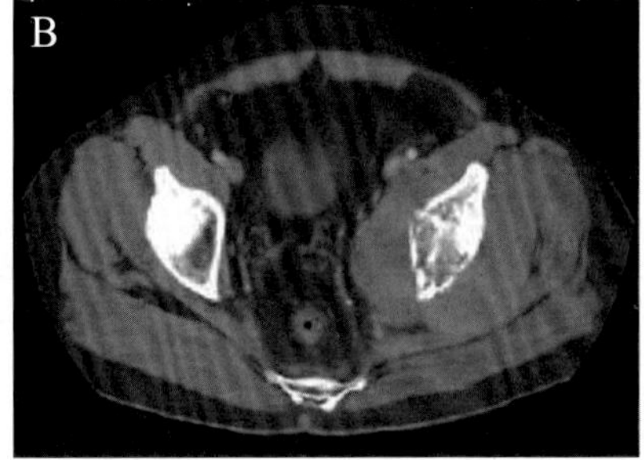

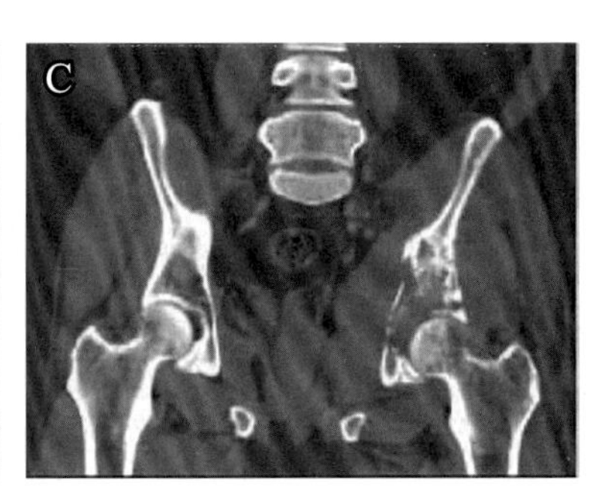

图 8-5（A ~ C）　37 岁男性，左髋关节剧烈疼痛伴关节僵硬，偶有发热，体重下降 6.8 kg。（A）正位 X 片显示累及左髋臼和髂骨界限不清的溶骨性病变。（B）轴位和（C）冠状位 CT 序列显示溶骨性破坏累及左髋臼并伴有软组织肿块。

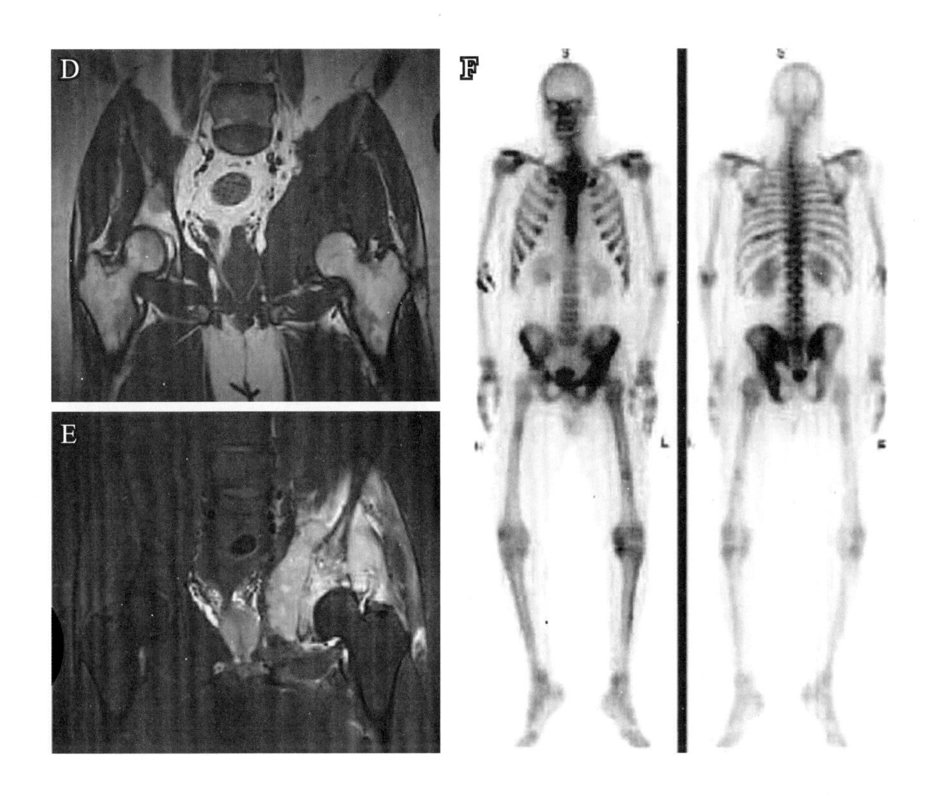

图8-5（D～F）　冠状（D）T1和（E）T2MRI序列显示广泛的髓内破坏，累及左半骨盆并累及周围软组织。（F）骨显像显示单发左骨盆病变。活检证实为弥漫性大B细胞淋巴瘤，患者接受全身化疗。

第五节　特别注意：组织细胞增多症

朗格汉斯细胞组织细胞增多症，以前被称为组织细胞增多症X，是一种非肿瘤性增生组织细胞的疾病，其严重程度不一，可以从局灶自限性病变到全身播散甚至危及生命。骨骼发病的典型表现是疼痛，表现可与原发恶性骨肿瘤相似，包括低度发烧。中轴骨骼，包括颅骨、脊柱、肋骨和骨盆是最常见的发病部位，但四肢骨发病也不少见。骨骼病变可以出现在任何位置，病变可以表现为边界清楚的穿孔样，也可以表现为更有侵袭性的皮质骨和骨膜改变。因此，朗格汉斯细胞组织细胞增生症是一种兼具良性和恶性骨肿瘤的类肿瘤病变，在任何年轻患者的骨肿瘤鉴别中都应考虑到（图8-6）。

一、骨的朗格汉斯细胞组织细胞增多症的临床分型

- 嗜酸性肉芽肿：骨内孤立性自限性病变
- Hand-Schüller-Christian综合征：多囊性骨病的临床三联征，典型的颅骨病变，眼球突出和尿崩症
- Abt-Letterer-Siwe氏病：多器官受累伴播散性骨骼病变、肝脾肿大、皮肤病变，预后不良。

诊断通常需要活检，新发现的患者应筛查颅内和内脏疾病。多灶性和全身性疾病必须转诊至肿瘤科专家接受全身化疗或者可能的放疗。孤立的骨骼病变通常是自限性的，可进行糖皮质激素注射，如无症状可以定期观察。四肢的有骨折风险病变可以进行刮除和植骨。单发椎体病变（扁平椎）可通过非手术支具保护，但对于有压迫脊髓或神经损伤症状的患者，可考虑采用低剂量放疗或手术治疗。

椎体高度可以重建到与发病年龄相符的高度，年轻患者术后恢复高度的可能性更大[8]。年轻患者如

果椎体塌陷，椎体上下椎间盘间隙完整，且无软组织肿块，无须活检即可诊断为扁平椎[9]。

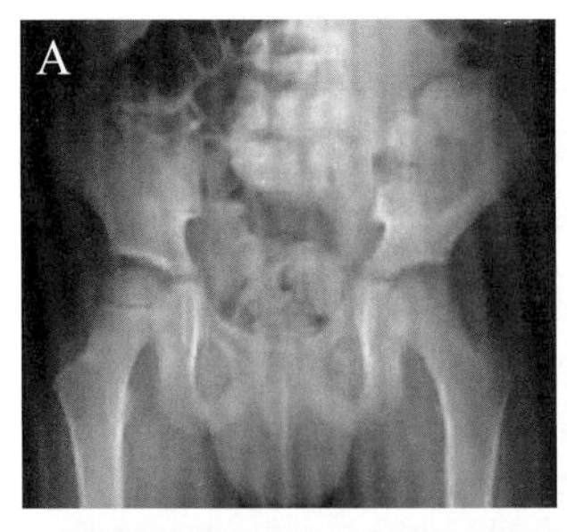

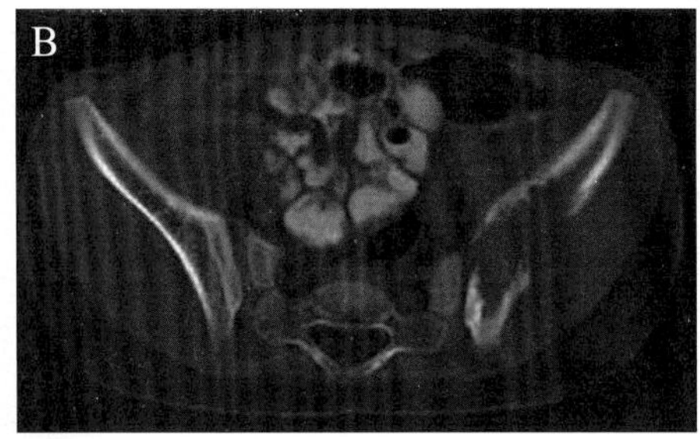

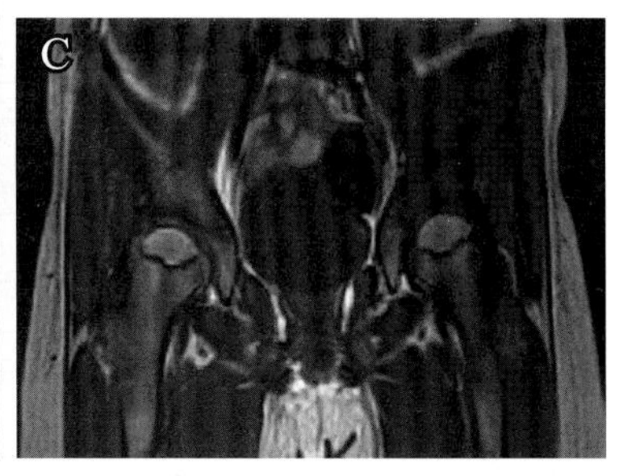

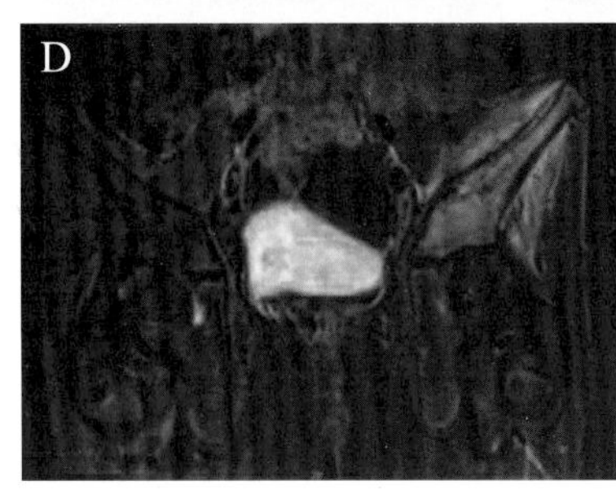

图 8-6 7 岁男童，左臀部夜间隐痛。（A）正位 X 线片和（B）轴位 CT 显示左髂骨上部边界不清的骨破坏性病变。冠状位（C）T1 和（D）T2 MRI 序列显示侵袭性髓内病变伴邻近软组织受累和水肿。活检确诊为嗜酸性肉芽肿。

要点

1. 在年轻患者中，边界不清或破坏性的骨病变应被仔细诊断，直到最终确诊前都应考虑到原发恶性骨肿瘤可能。
2. 骨肉瘤和尤文氏肉瘤是两种最常见的儿童骨肿瘤。治疗需要化疗和手术广泛切除相结合。
3. 骨淋巴瘤主要通过化疗治疗，对于骨折或骨折风险高的病变则可以手术治疗。
4. 朗格汉斯细胞组织细胞增生症有几种形式。孤立性病变可以保守治疗或经皮注射。多发性病灶应像恶性肿瘤一样处理。

知识点测试

1. 低级别骨肉瘤可广泛手术切除，长期预后良好。中高级病变采用化疗—手术—化疗“三明治”治疗。
2. 90% 的尤文氏肉瘤与特征性的细胞遗传学 t（11 ∶ 22）易位有关，从而产生基因融合产物 EWS-FLI1。EWS 重排在间叶细胞恶性肿瘤中普遍存在。
3. 手术和放疗都是尤文氏肉瘤局部控制的方法，但由于年轻患者的并发症和放疗后复发的高风险，在可能的情况下建议手术切除。
4. 朗格汉斯细胞组织细胞增生症是一种兼具良性和恶性骨肿瘤的类肿瘤病变。
5. 脊柱朗格汉斯细胞组织细胞增多症（扁平椎）可单独使用支具固定就能有效治疗。

参考文献

[1] Hewitt M, Weiner SL, Simone JV. The epidemiology of childhood cancer. In: Institute of Medicine, National Research Council, National Cancer Policy Board, Hewitt M, Weiner SL, Simone JV, eds. Childhood Cancer Survivorship: Improving Carll and Quality of Life[M]. Washington, DC: National Academies Press; 2003.

[2] Simon MA, Aschliman MA, Thomas N, et al. Limb-salvage treatment versus amputation for osteosarcoma of the distal end of the femur[J]. J Bone Joint Surg Am, 1986,68(9): 1331-1337.

[3] RougraffBT. Variants of osteosarcoma[J]. Curr Opin Orthop, 1999,10(6):485-490.

[4] Arai Y, Kun LE, Brooks MT, et.al. Ewing's sarcoma: local tumor control and patterns of failure following limited-volume radiation therapy[J]. Int J Radiat Oncol Biol Phys, 1991,21 (6):1501-1508. doi:io.1016/0360-3016(91)90325-x.

[5] Fuchs B, Valenzuela RG, Petersen IA, et al. Ewing's sarcoma and the development of secondary malignancies[J]. Clin Orthop Relat Res, 2003,(415):82-89. doi: io.1097/oi.blo.0000093900.12372.e4.

[6] Lin, PP, Jaffe N, Herzog CE, et.al. Chemotherapy response is an important predictor oflocal recurrence in Ewing sarcoma[J]. Cancer, 2007,109(3):603-611. doi:10.1002/ cncr.22412.

[7] Ramadan KM, Shenkier T, Sehn LH, et al. A clinicopathological retrospective study of 131 patients with primary bone lymphomas: a population based study of successively treated cohorts from the British Columbia Cancer Agency[J]. Ann Oncol, 2007,18(1):129-35. doi:io.1093/annonc/mdl329.

[8] Raab P, Hohmann F, Kiihl J, et al. Vertebral remodeling in eosinophilic granuloma of the spine. A long-term follow-up[J]. Spine (Phila Pa 1976), 1998,23(12):1351-1354. doi:10.1097/00007632-199806150-00011.

[9] Garg S, Mehta S, Dormans JP. Langerhans cell histiocytosis of the spine in children. Long-term follow-up[J]. J Bone Joint Surg, 2004,86(8):1740-1750. doi:io.2106/ 00004623-200408000-00019.

第三部分 成人骨肿瘤

第九章　骨髓瘤及转移性肿瘤

Myeloma and Metastatic Bone Disease

译者　张　超
校正　赵　会

第一节　概　述

在发达国家，每年都会有数百万新发癌症病例被诊断。由于治疗方面的进步可以持续提高存活率，这些患者中有相当大比例的人可以存活到疾病的晚期。骨髓瘤和转移性骨病是骨科医生最常遇到的疾病。我们将本节讨论老年人破坏性骨损伤的评估和诊断，回顾预测和预防病理性骨折的方法，并提出根据解剖位置处理损伤的诊治流程。

在40岁以上的患者中，边界不清的破坏性病变往往是转移性骨肿瘤、骨髓瘤或淋巴瘤的并发症。因此，这些病变的检查重点是诊断准确，确定原发灶，以及确定需要治疗的骨破坏部位。

一旦确诊为转移性骨肿瘤治疗目标就不能是治愈，而是转向姑息治疗。手术治疗的重点应放在缓解疼痛、恢复骨骼强度、维持步行能力、提高功能运动能力和独立生活能力。这需要外科、内科和放射肿瘤学从业者之间的沟通和密切协调，以计划各种治疗的时机。随着个性化癌症治疗的作用不断扩大和进步，外科医生的次要但仍重要的任务是获得足够的组织，不仅用于诊断，而且用于免疫组织化学染色、细胞遗传学分析和肿瘤分析。这是为了帮助癌症治疗团队确定合理的治疗方法。

从统计学上讲，每个骨科医生都会遇到转移性骨病和骨髓瘤患者。了解这些患者的临床表现特点、主要影像特征以及诊断和处理原则，将确保这些患者得到快速诊断，并确保即使在骨肿瘤专科中心之外，也能安全地处理高风险病变。

第二节　破坏性骨病变的评估

老年人的破坏性骨病变通常在有疼痛或其他症状时被发现，但偶尔也会在新诊断的恶性肿瘤临床分期检查中偶然发现。但不幸的是，许多患者直到病变发展到骨骼强度破坏的程度且导致病理性骨折时才被诊断出来。

转移性骨肿瘤和骨髓瘤病变典型表现为深部持续性骨痛。这种疼痛可能无法明确定位，可以表现为静息、夜间、清醒或负重和肢体活动时的情况下疼痛。这种疼痛通常对口服止痛药、休息和保守措施没有效。当脊椎或神经受累时，可能出现脊髓症状和神经系统症状。疾病扩散时可能出现全身性症状，如疲倦、体重减轻、食欲不振和高钙血症。

高钙血症出现在 10% ~ 15% 的转移性骨肿瘤和骨髓瘤患者中：

- 骨骼表现：疼痛、关节痛、肌痛、跛行
- 消化系统症状：恶心、厌食、便秘、腹痛、胰腺炎
- 结石：肾结石、胆结石
- 精神症状：神志不清、头痛、抑郁、精神失常

在特殊情况下，当钙水平在短时间内升高时，高钙血症可能会导致肾功能衰竭、昏迷和心律失常并伴有心脏骤停，这是对患者最严重的临床危急值。

最常见的有骨转移倾向的癌症可以通过短语“BLT with a kosher pickle”记住，它代表乳腺癌、肺癌、甲状腺癌、肾癌和前列腺癌。然而，这远不是一个全面的名单，因为系统治疗和免疫治疗的最新进展延长了胃肠道肿瘤和黑色素瘤患者的存活率，这些也应该考虑到。对于原发灶不明的疑似转移灶，最好进行彻底的病史和体格检查，然后及时地进行血清学和影像学检查，以筛查上述恶性肿瘤（表 9-1）。

详细的病史和体格检查可以确定 5% ~ 10% 的病例的原发起源部位。加上适当的实验室检查和影像学检查，这一比例将提高到 70% ~ 80%。在大多数情况下，需要活检才能确诊[1,2]。高达 3% ~ 5% 的病变最终被诊断为原发灶不明的癌症，可能需要后续的影像学检查或细胞遗传学检查来确定最有可能的起源器官。

表 9-1　对成人骨破坏的诊治有帮助的临床表现

	转移癌	多发性骨髓瘤	系统性非肿瘤疾病
病史	吸烟史 石棉暴露史 个人癌症病史（明确化疗史和放射史） 健康筛查测试（前列腺检查、结肠镜检查、乳房钼靶、巴氏涂片） 免疫抑制疾病家族史	免疫抑制 肥胖 MGUS/ 浆细胞瘤家族史	代谢性骨病 • 肾功能不全 • 糖皮质激素 • 抗生素 • MEN 多发性内分泌瘤 • 既往骨折 • 吸收不良综合征 感染 • 免疫缺陷 • 脓毒症 / 菌血症 • 开放性 / 创伤
体格检查	乳腺检查 前列腺检查 肾脏检查 甲状腺检查 腹部检查 淋巴结检查 皮肤检查	贫血 / 苍白 腹部检查 – 器官肿大	畸形 牙齿 发热，红斑，波动感 窦道 / 流脓

表 9-11（续）

	转移癌	多发性骨髓瘤	系统性非肿瘤疾病
实验室检查	BMP，血肌酐 血清钙离子 TSH，游离甲状腺 T4 PSA CEA CA125	CBC BMP，血肌酐 血清钙离子水平 SPEP/UPEP β-2 微球蛋白	血钙，血磷 PTH TSH 碱性磷酸酶 维生素 D 炎症指标（ESR/CRP）
影像学检查	对受累及骨骼和疼痛骨骼的 X 线检查 锝 -99 骨扫描 胸 / 腹部 / 骨盆 CT MRI（如果脊柱受累及） ±PET-CT	骨骼检查 ±PET-CT	X 平片 DEXA MRI（如果需要）

注：BMP 基础代谢检查；CBC 全血计数；CEA 癌胚抗原；CRPC 反应蛋白；CT 计算机断层扫描；DEXA 双能 X 线吸收测定；ESR 红细胞沉降率；hx 病史；MEN 多发性内分泌肿瘤；MGUS 单克隆免疫球蛋白血症；MRI 磁共振成像；PET 正电子发射断层扫描；PSA 前列腺特异性抗原；PTH 甲状旁腺激素；SPEP/UPEP 血清和尿蛋白电泳；TSH 促甲状腺激素。

第三节 影像学典型表现

- 孤立转移 / 很少转移（寡转移灶）：肾癌。但应小心排除原发性骨肉瘤
- 脊柱和骨盆成骨性病变：前列腺癌（图 9-1）
- 混合性、弥漫性溶骨 / 成骨性病变：乳腺癌，通常受体阳性（图 9-2）
- 肘部或膝关节远端转移（肢端转移）：肺癌
- 软组织转移伴疼痛：肺癌
- 大量小而弥漫的病变：多发性骨髓瘤（图 9-3）

一、活检前需完善检查的基本原理：

- 无影像学支持的盲取活检 30% 以上的病例中无法明确诊断 [1]。
- 体格检查、血清学或其他研究可能提供明确的诊断，不需要活组织检查。
- 骨骼检查可以帮助识别最容易、最安全的活检部位，而这可能不是症状最严重的部位。
- 计算机断层扫描（CT）可以识别与出血风险增加相关的肿瘤或起源，为此应考虑穿刺活检和（或）术前栓塞。
- 临床医生必须排除原发性骨肉瘤的可能性，以避免影响以后的保肢术。
- 对疑似原发部位的鉴别可以提高穿刺活检手术的准确率。提高手术按计划进行的可能性，而不是中止手术重新诊治。

如果原发肿瘤未知或未经证实，或者骨骼病变是首发症状，或者计划行内固定 / 刮除肿瘤，那么在提供治疗之前，必须进行活检确诊。

• 在给患者治病之前首先明确诊断结果不会给患者带来任何坏处。

组织病理学检查必须在其他任何有侵入性干预之前进行，因此穿刺活检或切开活检应该被认为是治疗的第一阶段，应尽量取得更多的组织，以便进行组织学染色、免疫组织化学染色、流式细胞术、细胞遗传学检查、基因组图谱分析、细胞培养。髓内钻孔取材不是最合适的活检材料。只有在诊断已经确定时，钻孔取材才是可接受的，取得的组织可以用于上述的其他研究。

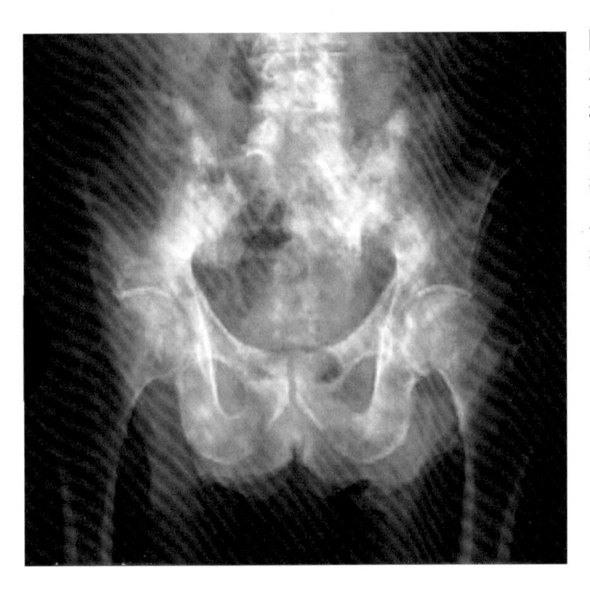

图 9-1 一名 80 岁前列腺癌骨转移患者，病变稳定，在跌倒后出现髋部疼痛。前后位 X 线片显示骨盆、脊柱和股骨近端多处成骨性病变，以及左股骨颈嵌顿骨折。患者前列腺癌病变稳定并有明确的外伤史说明骨折的发生是由于股骨颈骨质疏松，而不是因为肿瘤累及股骨颈。骨密度降低是去雄激素治疗转移性前列腺癌的风险。

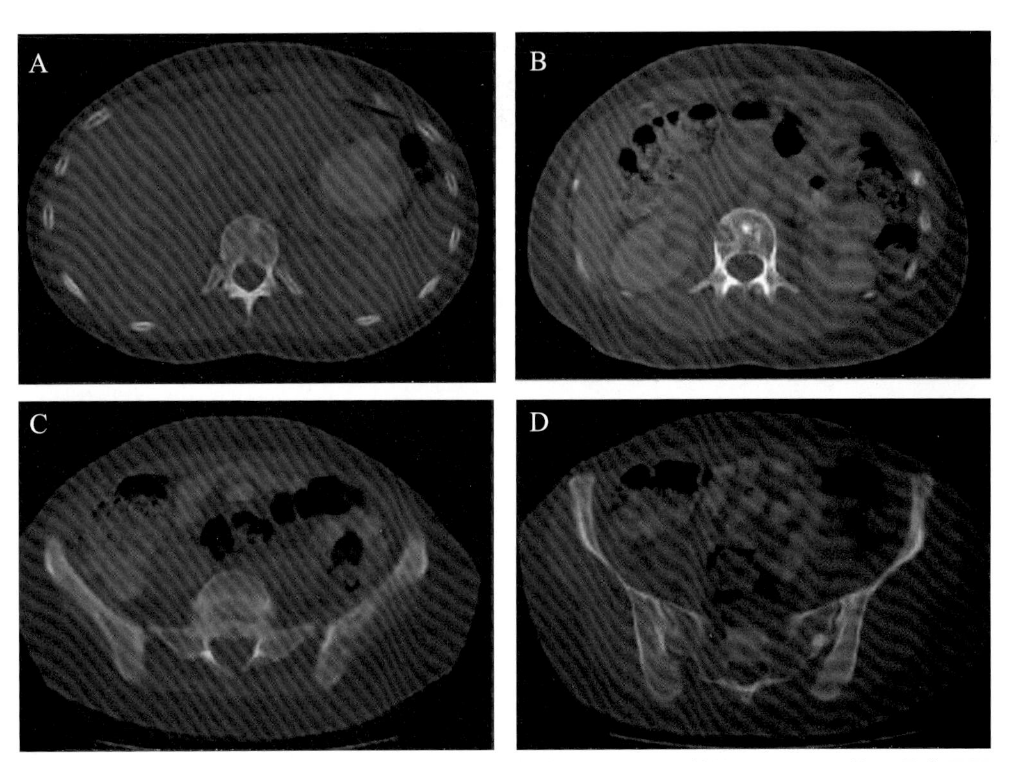

图 9-2 一名 30 岁女性患者出现腰背和左侧骨盆疼痛。（A ~ D）轴位 CT 显示腰椎和骨盆周围有多处骨破坏。活检证实为转移性乳腺癌。

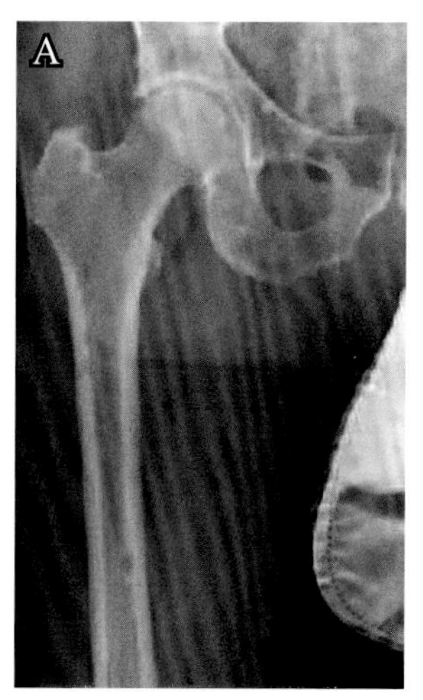

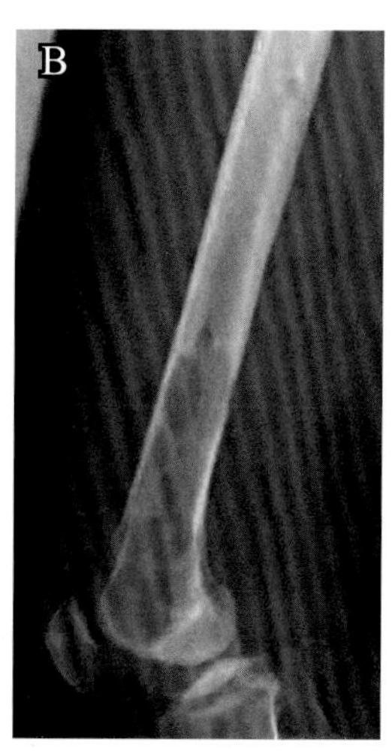

图 9-3　79 岁男性，右下肢疼痛加重，行走困难。（A）右侧股骨近端正位 X 线片和（B）右侧股骨远端侧位 X 线片均可见多发、圆形、穿孔样骨破坏，血清学检查和活检证实为多发性骨髓瘤。

第四节　预测骨折风险

一旦确诊，每种病变的具体治疗方法是根据患者症状的严重程度、原发灶的病变特点、疾病的整体进展程度、患者的整体状况来确定，也需要参考任何对既往治疗有良好反应的病史，包括化疗、激素治疗、免疫治疗和（或）放疗。无症状且位于低风险骨折部位的病变适合系统治疗并定期观察。健康状况不佳、预期寿命有限的患者（正在面临死亡风险或处于临终关怀的患者）可以选择姑息治疗，不需要手术。而那些长骨和负重区的疼痛病变必须接受骨折风险评估。

识别和预防即将发生的骨折对于骨科医生来说至关重要。与骨折后再治疗的患者相比，预防骨折手术的患者术后住院时间更短，更有希望出院回家，更快地恢复到之前的肢体功能，并降低术后死亡的风险 [3]。

那些病变骨骼很容易在扭转或屈曲时骨折。骨缺损的总体大小和皮质骨丢失的程度这两项与体力下降和随后的骨折风险相关，这一点已经通过许多的风险评分标准进行了观察和统计验证。现在对这个评分系统的使用已经逐渐减少，因为更倾向于对疼痛损伤进行早期干预，并使用更具预测性的基于计算机的结构强度分析，但社区医生对这些评分系统往往无法准确获得 [4]。最常见的骨折风险评分系统是 Mirels，它基于 4 个因素估计病理性骨折的风险：

1. 病变的位置
2. 病人的疼痛特点
3. 病变的影像学类型
4. 病变的总体大小（表 9-2，图 9-4）

如果病变发现时就有骨折或有很高的骨折风险，应该进行手术以恢复骨骼稳定性、减轻疼痛和恢复功能。有许多稳定和（或）重建转移性骨肿瘤或骨髓瘤的选择，包括内固定、假体置换、骨移植或组合手术。手术设计必须在患者的余生中提供持久的稳定，可以耐受病变局部的进展，并尽可能多地保留骨质。肿瘤的原发灶可以提示病变是否有较高的愈合可能性，或者是否预期会出现骨不愈合和局部进展。骨髓瘤、乳腺癌和前列腺癌对全身治疗和放疗的反应更敏感，这些病变比肺癌、肾细胞癌和转移性黑色素瘤显示出更好的愈合能力，后者往往对治疗更无效[6]。一般来说，外科医生不应该把骨骼稳定性寄托在病理性骨折的愈合上。

表 9-2 潜在病理性骨折 Mirels 评分系统

评判标准	低风险（1 分）	中风险（2 分）	高风险（3 分）
部位	上肢	下肢	股骨颈
疼痛程度	轻度	中等，不易缓解	功能性，负重或活动后反复出现
影像学特点	成骨性 / 硬化性	溶骨和成骨混合性	溶骨性
大小	小于 1/3 骨直径	1/3 ~ 2/3 骨直径	大于 2/3 骨的直径

注：参考 Mirels H.[5]

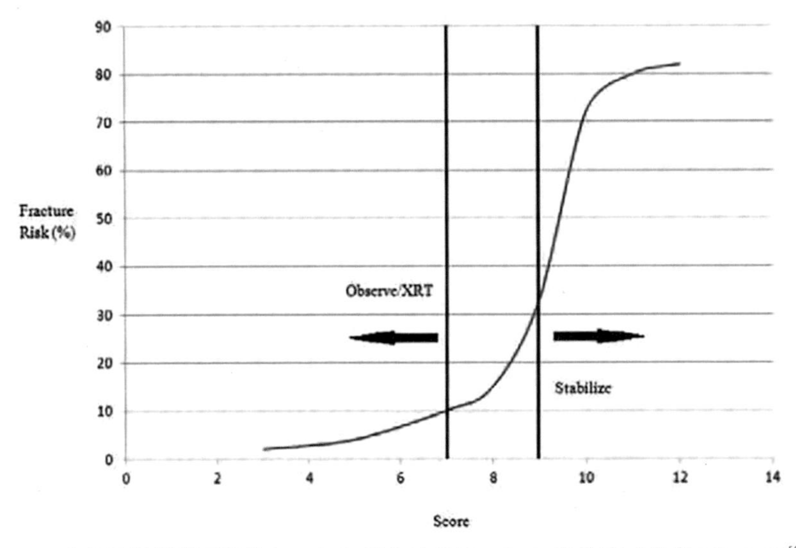

图 9-4 病理性骨折的可能性与 Mirels 评分的关系。XRT 指放疗（参考 Mirels H.[5]）

第五节 何时选择切除而不是重建稳定

- 完全病理性骨折，愈合的可能性很低。如移位的股骨颈骨折
- 治疗效果不佳的肿瘤，包括肾细胞癌、肺癌和胃肠道癌、恶性黑色素瘤和转移性肉瘤
- 伴有广泛骨外病变 / 软组织受累的病变
- 残留骨不足以用内固定重建手术的肿瘤；不要期望通过放射治疗后恢复骨储备量
- 没有其他骨骼病变的孤立性肿瘤
- 已有内固定失败的病变
- 放射引起的骨折

第六节　何时需要术前栓塞

- 富血管肿瘤：肾细胞癌、甲状腺癌和嗜铬细胞瘤
- 血友病或其他出血性疾病
- 术前贫血或骨髓抑制
- Jehovah's witnesses（拒绝输血的教会人员）（应坦率地与患者讨论危及生命的大出血风险，如果栓塞后仍有很大可能发生致命性的大出血，应强烈建议进行非手术治疗。）

第七节　上肢病变的处理

20% 的转移性骨肿瘤会累及上肢。虽然上肢不负重，但上肢病变仍需要辅助支撑，因为上肢功能的损害会严重损伤患者生活自理、功能独立和日常生活能力。因此，上肢肿瘤应该与下肢病变一样要积极治疗。

一、锁骨 / 肩胛骨

从肿瘤治疗角度来讲，锁骨是可以部分或全部切除的，切除后即使有功能损害，也是轻度的。肩胛骨的病变通常不会导致骨骼不稳定，但疼痛和神经血管压迫会很严重。局部放射治疗和经皮热消融技术可以有效缓解疼痛，局部控制率良好[7]。肩胛骨肿瘤切除是一项有挑战性的工作。

二、肱骨近端

肱骨近端转移性骨肿瘤和骨髓瘤的外科治疗应注重恢复骨骼强度和肱盂关节稳定性。图 9-5 展示了肱骨近端病变的治疗流程。在选择重建方法时，应考虑初步诊断、骨折愈合的可能性和剩余骨质强度（图 9-6、图 9-7）。

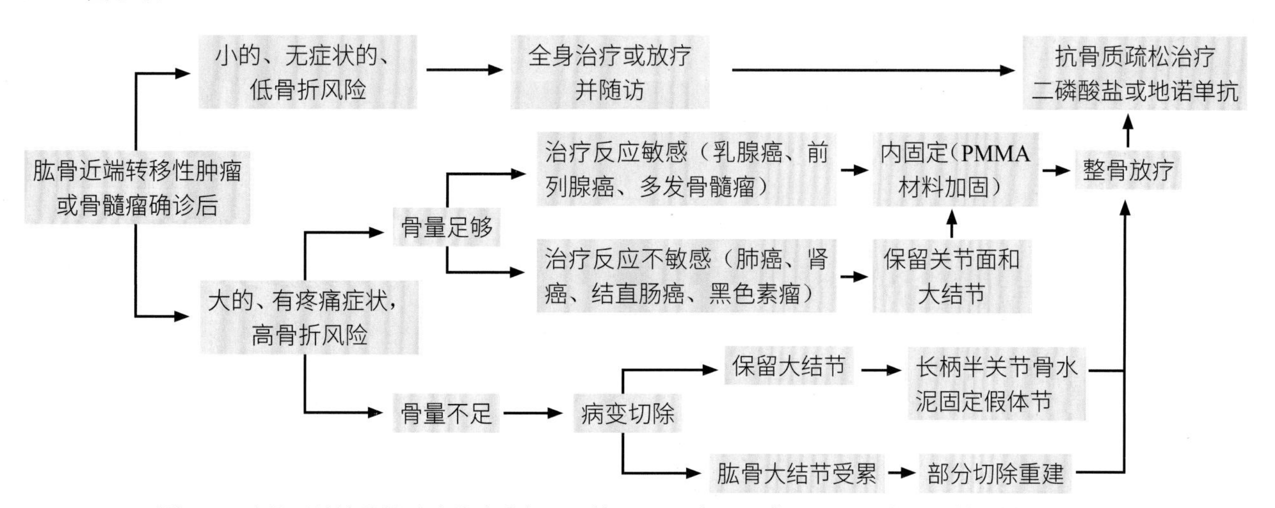

图 9-5　肱骨近端转移性肿瘤诊治流程。（缩写：GI 为胃肠道，PMMA 为聚甲基丙烯酸甲酯）

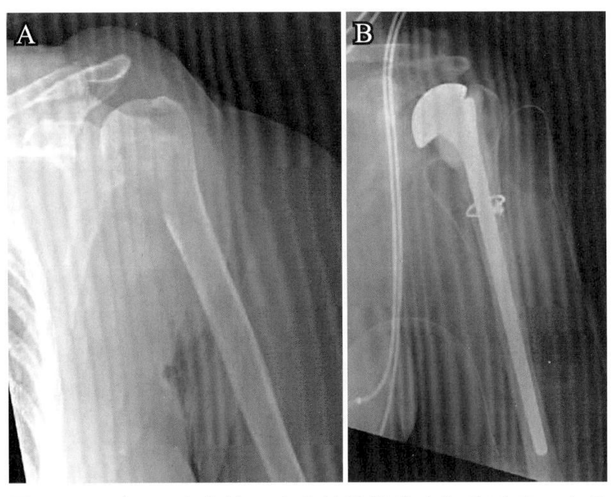

图 9-6 一名 71 岁女性，患有转移性非小细胞肺癌，表现为剧烈的左肩疼痛。（A）正位 X 线片显示肱骨近端内侧有一溶骨性破坏性病变，并延伸至关节面，大结节相对保留完整。（B）病变刮除后骨水固定长柄关节假体。

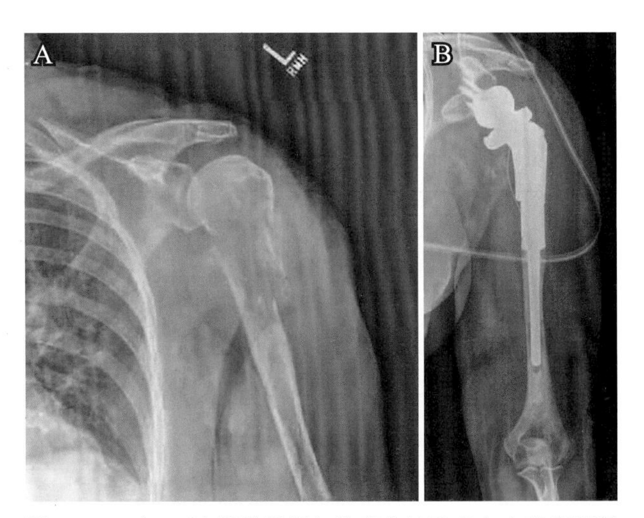

图 9-7 一名 72 岁转移性肾细胞癌女性患者左肩疼痛逐渐加重，活动受限。（A）正位 X 线显示左肱骨近端病理性骨折，有大片溶骨性骨质缺损并延伸至大小结节。（B）由于预期愈合能力差，选择切除转移瘤，行肱骨近端假体置换加反向肩关节置换术。

三、肱骨干

大多数肱骨干病变可以通过选择跨越病变长度的内固定而有效地处理。符合切除指征的病变可以用聚甲基丙烯酸甲酯（PMMA）或瘤段假体重建（图 9-8）。

1. 髓内钉治疗肱骨转移性肿瘤技术要点

• 术前准备备用髓内钉。了解髓内钉的预期直径和长度，以确保能够植入，并预留小一号的髓内钉预备，如果遇到突发的髓内大出血，可以立即插入预备的髓内钉临时填塞止血。

• 不要尝试经皮置入髓内钉。肩袖和铰刀挤压到关节中的损伤可能会导致长期的肩袖和肩部功能障碍。通过三角肌劈开入路小切口进入肩袖，便于直接观察和保护肩袖和关节。

• 通过肩袖纵向切开。并将髓内钉的头端放在大结节尖端的内侧。然后，在手术结束时，肩袖可以很容易地修复，而不会破坏肩袖的髓内钉。

• 一定要 X 线透视确认铰刀到达预定的末端，肱骨的髓腔向远端逐渐变细，插入过大的髓内钉会导致肱骨远端骨折。

• 强烈建议远端交锁螺钉部位切开小口，这样就可以直接在骨头上进行开孔和放置钻头，并确保对邻近的神经血管结构，特别是桡神经的保护。

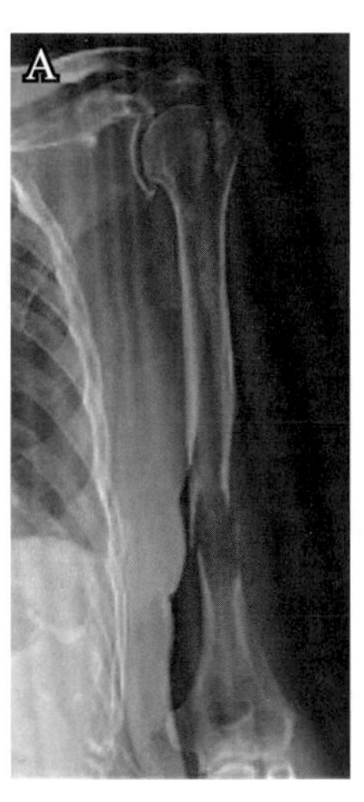

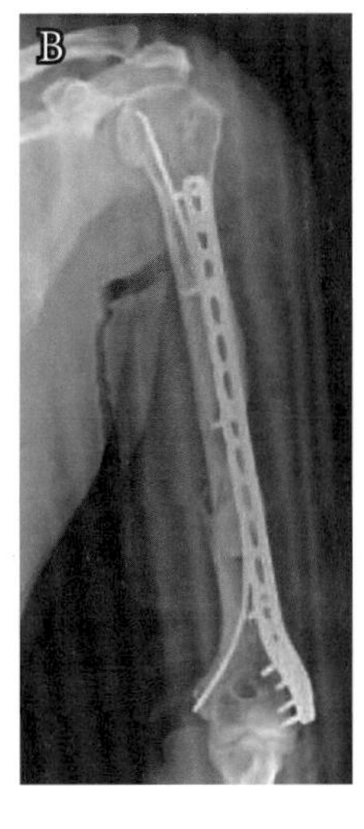

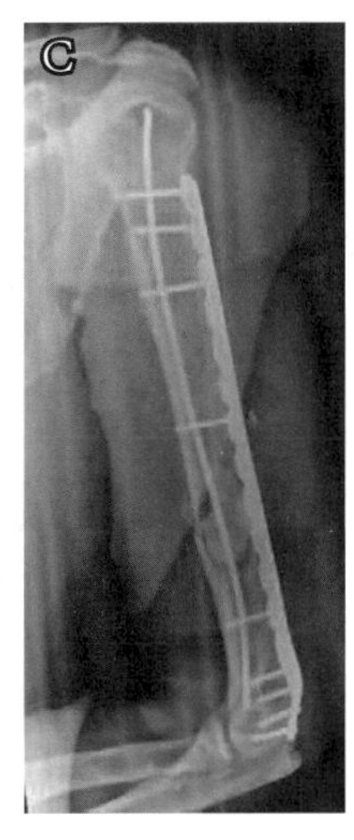

图 9-8　77 岁男性肾细胞癌转移到骨，从椅子上站起来时伴随骨折劈裂声，左上臂剧烈疼痛。（A）正位 X 线显示肱骨中下 1/3 处溶骨性病理骨折。（B 和 C）选择病变刮除骨水泥填充，弹性髓内钉和内固定辅助固定。

四、肱骨远端

与肱骨近端相似，肱骨远端转移性肿瘤的治疗也可以选择内固定，包括弹性髓内钉、钢板固定、骨水泥，如果是大段骨缺损，则可以行切除假体置换（图 9-9）。

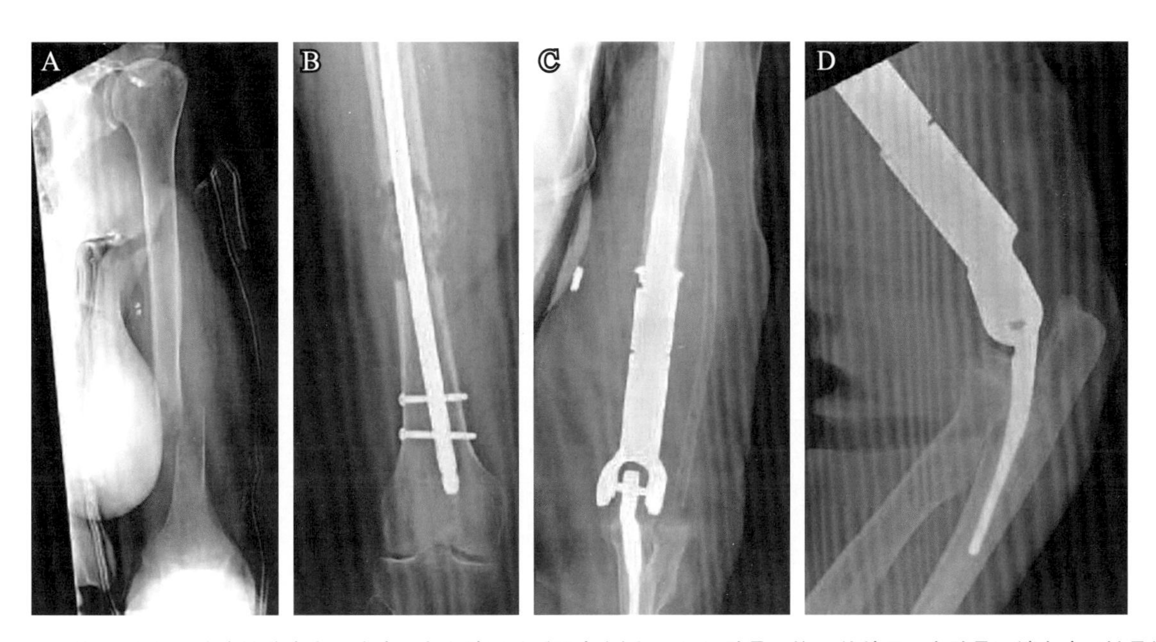

图 9-9　一位 86 岁肾细胞癌转移患者，疼痛和左上臂活动受限为主诉。（A）肱骨正位 X 线片显示左肱骨远端有病理性骨折，并侵蚀肱骨远端中部和外侧柱。（B）6 个月前的右股骨干手术后发现病变有进展并有骨质缺失。（C 和 D）选择切除这种有进展性的病变，行肱骨人工肘关节置换术。

五、前臂 / 手

桡骨近端和尺骨远端可以选择切除。其他部位的病变可选择钢板骨水泥固定，特别是手腕或肘部。腕关节融合术或前臂单骨移位术有赖于截骨部位的愈合，通常可用于原发性骨肿瘤切除，也可以有选择的应用于其他疾病。发生在手部和手腕的肢端转移通常是肿瘤终末期事件。对合适的患者也可以进行骨水泥填充重建或截肢以减轻痛苦。

第八节　下肢转移瘤的处理

超过 25% 的转移性骨肿瘤和骨髓瘤发生在下肢[8]。由于下肢的负重性质，骨折风险会增加，特别是在股骨粗隆周围区域。在肿瘤科患者群体中避免骨折和保证行走功能的重要性非同小可。癌症患者中血栓栓塞、功能下降以及围手术期内科并发症的发生率和死亡率都会增加。如果可以尽可能早手术保证强度，以便于能够恢复下肢负重行走。

一、股骨近端

股骨头和股骨颈部病变最好采用肿瘤切除假体置换术，通常选择半关节置换术（图 9-10）。骨水泥固定一直受推崇，因为理论上存在放疗后骨长入受抑制的问题。对假体柄的长度有争议，因为在转移性肿瘤的情况下，应尽可能多的保留病变骨骼，但该结论无统计学结果[9]。如果股骨头 / 颈转移是一个孤立的病变，或者股骨远端没有其他转移灶，可以选择短柄。除非髋关节有明显的退行性改变，或者存在髋臼转移性病变，否则髋臼无须处理。

术中低血压、肺功能不全、心血管衰竭和死亡是这一高危人群中虽少见但仍需注意的并发症，术前应与患者和家属说明。“骨水泥植入综合征”的原因包括：①加压导致的骨髓脂肪栓塞和（或）肿瘤栓塞；②髓内扩髓引起的血流动力学改变；③植入过程中的空气栓塞；④对甲基丙烯酸甲酯的血管扩张反应。

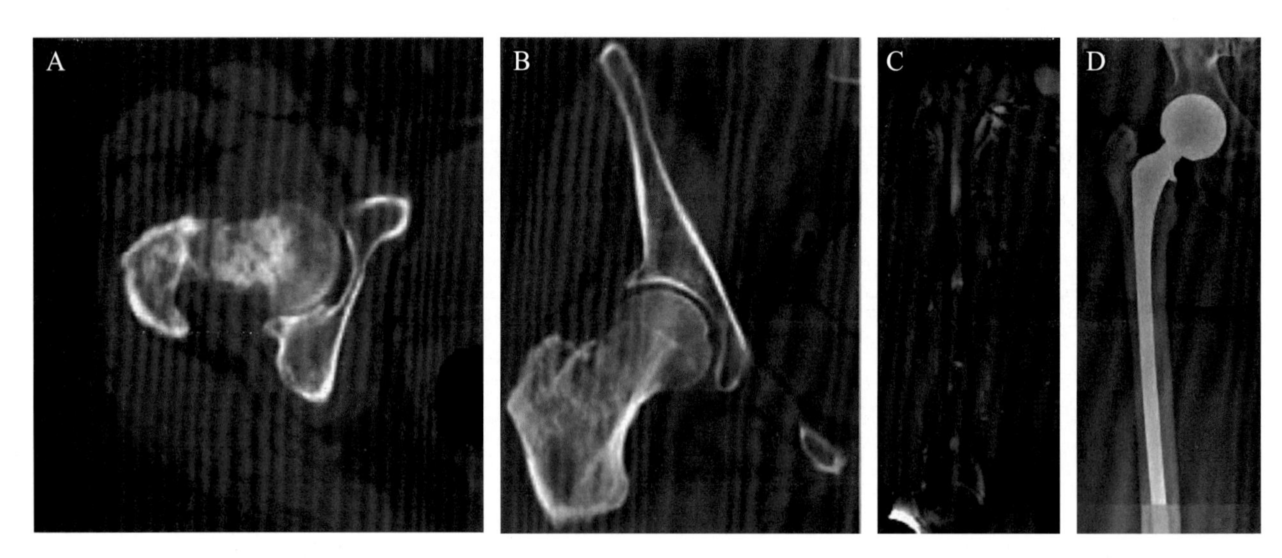

图 9-10　一名 69 岁乳腺癌患者，有 3 个月的右髋部疼痛加重和行走困难的病史。X 线片并不明显，但（A）轴位和（B）冠状位 CT 显示右侧股骨颈有病理性骨折，周围有溶骨性病灶。（C）T2 磁共振成像（MRI）显示股骨多处病变，（D）选择行长柄人工骨水泥关节假体置换术。

降低长柄骨水泥股骨假体手术风险的要点：①考虑术前放置下腔静脉过滤器。②术前充分准备试模。③注意股骨和假体的弯曲匹配度。如果试模过程中力量过大，要立即缩小或缩短假体尺寸。术中 X 光检查有助于确定假体的大小。④使用骨水泥前告知麻醉医生，以确保在植入骨水泥前血流和血压达到最佳状态。⑤在扩髓过程中使用管道冲洗枪 / 灌洗器。⑥在骨水泥填充过程中要排气。⑦使用低黏度的水泥，并让水泥在注入髓腔之前从液相（附着在手套上的光滑、有光泽的外观）过渡到早期面团阶段（无光泽的外观，无须黏附到手套上即可压缩）。这将让更多的骨水泥起到凝固作用，并减少体内吸收。⑧缓慢而温和地插入假体。

股骨粗隆间和粗隆下病变承受相当大的机械应力，骨折的风险明显较高。因此，股骨近端的转移性病变比其他部位的病变更应积极治疗。病变小，骨储备足，病变温和，病理上对治疗敏感的股骨近端病变可以选择髓内钉（图 9-11）。假体的选择有常规股骨柄假体，带股骨距假体，肿瘤段假体。图 9-12 描述了股骨近端肿瘤的治疗流程图。股骨近端肿瘤切除假体重建手术应该由经验丰富的医生手术，假体的稳定性和功能效果可以通过以下方法提高：①股骨头半关节置换术，而不选择髋臼处理的全髋关节置换；②关节囊环形包裹股骨头，手术选择在关节囊上做一 T 形切口，方便股骨头脱位，并方便假体颈部周围环形加固；③大转子矢状面截骨术保持外展肌群的长度和张力，并将周围的肌群做加固固定于假体上；④通常不需要外展支具和其他外固定。

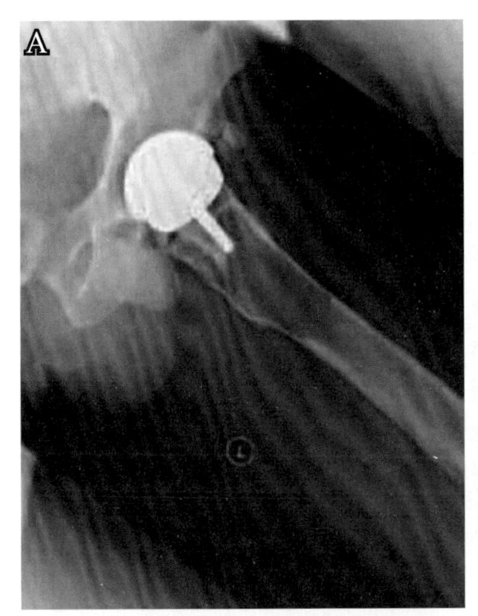

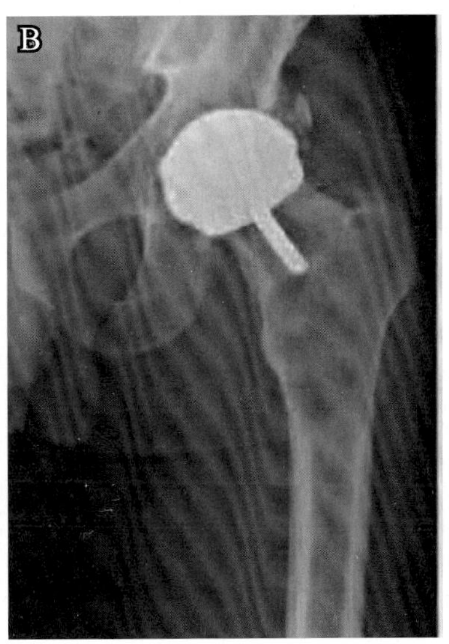

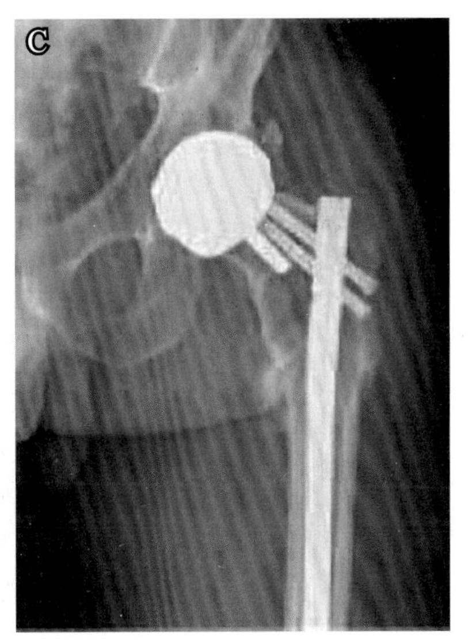

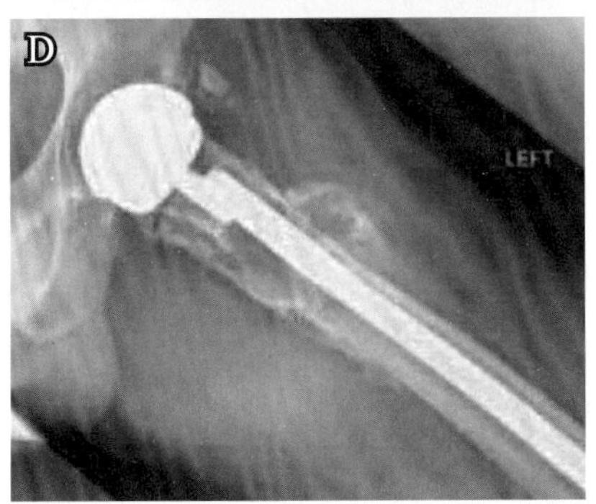

图 9-11　一名 46 岁的男性，在双侧髋关节手术后 5 年，左侧髋部疼痛加重。（A）正位或（B）侧位 X 线片显示股骨粗隆部有透光病变区。需要鉴别诊断的包括转移性骨肿瘤、骨髓瘤或异物肉芽肿 / 假瘤。活检证实是浆细胞瘤，通常是多发性骨髓瘤的先兆。（C）和（D）由于放射治疗对本病的治愈率很高，所以用髓内钉加固并辅助放射治疗，证实治疗有效。

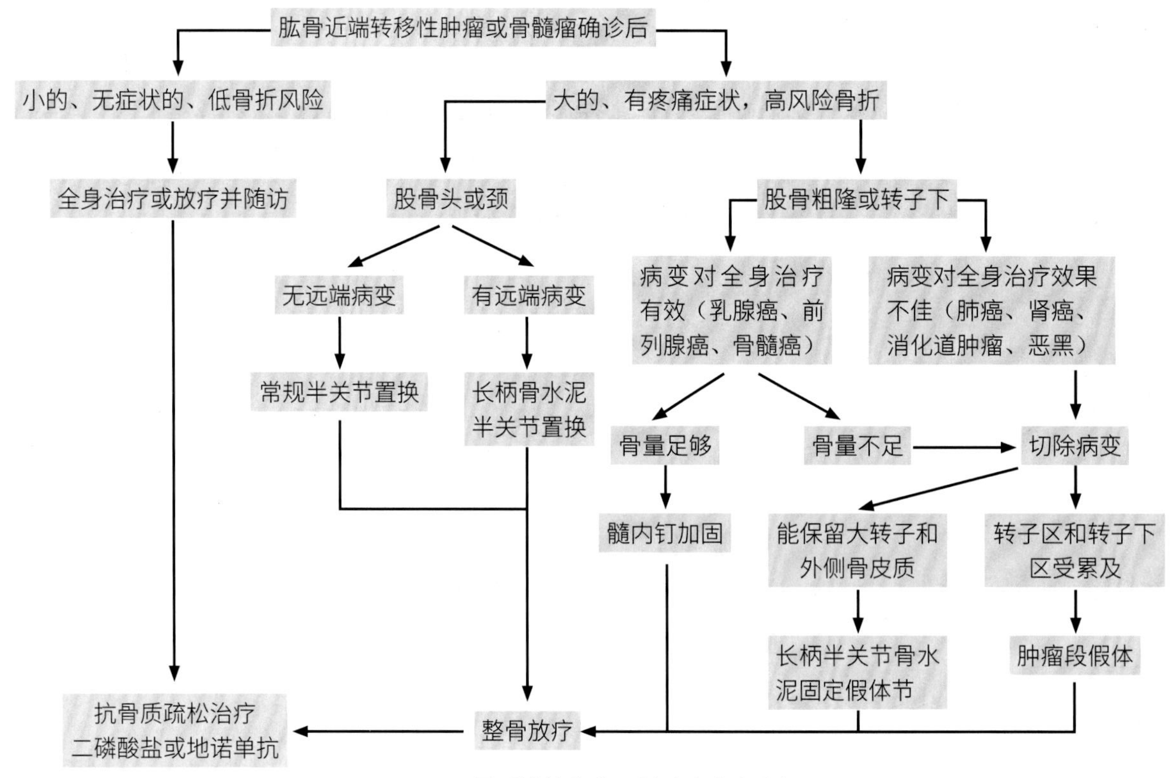

图 9-12　股骨近端转移癌和骨髓瘤治疗流程图

二、股骨干

除了那些适合病变刮除和假体置换的患者，股骨干的转移性肿瘤和骨髓瘤最好采用大直径股骨髓内钉治疗。能够保留股骨颈的内固定是首选方案。

股骨转移瘤髓内钉固定的技巧：

1. 术前应考虑是否需要放置下腔静脉滤器和（或）栓塞。

2. 确定所需髓内钉的精确尺寸，同时也要关注所需的远端和近端交锁螺钉数量。用于髋部骨折固定的髓内钉近端钉直径通常大于 15 mm，而这可能会使矮小患者股骨发生骨折。对于髓内直径小于 11 mm 的患者，可以考虑使用近端直径较小的髓内钉。

3. 准备试模。了解所需髓内钉的预期直径和长度，以确保能够插入，并在准备比髓腔较小的髓内钉，以便在遇到快速或大量出血的情况下，可以立即插入预备髓内钉以提供填塞。扩髓钻可以临时放置在髓腔内，以提供充填止血，直到髓内钉准备好为止。

4. 在扩髓过程中应使用冲洗枪 / 冲洗器，特别是在需要固定多个长骨的情况下。

5. 注意髓腔和髓内钉的曲率半径。如果两者不匹配最常见的并发症是骨皮质前方穿孔。为了避免这种情况，在大粗隆上稍微靠前的起始点将髓内钉远端指向更靠后的位置。在插入过程中进行透视侧位 X 光片，以查看髓内钉的轨迹。如果前部皮质远端有破裂的危险，应马上缩小或缩短髓内钉的大小。

6. 不建议常规使用骨水泥强化，而应选择地将骨水泥用在有助于固定结构稳定的位置，如干骺端连接处。

三、股骨远端和胫骨近端

与其他关节周围部位相似，当骨骼强度和组织强度足够时，且术后能够及时负重，用不用骨水泥加固内固定都可以（图 9-13）。病变如果广泛累及骨骺应选择肿瘤切除假体置换术（图 9-14）。应密切关注伸肌结构的稳定性和功能。这些内植物中的旋转平台会在术后就能够让肢体过度外旋，因此在伸肌结构完全恢复之前，强烈建议在支具保护下进行康复。

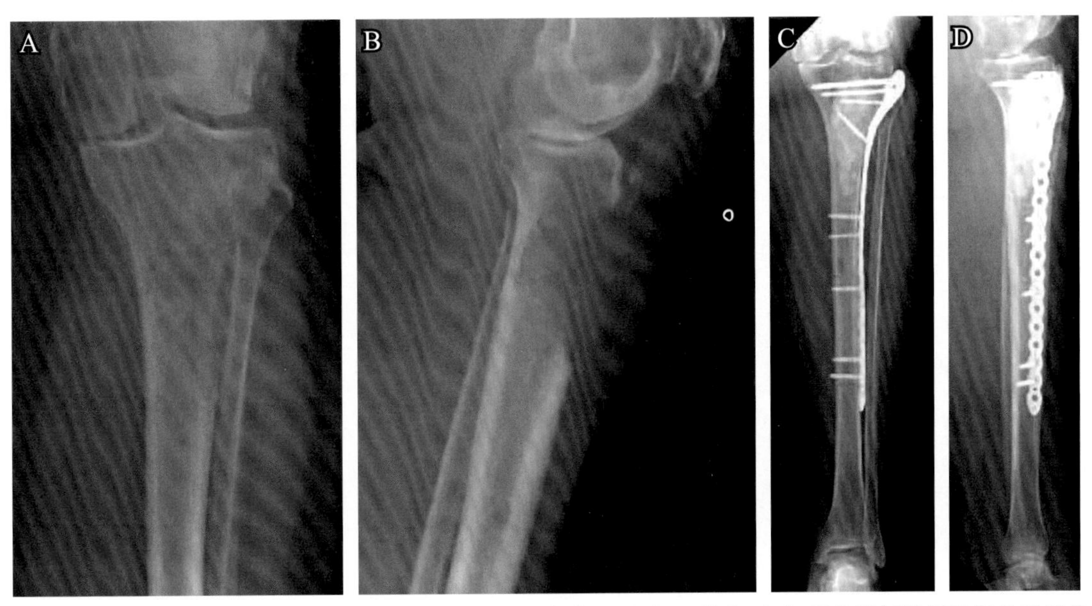

图 9-13　一名 57 岁女性患者，左膝关节活动后剧烈疼痛。（A）正位和（B）侧位放射学显示胫骨近端的骨质破坏，活检证实为转移性乳腺癌。（C 和 D）患者接受了病变刮除骨水泥填充和切开复位内固定术。

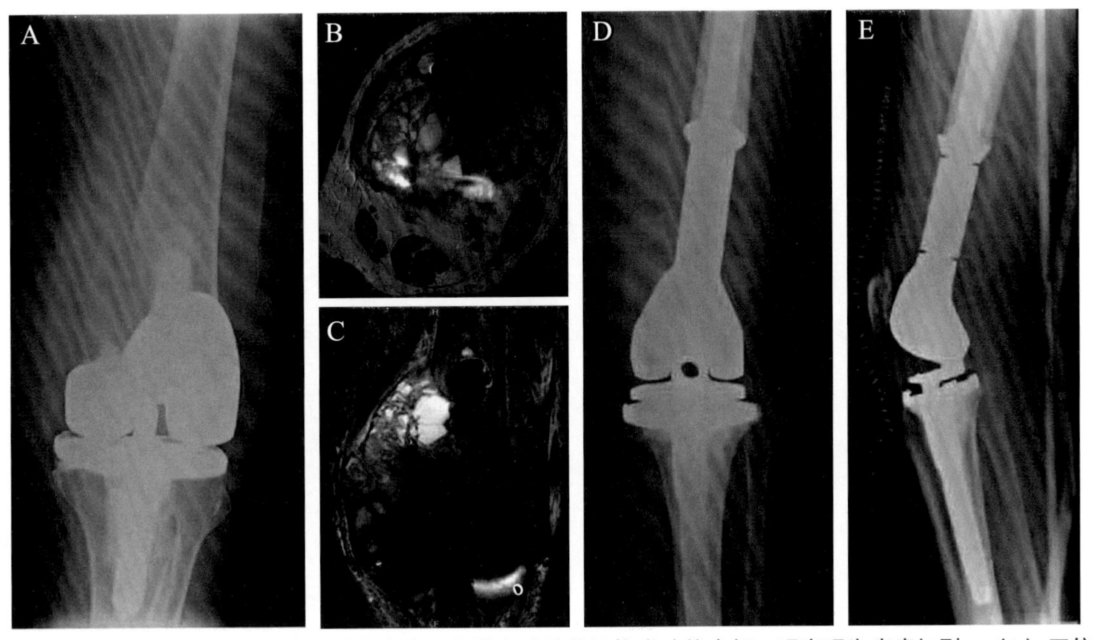

图 9-14　一名 81 岁的肾细胞癌转移患者，之前全膝关节置换术功能良好，现表现为疼痛加剧。（A）正位片显示股骨远端溶骨性破坏。（B）轴位和（C）冠状位 MRI 显示髓内不均匀骨质破坏信号，广泛的软组织浸润。活检证实为肾细胞癌转移。（D、E）患者进行了股骨远端病变切除和肿瘤假体置换术。

四、胫骨 / 骨干和腓骨

胫骨的转移性骨肿瘤和骨髓瘤比股骨和肱骨的发病率要少得多，髓内钉固定仍是最好的治疗方法。腓骨和锁骨一样，是可以切除的，可以通过非手术方式处理，也可以整块切除。

五、胫骨远端和足

胫骨远端、跗骨和跖骨的病变是比较少见的，这些部位的假体选择很有限。这些病变通常采用刮除和骨水泥填充治疗，并根据需要使用内固定加固。一些病例可以选择关节融合术，但这些重建需要长时间的保护性负重，直到骨性愈合，而往往在辅助放疗后会抑制骨愈合。足部短骨的损伤和损害足部或脚踝稳定性的损伤最好是选择截肢治疗。

第九节　骨盆和脊柱病变的处理

脊柱和骨盆是骨转移瘤最常见的 2 个发病部位。由于坚固的韧带结构为脊柱和骨盆提供了更多的内在支持，即使发生病理性骨折，脊柱和骨盆内的整体稳定性也会较好。因此，骨盆非负重区的病变可通过放射治疗等非手术方式进行治疗，比如热消融，或经皮骨水泥填充术（骨水泥成形术）。对于难治或复发的病例，骨盆的非负重区也可以选择整块切除。

髋臼病变的处理是一项复杂的工作，治疗取决于多种因素，包括髋臼受累的程度、关节能否挽救以及患者的一般情况。推荐对预期寿命有限的患者进行非手术治疗和经皮干预治疗（图 9-15）。如果让髋关节肿瘤切除并行复杂的髋关节重建术能够顺利进行，必须要对患者耐受手术的程度进行充分评估，证明手术能够保证患者获得活动及行动能力，并存活足够长的时间以从该治疗中受益（图 9-16）。图 9-17 描述了髋臼周围病变的处理流程。

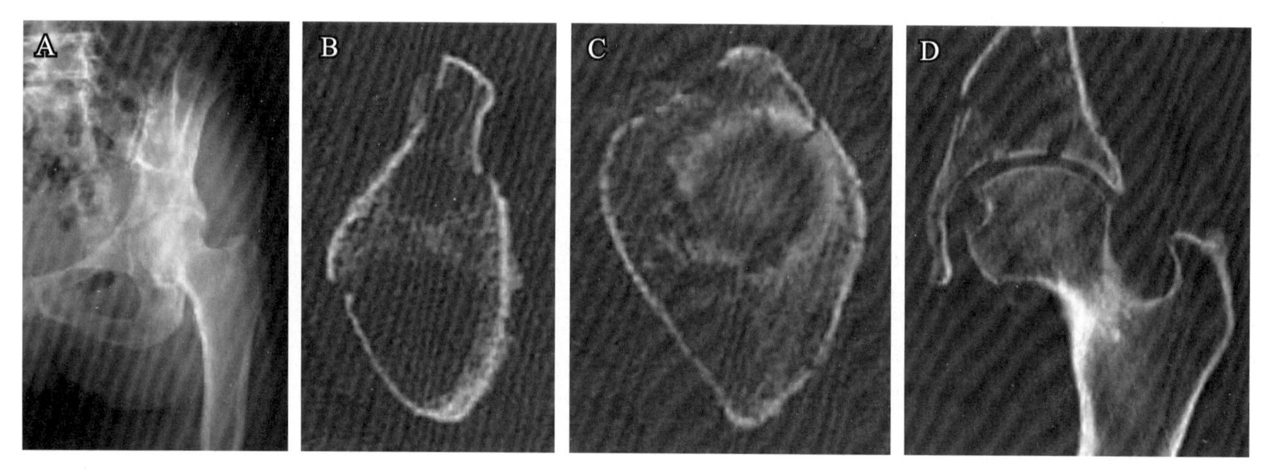

图 9-15（A ~ D）　一名 55 岁女性，表现为左髋关节逐渐加重的非外伤性疼痛。（A）正位 X 线显示左半骨盆部有多个边界不清的病变。（B 和 C）轴向和（D）冠状 CT 显示病理性左髋臼骨折，活检证实三阳性乳腺癌转移。

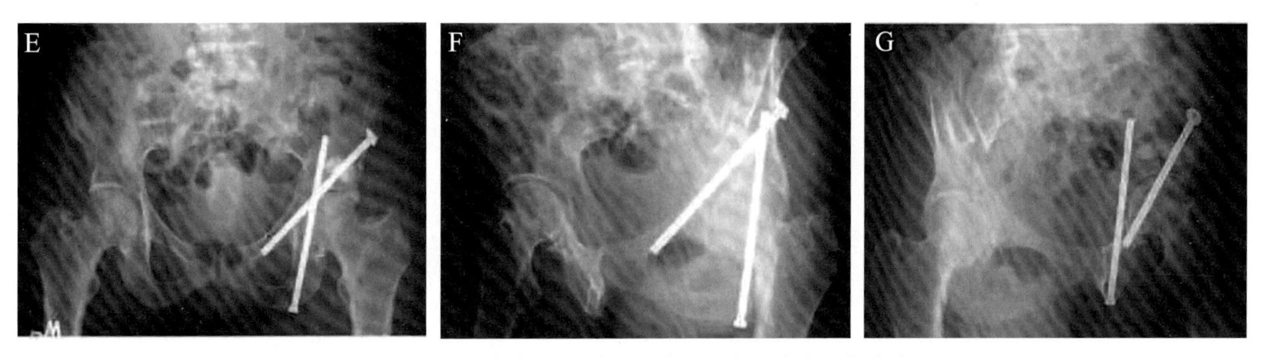

图 9-15（E ~ G）　（E，F，G）骨折采用经皮螺钉固定髋臼柱并用骨水泥填充加固治疗。

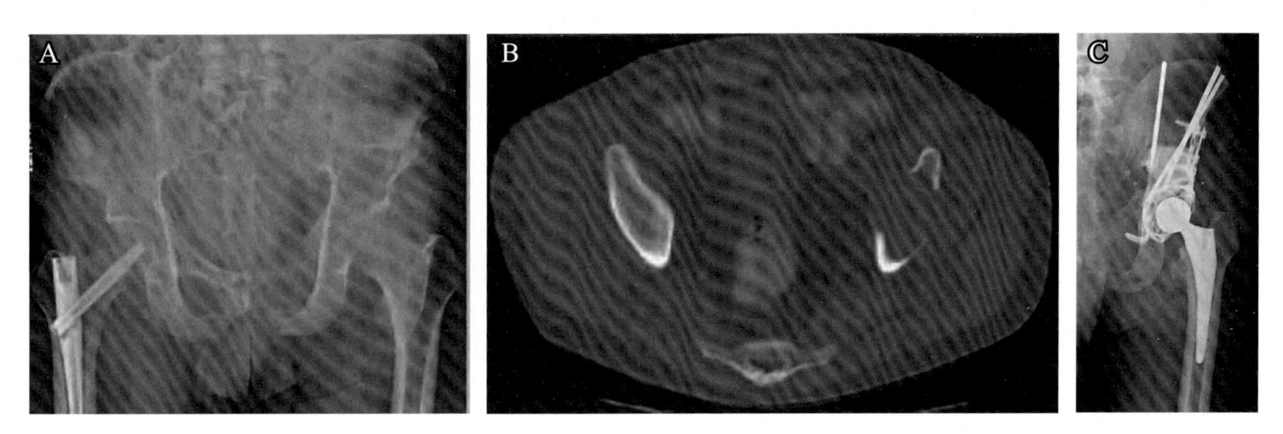

图 9-16　一位 66 岁的男性肾细胞癌转移患者，以顽固性左髋部疼痛和右下肢无法负重为主诉。（A）正位 X 线片和（B）轴位 CT 显示左半侧髋臼上端和闭孔环有破坏的溶骨性改变。（C）患者行髋臼病变切除内固定、全髋关节置换术、骨水泥及笼状固定重建术。

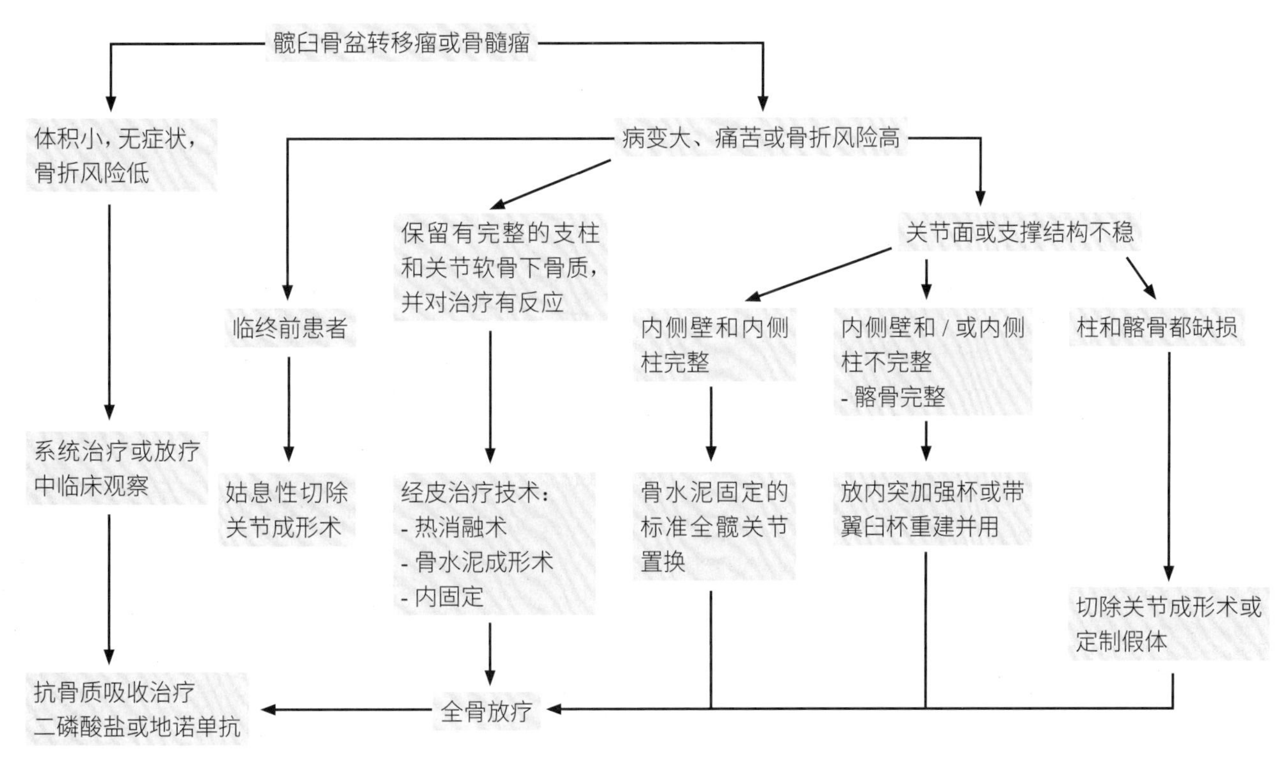

图 9-17　髋臼周围疾病管理

脊椎转移性肿瘤和骨髓瘤70%发生在胸椎，其次是腰椎（20%）和颈椎（10%）[10]。脊柱转移癌往往是在新发癌症诊断分期的时候偶然发现，表现可以从轻微的轴性颈部或背部疼痛、椎体塌陷、神经功能障碍，直到瘫痪。放射治疗是不会造成节段性不稳、畸形或神经损伤的主要治疗手段。脊髓压迫的最佳治疗方法是手术减压，但需要注意的是，手术治疗转移性脊柱肿瘤往往需要在后路稳定的同时解决导致脊髓受压的病理问题[11]。与髋臼转移性疾病的复杂重建类似，脊柱疾病的前后综合治疗方法要求患者能够耐受这种侵入性手术并恢复，一般要求患者预期寿命超过3个月（表9-3和表9-4）。

表9-3　预测转移性脊髓肿瘤预后标准的Tokuhashi评分

标准	评分
一般情况/ 全身状态	0=不佳 1=中等 2=良好
脊柱外骨转移灶	0=＞3 1=1或2 2=0
受累椎体转移数	0=＞3 1=2 2=1
主要内脏器官的转移	0=不可切除内脏 1=可切除 2=无
椎体转移的数量	0=＞3 1=2 2=1
原发癌部位	0=肺、骨肉瘤、胃、膀胱、食道、胰腺 1=肝、胆囊、不明确 2=其他 3=肾、子宫 4=直肠 5=甲状腺、前列腺、乳腺、类癌
脊髓损伤	0=完全丧失（Frankel A：完全丧失运动和感觉。Frankel B：完全丧失运动，感觉部分保留） 1=不完全丧失（Frankel C：不完全丧失但无意义的运动。Frankel D：保留有功能的运动） 2=无症状（Frankel E：无神经症状）

注：评分0～8分：生存期＜6个月；评分9～11分：生存期6～12个月；评分12～15分：生存期＞12个月。缩写：mets=metastases.（参考Tokuhashi Y, Matsuzaki H, Oda H, Oshima M, Ryu J.[12]

表 9-3　脊柱转移瘤 Tomita 评分

标准	评分
原发肿瘤	1= 生长缓慢（乳房、前列腺等） 2= 中等生长（肾脏、子宫等） 4= 快速生长（肺、胃等）
内脏转移情况	0= 无内脏转移 2= 可治疗 4= 不可治疗
骨转移情况	0= 单发或孤立脊柱转移 2= 多发转移

注：评分 2~3 分：长期局部控制良好；广泛或边缘切除；评分 4~5 分：中期局部控制；边缘或病灶内切除；评分 6~7 分：短期局部控制；姑息手术；评分 8~10 分：晚期；支持治疗。缩写：mets=metastases 转移 参考（Adapted from Tomita K, Kawahara N, Kobayashi T, Yoshida A, Murakami H,AkamaruT.[13]）

第十节　转移性骨肿瘤和骨髓瘤患者的晚期护理

骨科医生必须将自己视为多学科癌症护理团队的一员。在获得用于诊断和特殊研究的组织后，在稳定骨骼强度和恢复肢体功能处理后，外科医生必须与其他专家合作，以确保及时启动辅助治疗。

外科医生应协助病人做好合理的安排，会诊放疗科医生。对强度稳定的骨转移瘤及其他有症状的部位应给予全骨放疗。可以在切口愈合后立即开始放疗，通常是术后 2 ~ 3 周。对于晚期患者的姑息治疗来说，8Gy 剂量的单次外照射治疗是合适的，但存在局部进展和远期失败的风险 [14]。短程强化超分割放疗方案 30Gy 是标准方案，但对放疗抵抗的肿瘤（如肾癌）可能需要更高的剂量或替代的放射治疗方法，如立体定向全身放射治疗或质子束治疗。

外科医生还应确保患者开始接受抗骨质吸收治疗。最方便的是由内科肿瘤医生提供治疗方案，但社区医生或内分泌科医生也是可以提供的。双膦酸盐和地舒单抗治疗已被证明抑制了破骨细胞的活性，并阻断负责肿瘤介导的骨溶解的 RANKL（核因子 κB 受体激活剂 -B 配体）途径。这已证明可以降低骨相关事件的发生率，减少需要治疗的其他症状性病变的发展 [15]。

要点

1. 40 岁以上患者的破坏性骨病变在确诊前都应考虑到转移性骨肿瘤或骨髓瘤。
2. 股骨转子间是转移性骨肿瘤和骨髓瘤的高危部位，该部位的疼痛需要更积极的治疗。
3. 仔细的术前内固定计划可以预防本可避免的并发症，包括大出血、医源性骨折和内固定失败。
4. 转移性骨肿瘤和骨髓瘤的治疗需要与放疗科和肿瘤科医生相互沟通，探讨辅助治疗方案，以便降低内固定失败和其他骨相关事件风险的发生。

知识点测试

1. 在对多发性骨髓瘤或发展迅速的恶性肿瘤核素扫描定位时，骨扫描可能是阴性结果。在这些患者中，应该通过骨骼的其他检查以便临床分期。
2. 对成人有溶骨性破坏病变的检查应该包括对骨髓瘤和已知容易转移到骨的癌症进行实验室和影像学评估，在任何外科操作之前，要先行活检确诊。
3. 神经功能受损，但总体状态良好、预期寿命长的脊柱转移癌患者更能从积极的手术减压中受益。
4. 转移性骨肿瘤重建稳定性手术后，有必要进行术后全骨放疗，可降低主观疼痛评分，降低内固定失败的风险。

参考文献

[1] Rougraff BT, Kneisl JS, Simon MA. Skeletal metastases of unknown origin. A prospective study of a diagnostic strategy[J]. J Bone Joint Surg Am, 1993,75(9):1276-1281. doi:10.2106/00004623-199309000-00003.

[2] Piccioli A, Maccauro G, Spinelli MS, et al. Bone metastases of unknown origin: epidemiology and principles of management[J]. J Orthop Traumatol, 2015,16(2):81-86. doi: lo.1007/s10195-015-0344-o.

[3] Saad F, Lipton A, Cook R, et al. Pathologic fractures correlate with reduced survival in patients with malignant bone disease[J]. Cancer, 2007,110(8):1860-1867. doi:10.1002/cncr.22991.

[4] Damron TA, Nazarian A, Entezari V, et al. CT-based structural rigidity analysis is more accurate than Mirels scoring for fracture prediction in metastatic femoral lesions[J]. Clin Orthop Relat Res, 2016,474(3):643-651. doi:10.1007/s11999-015-4453-o.

[5] Mirels H. Metastatic disease in long bones. A proposed scoring system for diagnosing impending pathologic frac-

tures[J]. Clin Orthop Relat Res, 1989,(249):256-264.

[6] Gainor BJ, Buchert PU. Fracture healing in metastatic bone disease[J]. Clin Orlhop Relat Res, 1983,(178):297-302. doi:10.1097/00003086-198309000-00041.

[7] Kurup AN, Callstrom MR. Image-Guided percutaneous ablation of bone and soft tissue tumors[J]. Semin Intervent Radial, 2010,27(3):276-284. doi:lo.1055/s-0030-1261786.

[8] Biermann JS, Holt GE, Lewis VO, et al. Metastatic bone disease: diagnosis, evaluation, and treatment[J]. J Bone Joint Surg Am, 2009,91(6):1518-1530.

[9] Xing Z, Moon BS, Satcher RL, et al. A long femoral stem is not always required in hip arthroplasty for patients with proximal femur metastases[J]. Clin Orthop Relat Res, 2013,471(5):1622-1627. doi:10.1007/s11999-013-2790-4.

[10] Brihaye J, Ectors P, LemortM, et al. The management ofspinal epidural metastases[J]. Adv Tech Stand Neurosurg, 1988,(16):121-176. doi: 10.1007/978-3-7091-6954-4_4.

[11] Patchell RA, Tibbs PA, Regine WF, et al. Direct decompressive surgical resection in the treatment of spinal cord compression caused by metastatic cancer: a randomised trial[J]. Lancet, 2005,3(4):288-295.

[12] Tokuhashi Y, Matsuzaki H, Oda H, et al. A revised scoring system for preoperative evaluation of metastatic spine tumor prognosis[J]. Spine (Phila Pa 1976), 2005,30(19):2186-2191. doi:lo.1097/01.brs.0000180401.06919.a5.

[13] Tomita K, Kawahara N, Kobayashi T, et al. Surgical strategy for spinal metastases[J]. Spine (Phila Pa 1976), 2001,26(3):298-306. doi:10.1097/00007632-200102010-00016.

[14] Townsend PW, Smalley SR, Cozad SC, et al. Role of postoperative radiation therapy after stabilization of fractures caused by metastatic disease[J]. Int J Rad Biol Phys, 1995,31(1):43-49. doi:10.1016/0360-3016(94)Eo310-G.

[15] Quinn RH, Randall RL, Benevenia J, et al. Contemporary management of metastatic bone disease: tips and tools of the trade for general practitioners[J]. J Bone Joint Surg Am, 2013,95(20):1887-1895. doi:10.2106/00004623-201310160-00011.

第十章　成人骨肉瘤、软骨肉瘤和软骨源性肿瘤综合征

Bone Sarcomas in Adults, Chondrosarcoma, and Chondrogenic Tumor Syndromes

译者　李隆卿
校正　彭长亮

第一节　概　述

老年人的破坏性骨病变需要进行彻底的评估和检查。转移瘤和骨髓瘤病变数量远远超过骨恶性肿瘤，应及时诊断，以便挽救患者生命和保留肢体功能。骨恶性肿瘤诊治不当会损伤保肢的能力。我们本节将讨论老年人最常见骨恶性肿瘤的临床和影像学特征，并提出软骨样肿瘤的治疗方法。

老年人的骨恶性肿瘤表现为疼痛，界限不清的溶骨性病变，其影像学特征可能与转移性骨肿瘤和骨髓瘤类似。40 岁以上成人的骨原发恶性肿瘤比转移瘤和骨髓瘤发病少得多。这样会将年龄较大患者的原发溶骨性病变误诊为转移瘤或骨髓瘤。骨原发恶性肿瘤处理不当的后果包括增加肿瘤复发风险、病变骨和软组织受损、肢体缺失和预后不良的影响。认识成人骨恶性肿瘤的临床和影像学特征，遵守活检和诊断原则，有助于医生避免这些原本可预防的不良事件。

第二节　软骨肉瘤

软骨肉瘤是 40 岁以上成人最常见的骨来源的恶性肿瘤。与儿童骨恶性肿瘤不同，软骨肉瘤大多数为低至中度恶性肿瘤，其特征为随时间缓慢、惰性进展。患者一般诉说疼痛持续时间较长，常被误认为关节炎、肌腱病或其他退行性疾病。与经常被偶然发现的非活动性内生软骨瘤相比，81% 的软骨肉瘤可出现疼痛，只有 19% 是偶然发现 [1]。偶尔软骨肉瘤会出现病理性骨折。

大多数软骨肉瘤是新发的，而少数继发于原有的软骨病变，包括骨软骨瘤、骨膜软骨瘤或内生软骨瘤病。这些被称为继发性软骨肉瘤，其中 95% 以上为低度恶性肿瘤。相比之下，原发性软骨肉瘤表现出的临床行为差异较大，从预后较好的低度恶性病变到会引起死亡的高度恶性肿瘤。表 10-1 总结了软骨肉瘤的临床表现 [2,3]。

恶性软骨肿瘤的诊断与其他骨与软组织肿瘤有很大不同。从组织学上讲，即使对于有经验的骨病病理学专家，区分低度和中度软骨肿瘤也极为困难。甚至更高级别的侵袭性软骨肉瘤也会显示出明显的肿瘤异质性，相邻的会有分化程度较高的软骨肿瘤，这可能导致活检时出现明显的取样误差。病变的解剖

位置也会让临床和影像学表现与组织病理学之间产生偏差，因为手和足的小管状骨的良性病变在影像学上更具侵袭性，但其实没有局部复发或转移性扩散的风险。骨盆和脊柱内的病变在影像学和组织学上可表现为良性，但如果手术切缘不充分，存在局部复发和侵袭性转变的高危风险[4]。因此，软骨肉瘤的诊断和分级与临床相关并需确定影像学特点（图 10-1）。

软骨肉瘤的影像学特点：

CT（最佳检查）：

1. 病变大，大于 5 ~ 10 cm

2. 有骨质破坏[5]（骨内扇贝形破坏，超过皮质厚度的 2/3；皮质骨破坏 / 缺陷）

3. 皮质骨反应性改变（增厚、增生、畸形、骨膜反应）

4. 钙化改变[6]（细小或无定形的钙化；周边区的多样钙化改变；先前已有钙化的病灶内溶骨；外生茎部侵袭性改变）

磁共振成像：

1. 软组织肿块

2. 高 T2- 液（黏液）含量

3. 不连续，跳跃性病变

4. 外生骨疣的软骨帽明显增厚（年轻患者＞ 20 mm，老年患者＞ 10 mm）

5. 骨膜反应

6. 瘤体周有水肿

锝 -99 骨扫描：

1. 放射性示踪剂的吸收增加

2. 不连续病变或骨转移性疾病

尽管很难对软骨肿瘤进行组织学分级，但是某些病理特点可以证实为恶性软骨：多核细胞；明显的细胞增多；腔隙内有多个细胞；对正常骨的包裹 / 侵蚀；高级别多态性：圆形细胞或梭形细胞成分。

软骨肉瘤目前对化疗或放疗无效，手术切除是唯一推荐的治疗方法。中度和高度病变需要广泛切除，手术切缘需阴性（图 10-2）。无软组织受累或侵袭性特征的癌前和低度恶性肿瘤可行病灶内切除或扩大刮除术，高速磨钻，局部辅助治疗[7]（图 10-3）。与所有其他肉瘤一样，操作应由熟悉这些病变特点和自然病史的经验丰富的临床医生进行。图 10-4 描述了侵袭性软骨肉瘤的治疗流程。

表 10-1　软骨肉瘤类别和预后[2,3]

级别	变种类型	定义特征	长期预后
恶变前	原位软骨肉瘤，又称： • G0 • G1/2 • 内生软骨肉瘤 • 非典型内生软骨瘤 • 交界性	轻微骨侵蚀，无反应性或适应性变化	转移风险几乎为 0%

表 10-1（续）

级别	变种类型	定义特征	长期预后
低级别	透明细胞软骨肉瘤	骨骺部位	切缘足够 5 年生存率 100%
	1 级髓内软骨肉瘤（60%）	骨溶解，无细胞异型性、软组织侵袭或适应性改变	预后良好 转移风险 0% 5% ~ 10% 局部复发
中级	2 级髓内软骨肉瘤（36%）	侵袭性特征伴软组织肿块和黏液样改变	预后较好 转移风险 11% 15% ~ 20% 局部复发
高级	3 级髓内软骨肉瘤	快速生长伴稀疏钙化	预后一般 30% 转移风险 33% 复发风险 * 转移风险与局部复发有关
	间叶性软骨肉瘤	侵袭性生长，伴有明显的软组织肿块和圆细胞成分	预后差 40% 转移风险
多形性	去分化软骨肉瘤	高度恶性梭形细胞肿瘤与低度恶性软骨样病变相毗邻	非常差 5 年生存率 0% ~ 20%

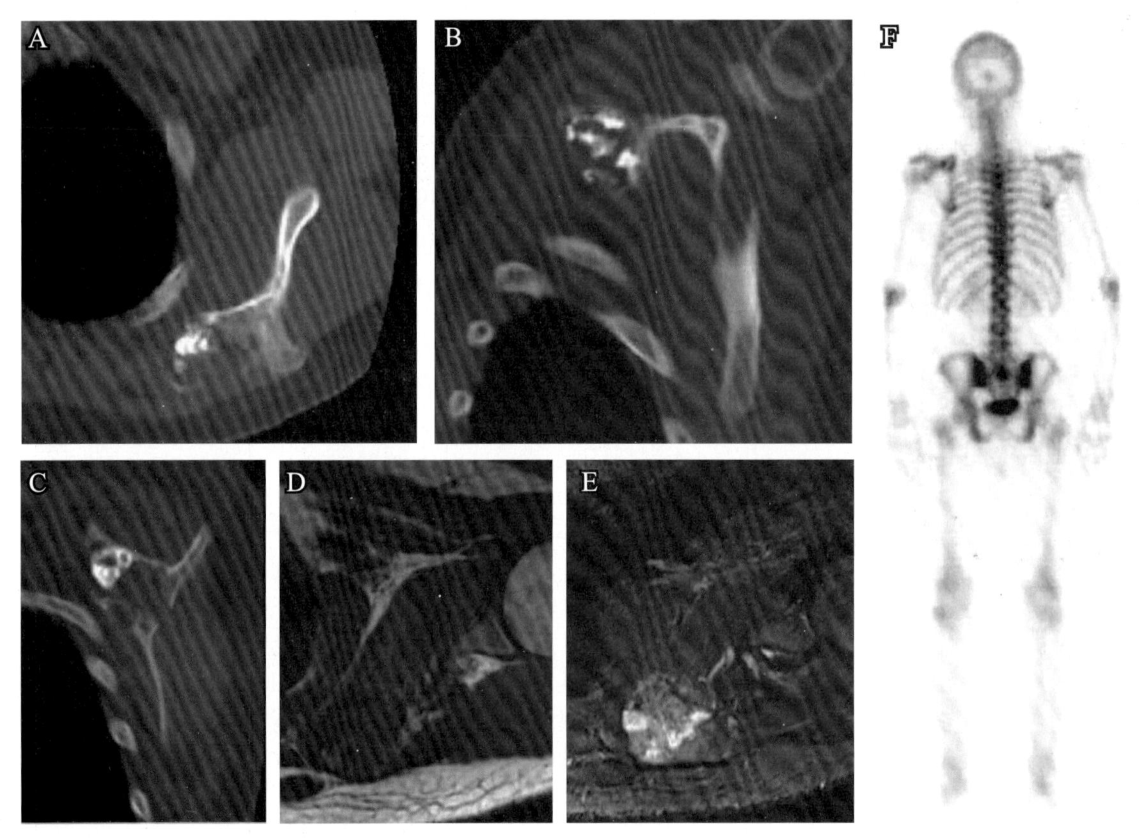

图 10-1 患者，男，32 岁，因左肩胛骨后部疼痛无力就诊。（A）轴向、（B）矢状和（C）冠状计算机断层扫描（CT）显示肩胛上缘的膨胀性分叶状病变，钙化不均匀，与软骨基质密度一致。有皮质骨缺失、侵蚀和扇形的侵袭性放射学特征。轴向（D）T1 和（E）T2 磁共振成像（MRI）显示骨髓内不均质病变，肩胛骨内无其他发病部位。锝 -99 骨显像（F）显示肩胛骨上部摄取增加。证实为 2 级软骨肉瘤，患者接受肩胛骨次全切除术治疗。

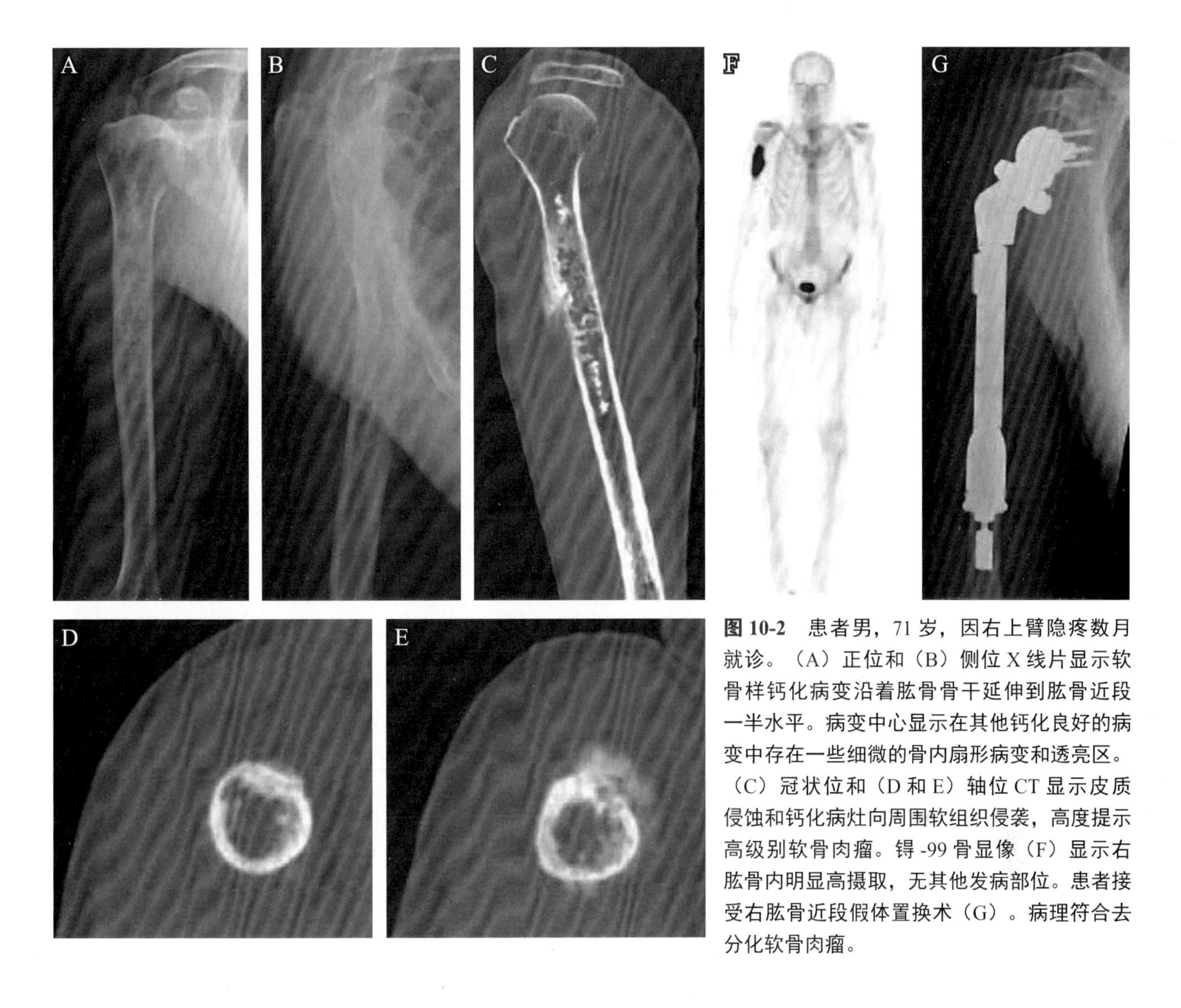

图 10-2　患者男，71 岁，因右上臂隐疼数月就诊。（A）正位和（B）侧位 X 线片显示软骨样钙化病变沿着肱骨骨干延伸到肱骨近段一半水平。病变中心显示在其他钙化良好的病变中存在一些细微的骨内扇形病变和透亮区。（C）冠状位和（D 和 E）轴位 CT 显示皮质侵蚀和钙化病灶向周围软组织侵袭，高度提示高级别软骨肉瘤。锝 -99 骨显像（F）显示右肱骨内明显高摄取，无其他发病部位。患者接受右肱骨近段假体置换术（G）。病理符合去分化软骨肉瘤。

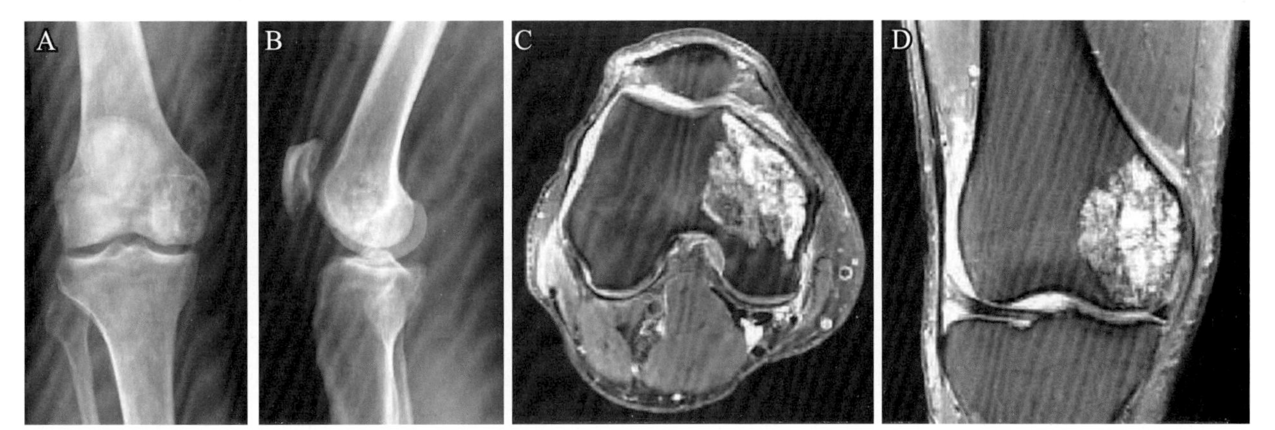

图 10-3（A ~ D）　一名 52 岁的男性，右膝长期疼痛数年。（A）正位和（B）侧位 X 线片显示右股骨内侧髁病变伴叶状侵蚀和钙化，与软骨基质信号一致。内侧可见轻微皮质侵蚀。（C）轴向和（D）冠状 T2 加权 MRI 显示了一个明显的髓内侵袭过程，骨内病变呈扇形，没有软组织受累及。

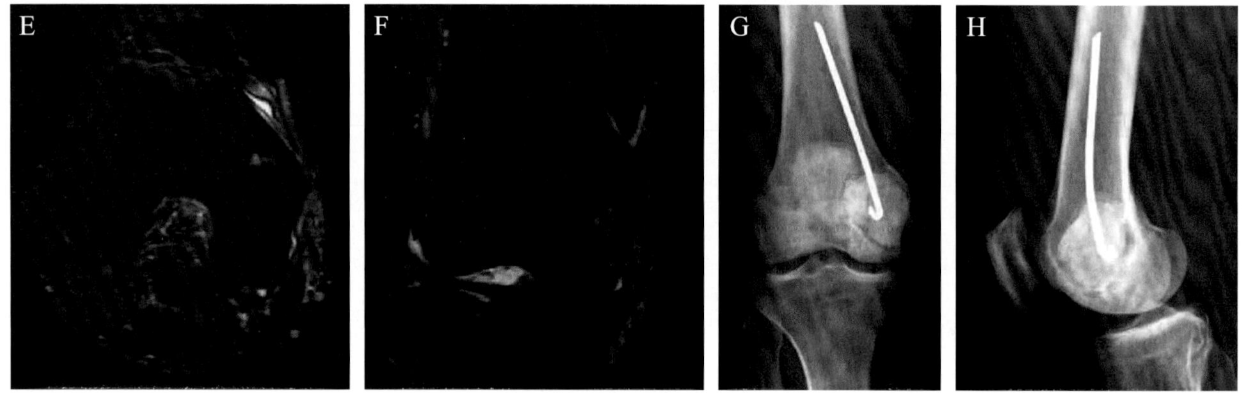

图 10-3（E ~ H）　（E 和 F）和 12 年前的 MRI 对比证实病变有生长。活检证实为 I 级软骨肉瘤。（G 和 H）行扩大刮除加冷冻、软骨下骨植骨、聚甲基丙烯酸甲酯骨水泥固定。

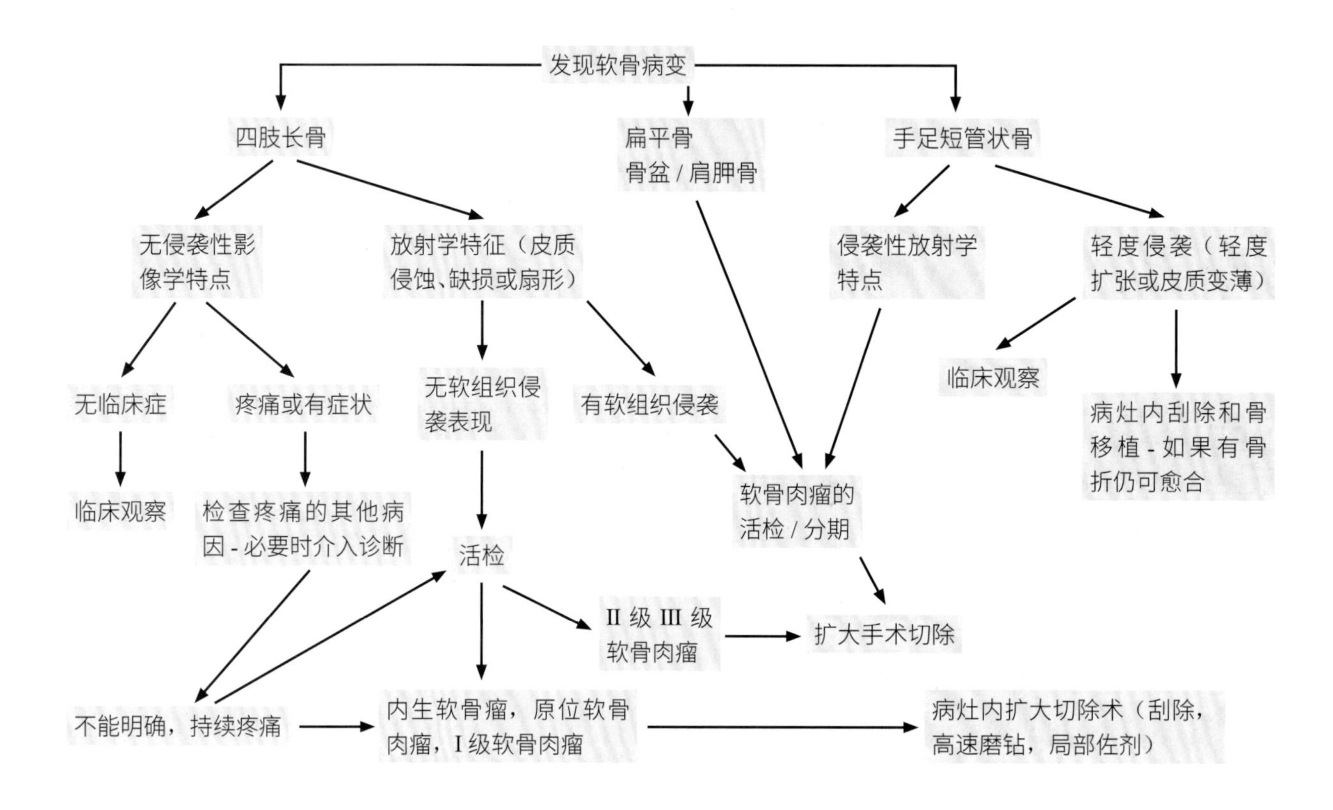

图 10-4　侵袭性软骨肿瘤诊治流程

第三节　骨软骨瘤和遗传性多发性骨软骨瘤

骨软骨瘤又称外生性骨疣，是一种非肿瘤性发育异常，异位生长板软骨从未成熟骨骼生长区域突出。它们可发生于任何骨骼部位，但最常见于长骨的干骺端，它们通常背向邻近的骨骺生长。一般人群中骨软骨瘤的发生率为 0.5% ~ 1%，其中 15% 的患者为多发 [8]。

大多数骨软骨瘤无症状，偶然发现或能触摸到的骨性突起。当骨软骨瘤表现为与正常骨皮质连续，髓腔相同时就可以诊断。病变增长可以反映骨骺生长，并将在骨骼成熟前持续生长。骨骼成熟后继续生长的骨软骨瘤是需要注意的，如果有疼痛症状需要进行检查。

骨软骨瘤的疼痛病因：

- 软组织刺激，表面滑囊炎
- 关节或相邻骨骼的机械撞击
- 神经血管的压迫或束缚
- 影响发育生长，成角畸形
- 肿瘤茎蒂断裂（图 10-5）
- 脊髓压迫
- 侵犯骨盆内结构
- 发生恶变（不到单发骨软骨瘤的 1%）

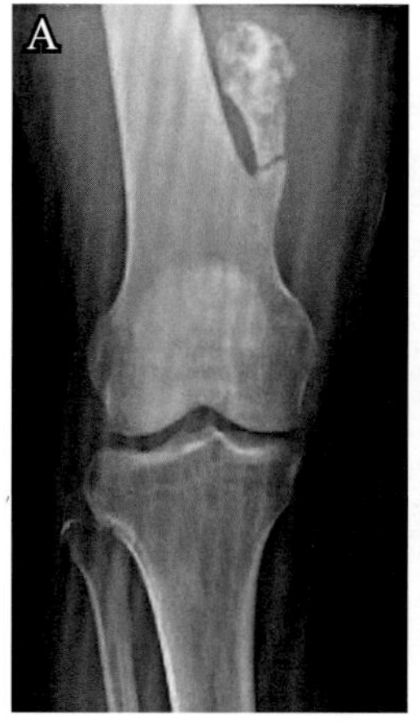

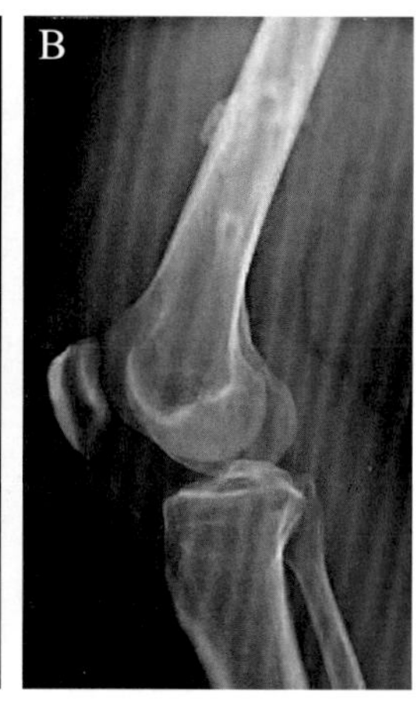

图 10-5　一名 17 岁男孩在篮球比赛中摔倒后出现右大腿远端疼痛。（A）正位和（B）侧位 X 线片显示带蒂、边界清楚的骨软骨瘤，病变柄底部有横行骨折。患者选择对病变继续观察。

遗传性多发性骨软骨瘤（multiple hereditary exostosis，MHE）是一种常染色体显性遗传病，每 10 万人中有 1 或 2 人受累（图 10-6）。EXTl 和 EXT2 基因突变占病例的大多数，较少数量的病例归因于 EXT3 突变。EXTl 与更严重的疾病相关，并且可能与更高的恶变风险相关，5% ~ 10% 的 MHE 患者会发生恶变 [9]。

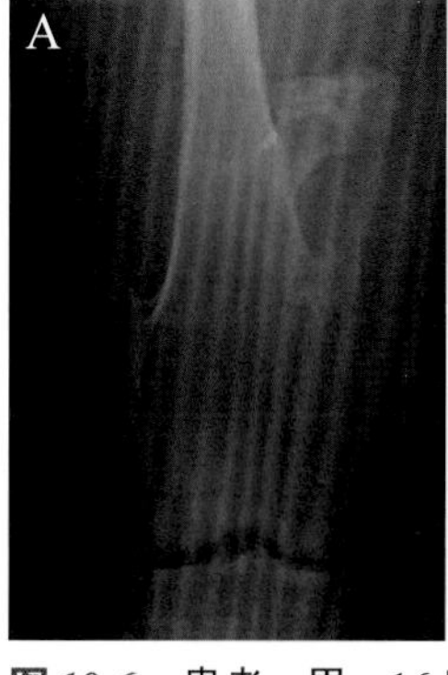

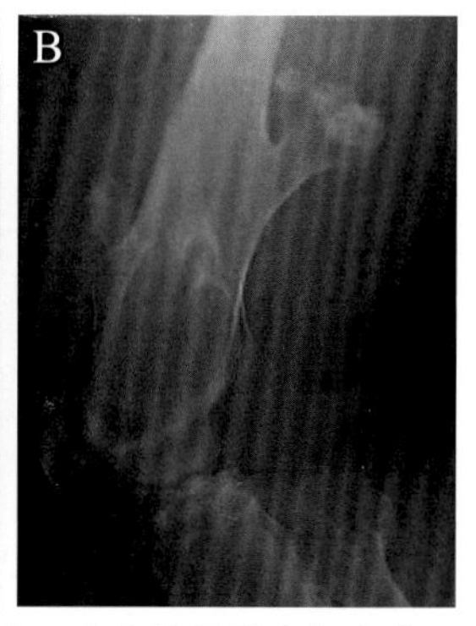

图 10-6　患者，男，16 岁，有多处骨性突起病史，表现为右膝后侧活动受限、疼痛。（A）正位和（B）侧位 X 线片显示股骨远端、胫骨近端和腓骨近端有几个带蒂和无蒂的外生性骨疣。这是遗传性多发性骨软骨瘤的特征。

临床上也可以见到无症状的多发骨软骨瘤生长至骨骼成熟。应长期监测 MHE 患者的骨软骨瘤变化。这既应对易于触诊和测量的骨软骨瘤进行体格检查，也应对不易触诊的髋关节和骨盆病变进行定期影像学监测。对有症状的多发骨软骨瘤患者的肿瘤切除范围应包括整个软骨帽和软骨周围组织，因为对未成年人的病变如果切除不彻底，肿瘤复发率较高。MHE 患者经常需要截骨、延长进行畸形矫正，或纠正前臂、膝关节和踝关节的生长畸形，手术应由有经验的医师进行。

第四节　Ollier 病与 Maffuci 综合征

Ollier 病与 Maffuci 综合征是由 IDHl 或 IDH2 基因的体细胞突变引起的相关疾病，引起受累区域多发性、弥漫性内生软骨瘤病（图 10-7）。常见缺损、四肢短缩和病理性骨折。Maffuci 综合征进一步表现为皮肤、软组织和内脏的血管瘤和淋巴管瘤，恶性变的风险较高（表 10-2）。

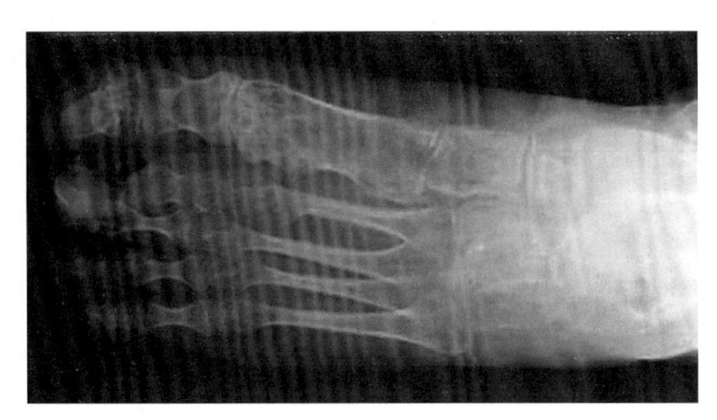

图 10-7 一名 Ollier 病患者右足正位 X 线片，显示多个骨内弥漫性软骨病变。

表 10-2 软骨源性疾病继发性软骨肉瘤的风险

疾病	临床特征	恶性肿瘤风险
孤立性骨软骨瘤	与髓腔融合的无蒂或带蒂、表面病变	小于 1%
遗传性多发性骨软骨瘤	多发性骨软骨瘤、身材矮小、肢端畸形	5% ~ 10%
奥利耶氏病	内生软骨瘤病，不对称侏儒症，肢端畸形	20% ~ 40%
软骨营养障碍 - 血管瘤综合征	软骨瘤病，血管瘤病	50% 或者更大

注：改编自 Verdegaal SH,Bovee JV, Pansuriya TC 等 [10]

第五节 其他成人骨恶性肿瘤

未分化多形性肉瘤以前称骨恶性纤维组织细胞瘤，是多发生于大于 40 岁成年患者的骨恶性梭形细胞肿瘤。它们的主要特点是疼痛性、溶骨性的，在影像学上与转移性骨肿瘤难以区分。组织学特征包括多形性梭形细胞呈星形排列，无明显恶性成骨。治疗方法与儿童骨肉瘤相似，采用化疗和扩大切除术（图 10-8）。与传统骨肉瘤相似，5 年生存率与化疗反应相关，孤立单发疾病患者的平均 5 年生存率约为 60%[11]。

纤维肉瘤是发生于老年人的梭形细胞恶性肿瘤，常继发于放疗和其他骨骼疾病。病变分级多样，且与预后直接相关。组织学特征包括梭形细胞呈带状多向分布，呈“鱼骨”样，肿瘤有不同程度的胶原和黏液样背景。低级别病变治疗仅采用广泛手术切除。高级别病变的处理与未分化多形性肉瘤相似，如前所述。

血管肉瘤是血管源性的一种侵袭性极强的高级别恶性肿瘤。肢体内多灶性疾病伴原发部位近端转移多见，可能需要尽早截肢以获得足够的手术切缘（图 10-9）。

造釉细胞瘤是一种非常罕见的低至中度恶性骨肿瘤，基本都位于胫骨干前方皮质。大多数发生在 30 ~ 40 岁，30% 的患者会有转移。组织学表现为在梭形细胞骨纤维背景基础上，有上皮细胞岛的特征性双相组织学特点 [12]。对放化疗无效，需广泛的手术切除。

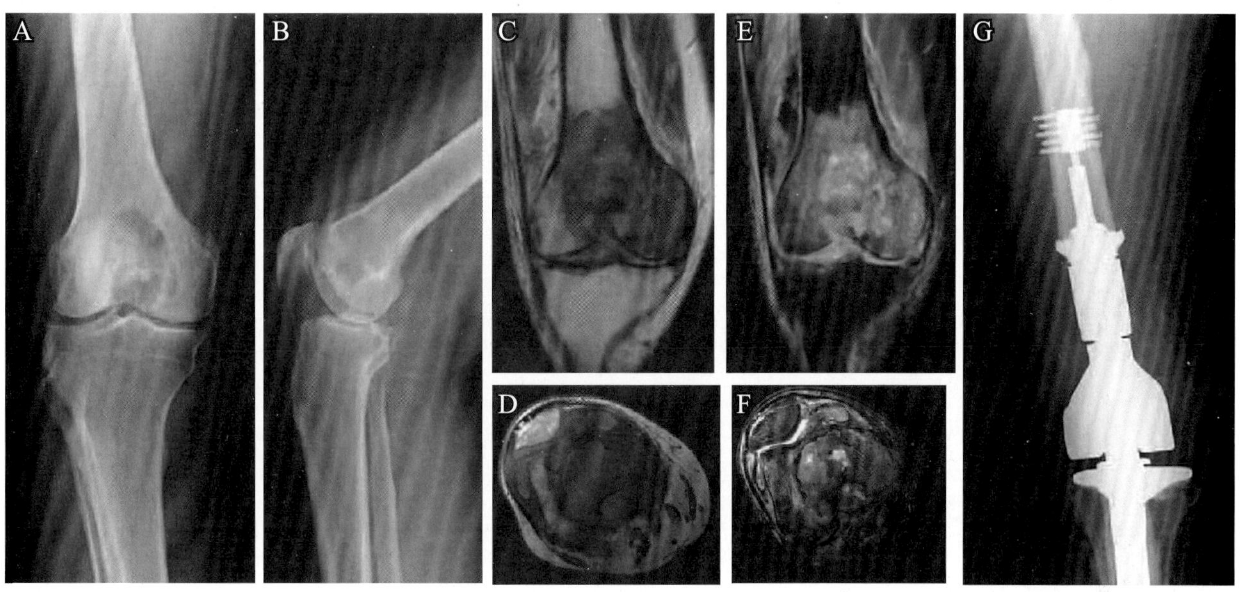

图 10-8　患者，男，68 岁，出现右膝疼痛加重，（A）正位和（B）侧位 X 线片显示右侧股骨远端破坏性骨病变，并延伸至关节表面。（C）在进行不合理的关节镜活检后，冠状 T1 加权 MRI、冠状和轴向 T2 加权 MRI 显示了髓腔内侵袭过程，股骨远端内病灶周围水肿，以及关节滑膜内的污染 / 生长。病理符合骨未分化多形性肉瘤。在不当的关节镜活检后进行 MRI 检查可见（D）轴向 T1，（E）冠状面和（F）轴向 T2 显示骨髓内病变，伴有股骨远端病灶周围水肿，可见关节内病变污染 / 增殖。病理符合未分化多形性骨肉瘤。（G）患者采用新辅助化疗后股骨远端和膝关节广泛关节外切除治疗。

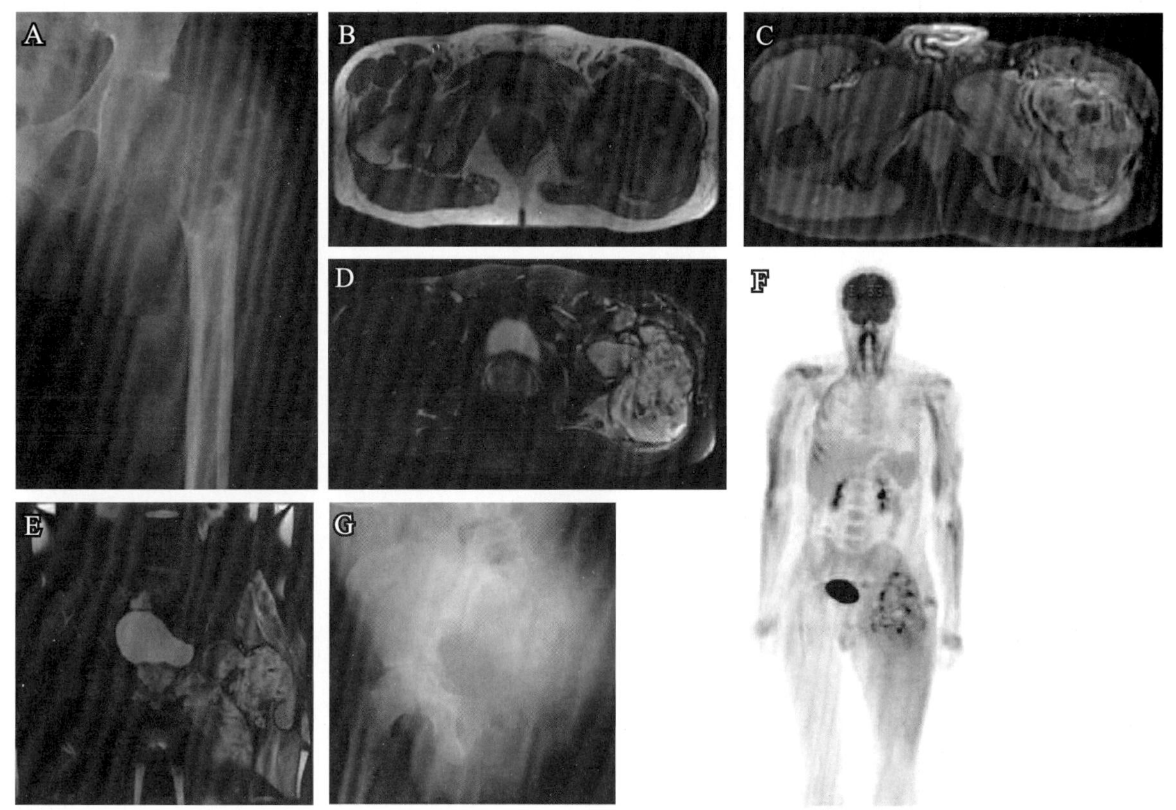

图 10-9　一名 44 岁男性患者，左臀部疼痛无法负重。（A）正位 X 线片显示左股骨近端膨胀，溶骨性破坏伴有软组织肿胀。轴位（B）T1、（C）T2 和（D）压脂像 Tl　MRI 显示一大的异质性肿块，广泛累及骨和周围软组织，并有实体和边缘对比后强化区域。（E）冠状 T2　MRI 显示在肌肉上有广泛的水肿。（F）骨扫描显示左髋关节的氟脱氧葡萄糖活性代谢。（G）患者接受半骨盆切除术。

要点

1. 软骨肉瘤是老年人患者最常见的骨恶性肿瘤。影像学特点对诊断有提示，薄层 CT 是病变评估的首选影像学检查。
2. 骨软骨瘤是软骨的常见病变，恶性变风险低。如果骨软骨瘤区域有疼痛要进行全面评估，但常是因为对邻近结构的机械摩擦作用。
3. 未分化的多形性肉瘤和骨纤维肉瘤的放射学表现与转移瘤相似，治疗采用与原发性骨肉瘤相似的化疗和手术切除处理。

知识点测试

1. 软骨肉瘤是一种对放疗和化疗不敏感的疾病。治疗的主要手段仍然是手术切除。无软组织侵犯的低度恶性病变可采用病灶内扩大切除治疗。中、高级别肿瘤需要广泛的手术切除。
2. 继发性软骨肉瘤通常是低度恶性。孤立性骨软骨瘤和遗传性多发性骨软骨瘤恶变为软骨肉瘤的风险较低，与奥利耶氏病和软骨营养障碍 - 血管瘤综合征显著不同。
3. 多发内生软骨瘤伴软组织静脉石是 Maffucci 综合征的特征。
4. 造釉细胞瘤是一种中度恶性肿瘤，具有典型的胫骨骨干发病位置和双相组织学特点。治疗方法是广泛的手术切除。

参考文献

[1] Pritchard DJ, Lunke RJ, Taylor WF, et al. Chondrosarcoma: a clinicopathologic and statistical analysis[J]. Cancer, 1980,45(1):149-157.doi:10.1002/1097-0142(19800101)45:i<149::aid-cncr2820450125 > 3.o.co;2-a.

[2] Andreou D, Ruppin S, Fehlberg S, et al. Survival and prognostic factors in chondrosarcoma: results in 115 patients with long-term follow-up[J]. Acta Orthop, 2011,82(6):749-755. doi:10.3109/17453674.2011.636668.

[3] Grimer RJ, Gosh.eger G, Taminiau A, et al. Dedifferentiated chondrosarcoma: prognostic factors and outcome from a European group[J]. Bur J Cancer, 2007,43(14):2060-2065. doi:io.1016/j.ejca.2007.06.016.

[4] Tsuchiya H, Ueda Y, Morishita H, et al. Borderline chondrosarcoma of long and flat bones[J]. J Cancer Res Clin Oncol, 1993,119(6):363-368. doi:10.1007/BF01208847.

[5] Murphey MD, Andrews CL, Flemming DJ, et al. From the archives of the AFIP. Primarytwnors of the spine: radiologicpathologic correlation[J]. Radiographies, 1996,16(5):1131-1158. doi:10.1148/radiographics.16.5 .8888395.

[6] Rosenthal DI, Schiller AL, Mankin HJ. Chondrosarcoma: correlation of radiological and histological grade[J].

Radiology, 1984,150(1):21-26. doi:10.1148/ radiology.150.1.6689763.

[7] Meftah M, Schult P, Henshaw RM. Long-term results of intralesional curettage and cryosurgery for treatment of low-grade chondrosarcoma[J]. J Bone Joint Surg Am, 2013,95(15):1358-1364. doi:10.2106/JBJS.L.00442.

[8] Gaumer GR, Weinberg DS, Collier CD, et al. An osteological study on the prevalence of osteochondromas[J]. Iowa Orthop J, 2017,37:147-150.

[9] Porter DE, Lonie L, Fraser M, et al. Severity of disease and risk of malignant change in hereditary multiple exostoses. A genotype-phenotype study[J]. J Bone Joint Surg Br, 2004,86(7):10.41-1046. doi:10.1302/o301-620X.86B7.14815.

[10] Verdegaal SH, Bovee JV, Pansuriya TC, et al. Incidence, predictive factors, and prognosis of chondrosarcoma in patients with Oilier disease and Maffucci syndrome: an international multicenter study of 161 patients[J]. Oncologist, 2011,16(12):1771-1779. doi:10.1634/theonc:ologist.2011-0200.

[11] Jeon DG, Song WS, Kong CB, et al. MFH of bone and osteosarcoma show similar survival and chemosensitivity[J]. Clin Orthop Relat Res, 2011,469(2):584-590. doi:10.1007/s11999-010-1428-z.

[12] Most MJ, Sim FH, Inwards CY. Osteofibrous dysplasia and adamantinoma[J]. J Am Acad Orthop Surg, 2010,18(6):)58-366.

第四部分　软组织肿瘤

第十一章 良性软组织肿瘤

Benign Soft-Tissue Tumors

译者 元耀博
校正 闻 嘉

第一节 概 述

由于发病率高，每个临床医生经常会遇到软组织肿块。这些病变大多数属于良性或非肿瘤性病变，但是每一例都应该被认真对待，避免对恶性病变误诊误治。我们本章将讨论临床最常见的良性软组织肿瘤，如何在临床和影像学上准确地鉴别，并讨论这些病变的基本治疗方法。

在软组织肿块中，良性和恶性的比例是不明确的，但绝大多数软组织肿块和结节是良性的。这些疾病多数只需临床观察，但是这样做需要对诊断有足够的信心。良性和恶性软组织肿瘤的影像学表现有相当大的重叠，因此对临床表现和影像学检查无法明确诊断的病变需要活检。符合手术指征的病变，通常需要边缘切除。患者应该被告知即使是良性软组织肿瘤也有复发的可能，但这并不代表会恶变。

第二节 脂肪瘤

虽然真正的发病率不明，脂肪来源的良性肿瘤是临床中最常见的软组织肿瘤。皮下脂肪瘤可以通过其柔软的、有韧性和有较大活动度的特点在体格检查中发现。深部的病变通常会长得很大，但可以通过磁共振成像（MRI）序列上的特征脂肪信号来确定（图 11-1）。对于分化良好的脂肪病变，由于具有比较明确的影像学特点，并且针吸穿刺活检的采样错误率较高，临床通常无须活检确诊[1]。

脂肪瘤的临床病程特点是惰性，有一个初始生长阶段，随后生长缓慢到几乎停止。脂肪瘤可能随着体重增加而增大，也可能随着体重减轻而变得更加突出，但持续生长的风险很低。因此，无论是选择临床随访还是通过 MRI 对深部病变的检查，大多数脂肪瘤可以安全的选择临床观察。边缘切除适用于持续生长的、有症状的或影响患者功能的病变。

非典型脂肪瘤（ALT），之前被称为高分化脂肪肉瘤，是一种更活跃的分化良好的脂肪病变。ALT 往往发生在更深的组织中，浸润性更强，随时间推移而表现为进行性生长。影像学和组织学检查结果与良性脂肪瘤相似，但是纤维束区多见（图 11-2）。通过带有扩增 HMGA2 和 MDM2 基因的环状和巨型染色体来确诊，具有 100% 的敏感性和特异性[2]。骨盆内或腹膜后扩张的 ALT 有更具侵袭性的临床特点，“高分化脂肪肉瘤”的名称可能更适合这些肿瘤。对于四肢 ALT，虽然局部复发率接近 10% ~ 15%，并且再次切除后的复发率超过 50%，但仍可以选择边缘切除。恶性去分化的概率约为 4%[3]。

良性脂肪瘤可包括坏死、钙化、骨化或软骨样、血管瘤、梭形细胞或平滑肌分化的内部区域。例如，冬眠瘤是一种特殊的棕色脂肪瘤。这些病变通常在 MRI 上显示不典型，并且经常需要活检。一旦确诊，建议边缘切除。

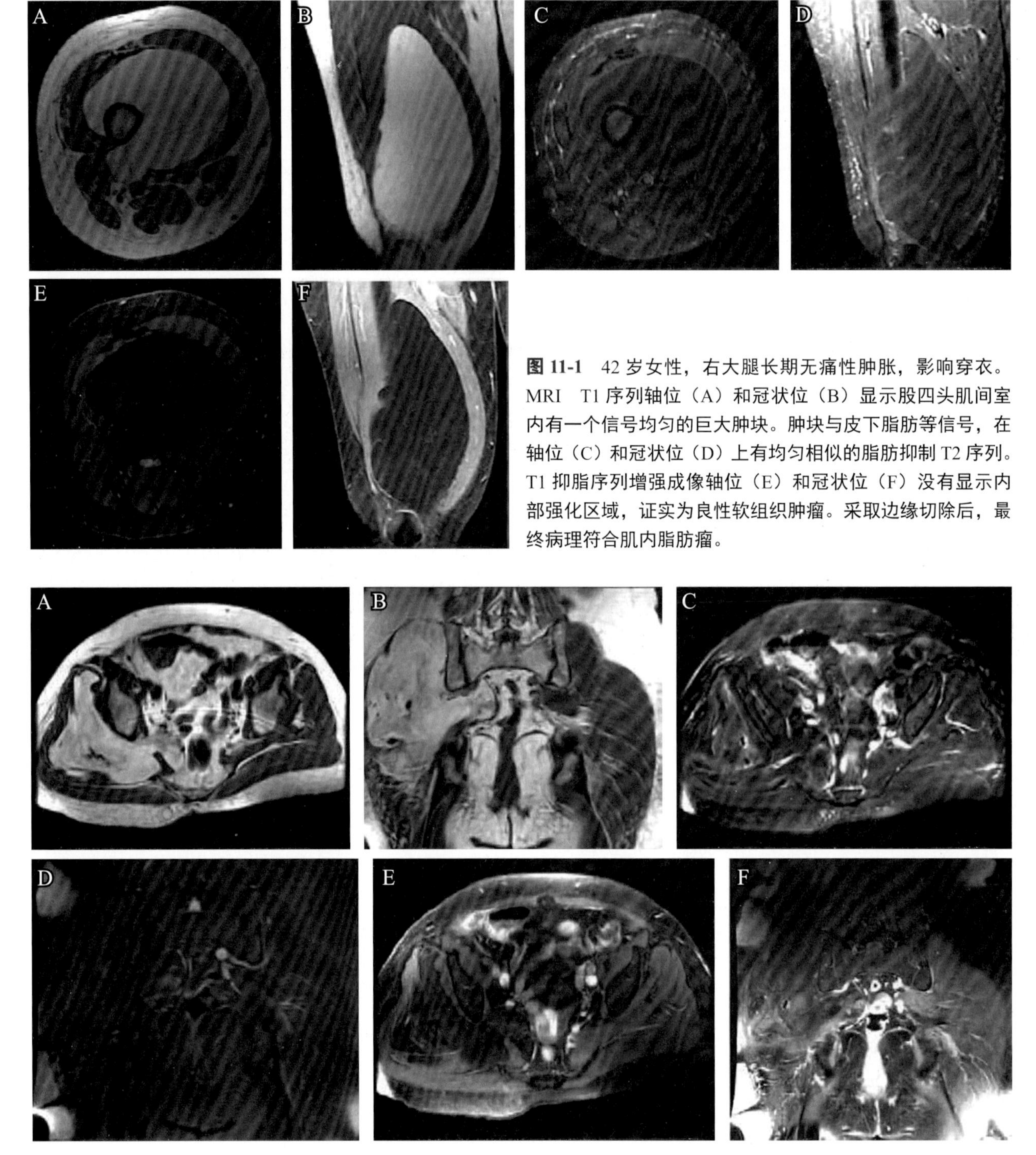

图 11-1 42 岁女性，右大腿长期无痛性肿胀，影响穿衣。MRI T1 序列轴位（A）和冠状位（B）显示股四头肌间室内有一个信号均匀的巨大肿块。肿块与皮下脂肪等信号，在轴位（C）和冠状位（D）上有均匀相似的脂肪抑制 T2 序列。T1 抑脂序列增强成像轴位（E）和冠状位（F）没有显示内部强化区域，证实为良性软组织肿瘤。采取边缘切除后，最终病理符合肌内脂肪瘤。

图 11-2 85 岁女性，由于右臀无痛性肿胀、下腰痛，导致无法平坐。MRI T1 序列轴位（A）和冠状位（B）显示一个巨大的、高信号的分叶状肿块，位于臀大肌和臀中肌内，并延伸至坐骨切迹。轴位（C）和冠状位（D）显示肿块 T2 序列信号受到抑制，强度与皮下脂肪相似，并有信号稍高的线性区域。轴位（E）和冠状位（F）未显示 T1 抑脂序列明显结节强化区域，但有微小的线性强化区域。采取边缘切除后，最终病理显示不典型脂肪瘤伴纤维束，且 MDM2 基因扩增。

第三节　神经鞘瘤

外周神经鞘肿瘤是临床上第二常见的软组织肿瘤。周围神经鞘肿瘤最常见于年轻人，可发展为孤立病变或多病灶综合征，如神经纤维瘤病或神经鞘瘤病。这些肿瘤可能无症状，但常常伴有疼痛，当发病于肢体主要神经时可引起放射痛。发生在肢体神经的病变通常可以左右移动。但近端到远端的活动方向受限（图 11-3）。

边缘切除是经典的治疗方法。神经鞘瘤发生在神经束的表面，比神经纤维瘤更容易切除，后者更倾向浸润于神经纤维内。丛状神经纤维瘤与 1 型神经纤维瘤病（NF1）相关，其特征为皮肤多发性神经纤维瘤、牛奶咖啡斑、腋窝或腹股沟斑点、虹膜或视神经胶质瘤中的 Lisch 结节长骨假关节和脊柱侧弯。NF1 患者发生恶性外周神经鞘瘤（MPNST）的风险为 10% ~ 13%，且有 50% 的 MPNST 发生在 NF1 患者中[4, 5]。MPNSTs 在影像学上与良性外周神经鞘瘤无法区分，因此需要活检确认。在 NF1 患者中，PET-CT 可用于比较多个病灶间的摄取值，并为活检识别氟脱氧葡萄糖摄取高的病灶。

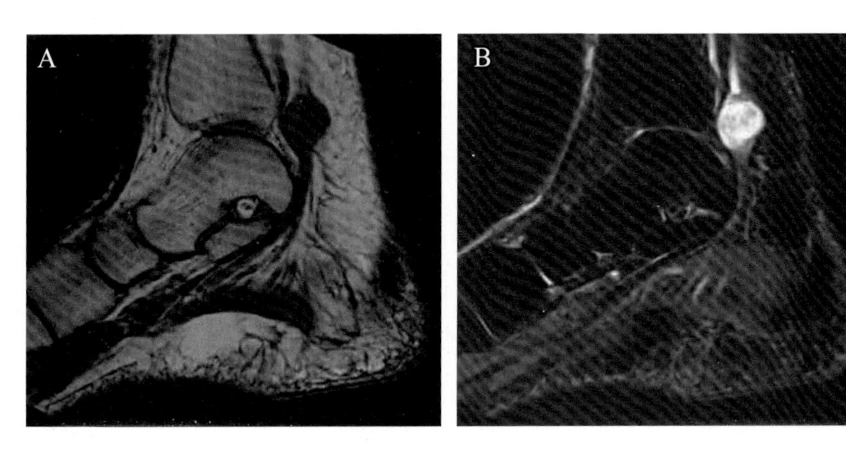

图 11-3　57 岁女性，右脚踝后内侧有一个柔软结节。体格检查后发现一个活动度良好肿块，按压时伴有放射到足内侧和足底的疼痛。MRI　T1 序列（A）和 T2 序列（B）的矢状位显示一个毗邻胫后肌腱的界限清楚的梭形肿块，T1 低信号，T2 高信号。在病灶远端有一个特征性的“鼠尾征”，与周围神经鞘肿瘤一致。活检证实为神经鞘瘤，患者接受了边缘切除手术。

第四节　黏液样、纤维样和血管样病变

肌内黏液瘤是一种无痛性肿瘤，由间充质细胞和丰富的细胞外黏液样物质组成。这些病变通常在肌肉深层，深达筋膜室。与其他细胞性肿瘤一样，这些病变在 MRI 的 T1 加权像上表现为低信号，而在 T2 加权像上表现为高信号，影像学表现上没有特异性。因此，需要活检来鉴别良性黏液瘤和更具侵袭性的产生黏液的恶性肿瘤。活检时，黏液样物质呈疏松的凝胶状，类似于鼻涕。Mazabraud 综合征包括伴随多骨性纤维结构不良的多发性黏液瘤。一旦确诊，治疗选择边缘切除（图 11-4）。

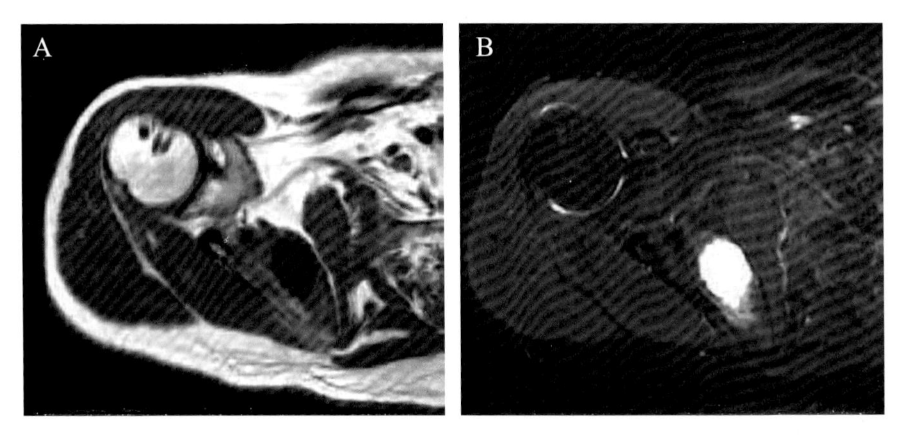

图 11-4 一名 53 岁男性患者在评估慢性肩袖损伤时意外发现。MRI T1 序列（A）和 T2 序列（B）显示肩胛下肌内边界清楚的病变，T1 序列与周围肌肉都呈低信号，T2 序列明显呈高信号。活检确诊为良性肌内黏液瘤，并行边缘切除术。

一、纤维瘤病

腹外硬纤维瘤是一种侵袭性增殖的成纤维细胞肿瘤，最常发生在筋膜融合层面的区域，如年轻人的后肩、臀部、膝盖和肘部或前臂。这些病变是由非常致密的胶原蛋白组成的，在触诊时非常坚硬。纤维瘤病的病变在穿刺活检时都像牢固的橡胶球。大多数无症状，但可能出现局部疼痛和附近关节挛缩。临床医师必须认识到腹外硬纤维瘤与 Gardner 综合征 / 家族性腺瘤性息肉病之间的关系，这些患者都应当使用结肠镜进行筛查。掌筋膜纤维瘤（Dupuytren 病）、跖筋膜纤维瘤病（Ledderhose 综合征）和阴茎筋膜纤维瘤病（Peyronie 病）之间也存在联系，因此在一个部位发现纤维瘤应立即筛查其他高危部位（图 11-5）。

纤维瘤病的自然病史通常无法预测；病变可表现为持续生长，在最初生长一段时间后趋于稳定，或偶尔出现自行消退。尽管它们具有局部侵袭性的特点，但远处转移和死亡的风险几乎可以忽略不计。对于腹外硬纤维瘤的治疗还没有广泛的共识。即便是切缘阴性的广泛切除仍会有高达 50% 的局部复发率，所以目前腹部外硬纤维瘤治疗的进展已经侧重于非手术治疗，比如临床观察、非甾体抗炎药物、抗激素药物和低剂量化疗[6]。严重的病例可考虑手术配合辅助放疗，但复发率仍高，这需术前让患者知晓。因此，应该由经验丰富的医生治疗，最好是在一个有放疗科和肿瘤科医师的多学科团队中进行多模式治疗。如有疑问，应避免手术干预，这是最安全的选择，特别是对无症状的肿瘤。对于跖筋膜纤维瘤病，穿选择带有填充物软垫的鞋垫保护纤维瘤摩擦就是很好的选择；胶原酶注射已被证明在 Dupuytren 病的治疗中有效。

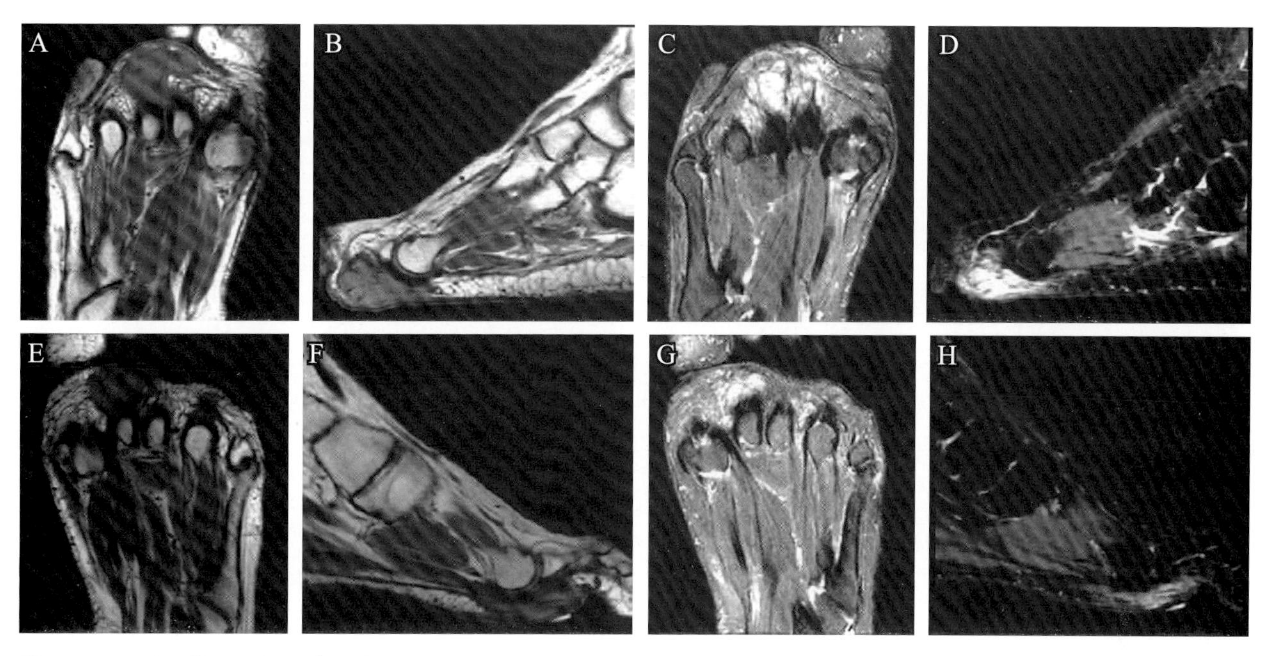

图 11-5 57 岁男性，双侧足底无痛性、坚硬肿块。右脚 MRI T1 序列的轴位（A）和矢状位（B）和 T2 序列的轴位（C）和矢状位（D）。左脚 MRI T1 序列的轴位（E），矢状位（F）和 T2 序列的轴位（G），矢状位（H）显示双侧足底浸润性 T1 低信号、T2 高信号肿块。肿瘤边缘不清楚，并广泛散布在足底筋膜的远端。T1 和 T2 序列上的低信号条纹与致密的胶原组织相一致。活检证实为跖筋膜纤维瘤病。

二、弹力纤维瘤

弹力纤维瘤来源于胶原和弹力蛋白纤维的病变，类似纤维瘤，但通常位于第七、第八肋骨和肩胛骨下角之间的胸壁。在老年患者中，通常表现为上臂反复上举过头顶时出现的无痛性肩胛骨弹性固定，并且常发生于双侧。治疗选择临床观察和对症治疗，但对于疼痛性病变或者严重损害肩关节功能的病变，可以通过边缘切除治愈（图 11-6）。

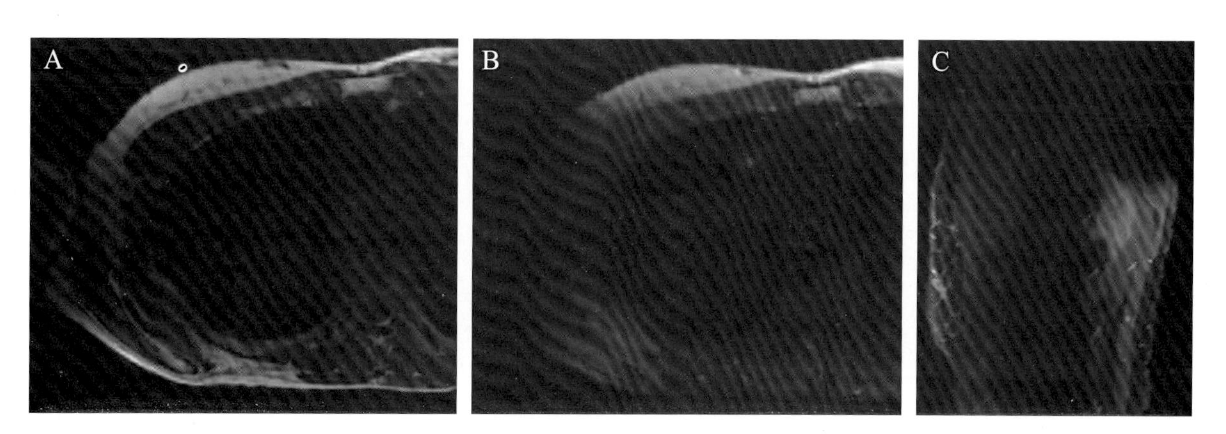

图 11-6 57 岁女性，有竞技性游泳史，表现为右肩胛骨剧烈疼痛。MRI 的 T1 序列轴位（A），T1 序列造影后轴位（B）和矢状位（C）显示右肩胛骨下缘和后外侧胸壁之间有宽基地病变，造影后被强化。活检确诊为弹力纤维瘤，并接受边缘切除治疗。

三、血管瘤

低流量静脉，毛细血管畸形和高流量动静脉畸形都是非肿瘤性血管增生，可发生在任何组织，包括骨、脏器或软组织。大多数无症状，偶然发现，只需要进一步临床观察，但有些可以表现为急性发作的疼痛血栓性静脉炎，活动后或体温升高时会伴有不舒服的充血感或关节滑膜内的急性出血。有症状的病变可以通过经皮注射硬化治疗、栓塞、手术切除或三者的任何组合来处理（图 11-7）。这些病变内新血管形成的倾向与显著的复发率相关，患者在手术切除前必须认识到这一点 [7]。

大多数软组织肿瘤的临床表现不典型，需要组织活检来诊断。一些明确的影像学特征可以帮助鉴别那些不需要活检就能确诊的肿块，或者在活检前提供合理的临床诊断推论。表 11-1 列出了常见的软组织肿块的影像学特征。

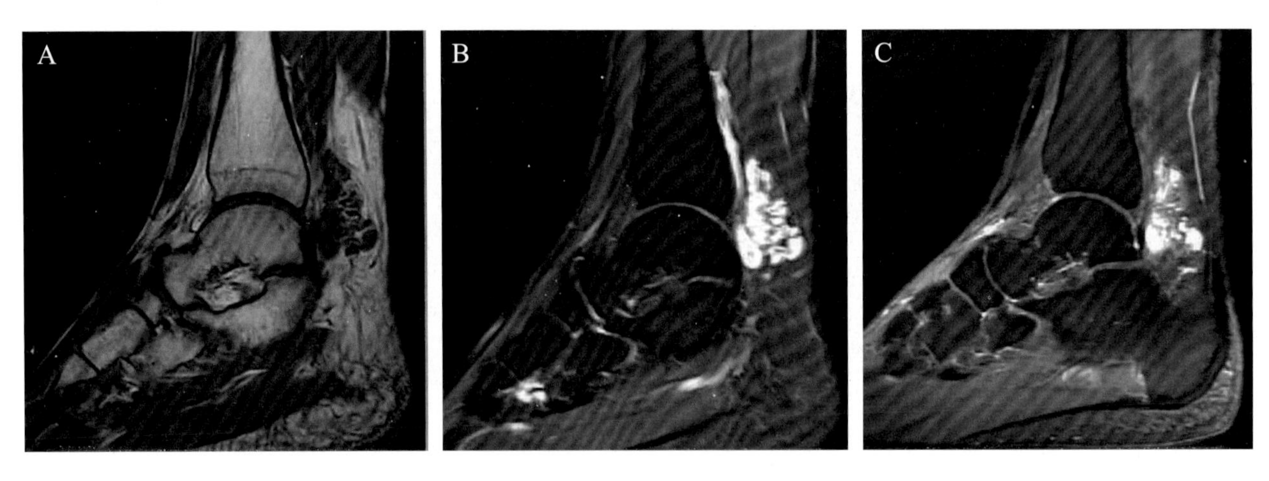

图 11-7 25 岁男性，右后脚踝隐约不适。MRI 的矢状面 T1 序列（A），T2 序列（B）和 T1 序列增强（C）显示一个分叶状肿块，呈 T1 高信号脂肪条状分隔，T2 高信号液体填充区，增强后明显强化，符合软组织血管瘤。

表 11-1 软组织肿块的影像学特征

诊断	临床特点	普通平片	MRI
脂肪瘤	橡胶样，可移动	软组织内的透光阴影	T1 序列上均匀明亮的脂肪信号，所有序列的信号与皮下脂肪一致
非典型脂肪瘤	位置深，橡胶样，可压缩	软组织内的透光阴影	T1 序列上均匀明亮的脂肪信号，所有序列的信号与皮下脂肪一致，纤维束
周围神经鞘瘤（施万细胞瘤和神经纤维瘤）	疼痛，柔软 可以在旁边移动，但是向近端与远端方向移动受限 Tinel 征阳性 穿刺时有锐利的疼痛	无	T2 序列高信号 梭形 靶环征 鼠尾征：膨胀的神经外膜中的液体信号 NF1 与丛状神经纤维瘤相关
肌内黏液瘤	无特异性 活检显示为胶状，鼻涕样物质	无	T2 序列高信号 T1 序列低信号，比周围骨骼肌暗

表 11-1（续）

诊断	临床特点	普通平片	MRI
纤维瘤病	触诊时坚韧 / 坚硬 与 Gardner 综合征相关	无	不规则，浸润性的边界 T1 序列低信号，T2 序列高信号
血管畸形 / 血管瘤	类似沼泽地感，边界不清，有搏动感，无外伤性关节腔出血	静脉石（钙化的血栓）	迂曲血管 T2 序列高信号，被 T1 序列低信号的条状脂肪分隔 强化后信号显著增强

注：缩写：MRI，磁共振；NF1，1 型神经纤维瘤病

要点

1. 良性脂肪肿瘤（脂肪瘤和不典型脂肪瘤）在 MRI 上可以明确识别。应选择边缘切除。
2. 外周神经鞘瘤可以通过临床表现和影像学特征来鉴别，但在多灶性疾病的情况下，没有活检结果就不能与 MPNST 鉴别。
3. 腹外硬纤维瘤手术后仍易侵袭性生长并有局部复发率高的特点。如果可以的话尽量行非手术治疗。

知识点测试

1. 在良性脂肪瘤中，MDM2 荧光原位杂交对诊断非典型脂肪瘤敏感且特异。
2. 鉴别丛状神经纤维瘤应及时评估是否为 1 型神经纤维瘤病（NF1），这与 10%～13% 的恶性风险相关。
3. 腹外硬纤维瘤应检查是否伴有 Gardner 综合征。

参考文献

[1] Gaskin CM, Helms CA. Llpomu, lipoma variants, and well-differentiated liposarcomu (atypical lipomu): results of MRI evaluations of 126 consecutive fatty masses[J]. AJR Am J Roentgen, 2004,182(3):733-739. doi:10. 2214fajr.182.3.1820733.

[2] Mandahl N, Bartuma H, Magnusson L, et al. HMGA2 and MDM2 expression in lipomatous tumors with partial, low-level amplification of sequences from the long arm of chromosome 12[J]. Cancer Genet, 2001,204(10):550-556. doi:lo.1016/j.cancergen.2011.09.005.

[3] Mavrogenis AF, Lesensky J, Romagnoli C, et al. Atypical lipomatous tumors/well-differentiated liposarcomas: clink:al outcomes of 67 patients[J]. Orthopedics, 2011,34(12):893-898. doi:io.3928/01477447-20111021-11.

[4] Evans DG, Buer ME, McGaughran J, et al. Malignant peripheral nerve sheath tumours in neurofibromatosis 1[J]. J Med Genet, 2002,39(5):311- 314. doi:10.1136/jmg.39.5.311.

[5] Farid M, Demicco EG, Garcia R, et al. Malignant peripheral nerve sheath tumors[J]. Oncologist, 2014,19(2):193-201. doi:10.1634/theoncologist.2013-0328.

[6] Murphey MD, Ruble CM, Tyszko SM, et al. From the archives of the AFIP: musculoskeletal fibromatoses: radio-logic-pathologic correlation[J]. Radiographies, 2009,29(7):2143-2173. doi:io.1148/rg.297095138.

[7] Tang P, Hornicek FJ, Gebhardt MC, et al. Surgical treatment of hemangiomas of soft tissue[J]. Clin Orthop Relat Res, 2002,399:205-210. doi:10.1097/00003086-200206000-00025.

第十二章　软组织肉瘤

Soft-Tissue Sarcomas

译者　闻　嘉　刘永奎
校正　李甲振

第一节　概　述

恶性软组织肿瘤是起源于软组织的罕见恶性肿瘤，虽然软组织肉瘤较良性软组织肿瘤少见，但它却是最容易被误诊误治的骨与软组织疾病之一。在前面我们已经讨论了软组织病变的检查、活检和诊断，下面我们将根据患者年龄和解剖位置介绍最常见的软组织肉瘤，并对软组织肉瘤的治疗进行回顾，与所有其他原发恶性骨与软组织肿瘤一样，软组织肉瘤的治疗应由经验丰富的骨肿瘤医生进行诊治。

在美国，每年有将近 9000 例新诊断的恶性软组织肿瘤患者，估计发病率为每年每 10 万人有 3.5 例[1]，由于恶性软组织肿瘤的发病率低于良性软组织肿瘤，不谨慎的医生会忽视恶性软组织肿瘤的诊断，诊断和治疗上的错误也很常见。如果不遵守正确的检查和活检方法，延误诊断、误诊和不恰当的手术会导致本来可以行保肢的病例被迫截肢。

恶性软组织肿瘤是由 50 多种不同组织学亚型组成的异质肿瘤群，具有不同的生长特点、转移能力和对辅助治疗的反应性，症状也各有不同，但是恶性软组织肿瘤有共同的临床症状如无痛、增大及明确的影像特点。半数以上的恶性软组织肉瘤发生在肢体部位，70% 深至筋膜。80% 以上的患者大于 15 岁，而许多软组织肉瘤亚型有明显的年龄偏好[2]。

第二节　不同年龄段的软组织肉瘤

一、儿童（小于 15 岁）

- 横纹肌肉瘤（胚胎型，儿童最常见的软组织肉瘤）
- 婴幼儿纤维肉瘤

二、青少年和青年人（16 ~ 39 岁）

- 滑膜肉瘤（年轻人最常见的软组织肉瘤，足部最常见的软组织肉瘤）
- 横纹肌肉瘤（腺泡型）
- 透明细胞肉瘤
- 上皮样肉瘤（手部最常见的软组织肉瘤）

- 原始神经外胚层肿瘤 / 骨外尤文氏肉瘤
- 骨外骨肉瘤
- 腺泡状软组织肉瘤

三、成年人（40 ~ 60 岁）

- 未分化多形性肉瘤（成人最常见的软组织肉瘤）
- 横纹肌肉瘤（多形性）
- 脂肪肉瘤（黏液样和圆细胞型）
- 恶性外周神经鞘瘤
- 骨外软骨肉瘤
- 卡波西肉瘤

四、老年人（大于 60 岁）

- 脂肪肉瘤（去分化型和多形性，老年人最常见的软组织肉瘤）
- 平滑肌肉瘤
- 纤维肉瘤
- 血管肉瘤
- 黏液纤维肉瘤

很少有特定的危险因素与软组织肉瘤发病有关。大多数软组织肉瘤都是自发形成的。据相关报道，软组织肉瘤多发生在烧伤、骨折及手术区域，但创伤不是一个公认的危险因素，而可能是误诊导致的。已知的有卡波西肉瘤与 HIV 和免疫抑制相关，但目前尚未发现其他和软组织肉瘤相关的感染性、环境和化学暴露因素。辐射暴露是一个已被证实的危险因素，既往放疗区域的软组织肿瘤应作为潜在的放疗后软组织肉瘤进行评估（图 12-1）。已知与软组织肉瘤相关的家族性癌症综合征包括神经纤维瘤病 1（恶性外周神经鞘瘤），Li-Fraument 综合征（横纹肌肉瘤、骨肉瘤、平滑肌肉瘤、脂肪肉瘤和多形性未分化肉瘤）和视网膜母细胞瘤（平滑肌肉瘤、纤维肉瘤和横纹肌肉瘤）[3]。

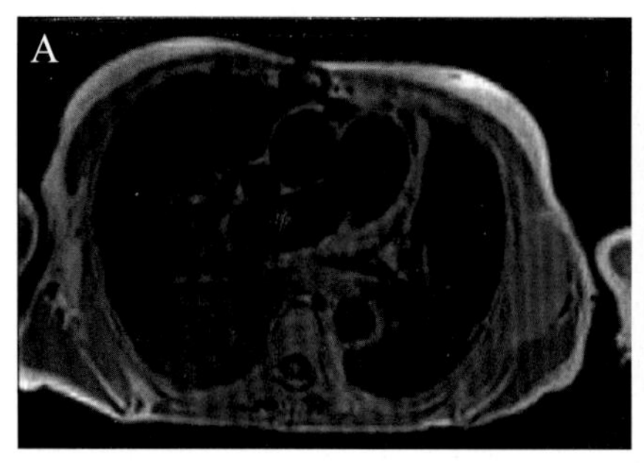

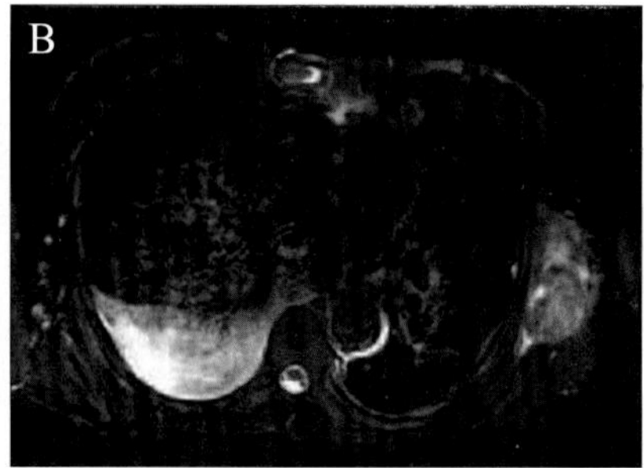

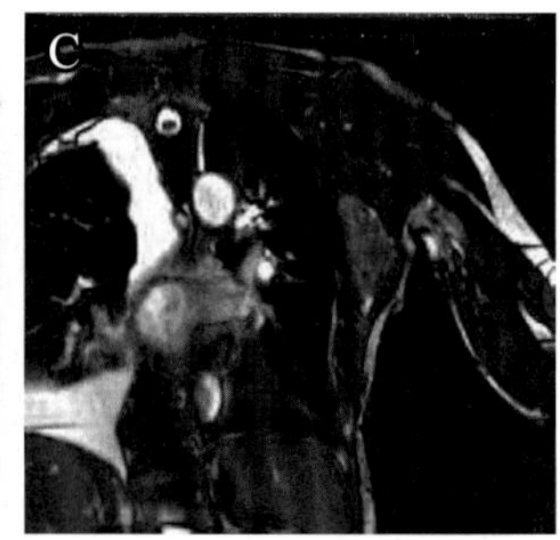

图 12-1 81 岁女性患者，左乳癌病史，15 年前接受过乳房切除术和放疗，目前出现左腋下无痛性肿胀，（A）T1 轴位像，（B）T2 轴位像和（C）冠状位 T2 像 MRI 提示靠近左侧胸壁的背阔肌内出现异质性肿块，活检证实为纤维肉瘤，组织学上与之前的乳腺癌不同，考虑为放疗后肉瘤。

大多数软组织肉瘤通过血行播散，通过肺循环沉积在肺部，因此用病变局部区域磁共振成像（MRI）和胸部 CT 对大多数软组织肉瘤进行临床分期已经足够了。但是，之前在第二章讨论过的，一些特殊的亚型表现出不同的转移倾向，需要额外的检查进行分期（图 12-2）。

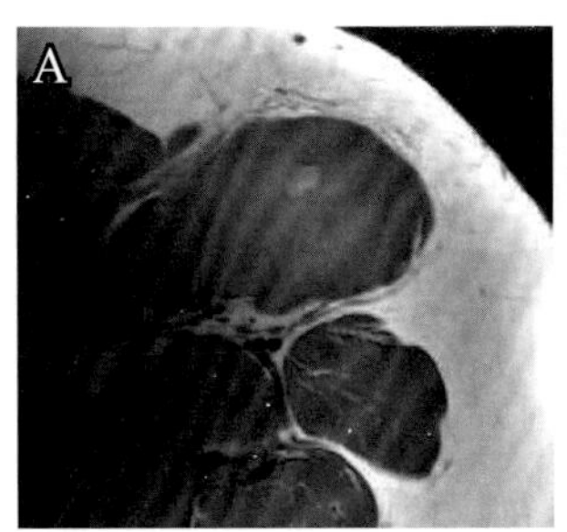

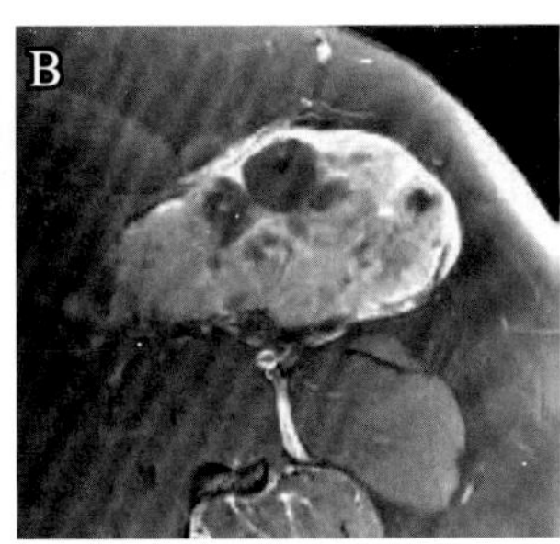

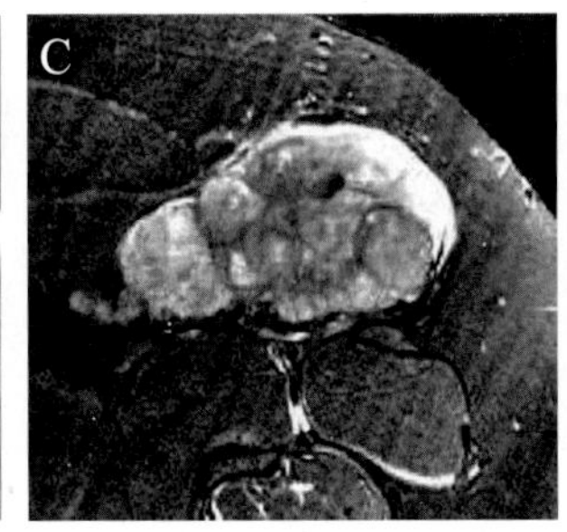

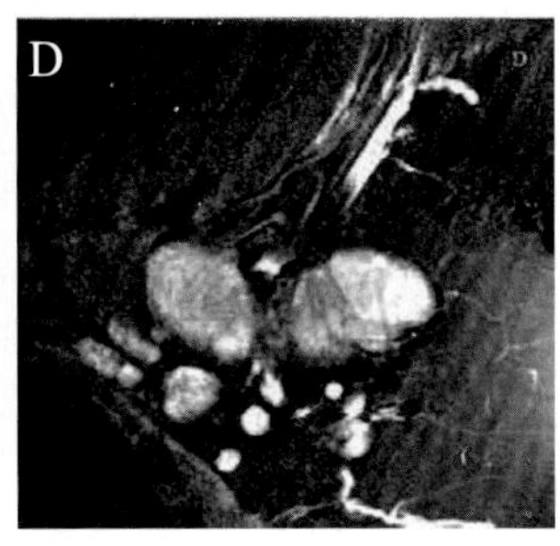

图 12-2　43 岁男性患者，左腋下出现无痛性肿块，轴位磁共振发现一个边界清楚的不均匀病变，（A）T1 低信号；（B）钆造影剂增强后出现内部强化。轴位磁共振提示一个界限清楚的异质性病变，T2 加权序列的高信号（C），并有广泛的局部淋巴结病变（D）。活检提示为多形性横纹肌肉瘤。患者接受全身治疗，术前放疗和广泛切除手术。

第三节　通过淋巴结转移的软组织肉瘤

（可以按照 RACES 或 ESARC 进行记忆）

横纹肌肉瘤（rhabdomyosarcoma）

血管肉瘤（angiosarcoma）

透明细胞肉瘤（clear cell sarcoma）

上皮样肉瘤（epithelioid sarcoma）

滑膜肉瘤（synovial sarcoma）

第四节　多形性未分化肉瘤

UPS 多形性未分化肉瘤曾经被称为恶性纤维组织细胞瘤，是最常见的软组织肉瘤，也是成人最常见的软组织肉瘤，多形性未分化肉瘤多由高级别多形性梭形细胞组成，缺少明显的组织分化。大多数 UPS 发生在四肢的筋膜下，主要治疗方式包括广泛切除手术和辅助放疗。化疗是否敏感无法预测，但一般可以对体质良好，高级别肿瘤，位于筋膜下，大于 5cm 的患者选择化疗（图 12-3）。

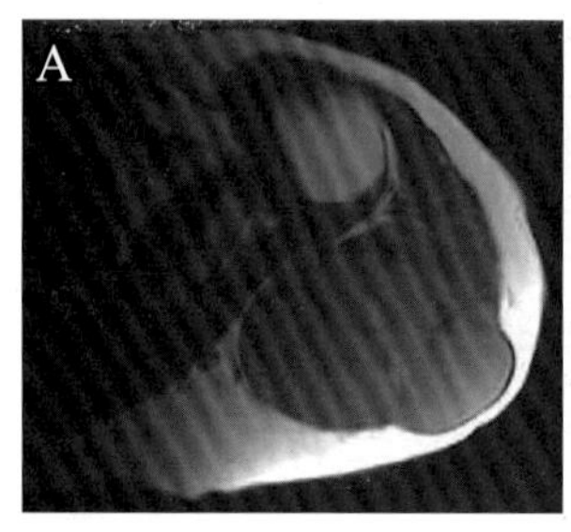

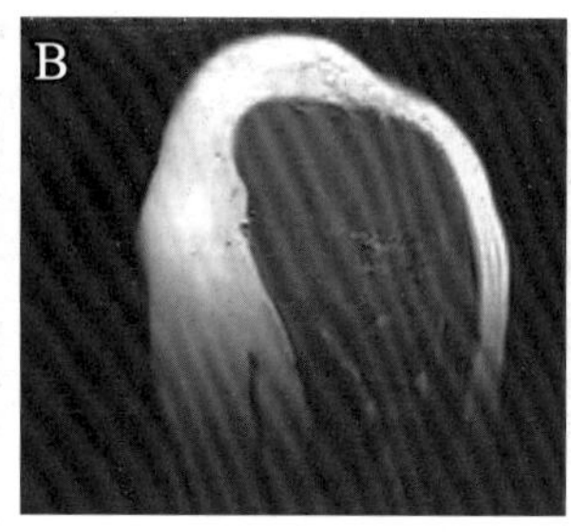

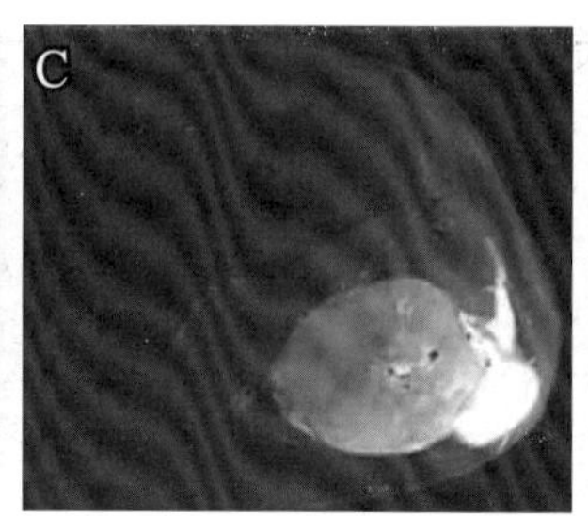

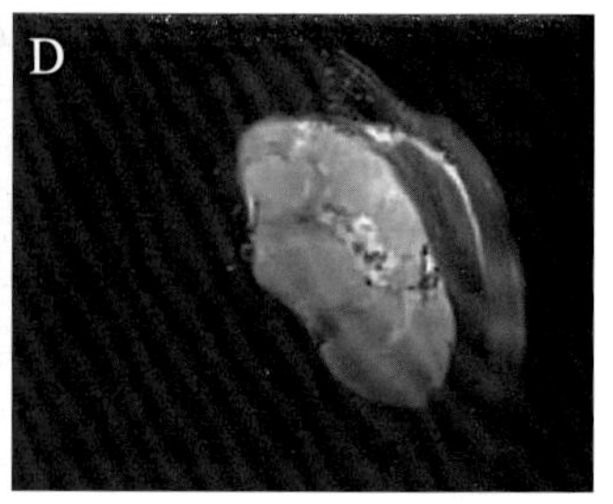

图 12-3 80 岁女性患者，出现左肩后部无痛性肿胀，MRI 显示三角肌后内有一个清晰的肿块，在（A）轴位和（B）冠状位 T1 上呈低信号，在（C）轴位和（D）冠状位 T2 上呈高信号。活检证实为未分化多形性肉瘤，患者接受了广泛切除手术和辅助放疗。

第五节　脂肪肉瘤

脂肪肉瘤是脂肪组织来源的恶性肿瘤，是第二常见的软组织肉瘤，包括 5 种不同的亚型，其内部的脂肪信号量也不同，脂肪肉瘤扩散模式不典型，应进行腹膜后和 (或) 骨骼的筛查。表 12-1 对不同亚型的脂肪肉瘤的治疗方式进行了总结（图 12-4）。

表 12-1　不同脂肪肉瘤亚型的治疗方式

脂肪肉瘤亚型	诊断特征	治疗
高分化型	低级别 位于腹膜后 MDM2 扩增	边缘或者广泛切除
黏液性	位于筋膜下 T2 高信号 T（12；16）易位 TLS-CHOP 融合基因	术前放疗 （放疗敏感性较好） 广泛切除手术 高危患者全身治疗
圆细胞型	高级别 圆细胞成分＞ 5%	术前放疗 广泛切除手术 系统治疗
去分化型	高级别肿瘤细胞成分和高分化肿瘤细胞毗邻	广泛切除手术 辅助放疗 考虑全身治疗
多形性	高侵袭性 恶性扩散率高	广泛切除手术 辅助放疗和全身治疗 姑息治疗

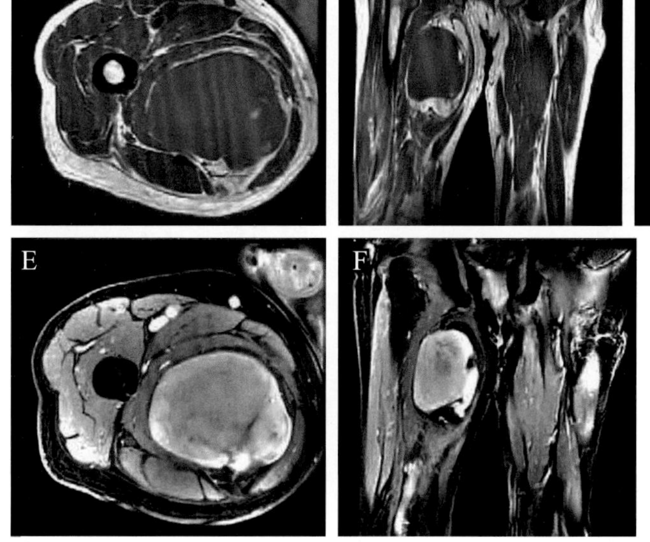
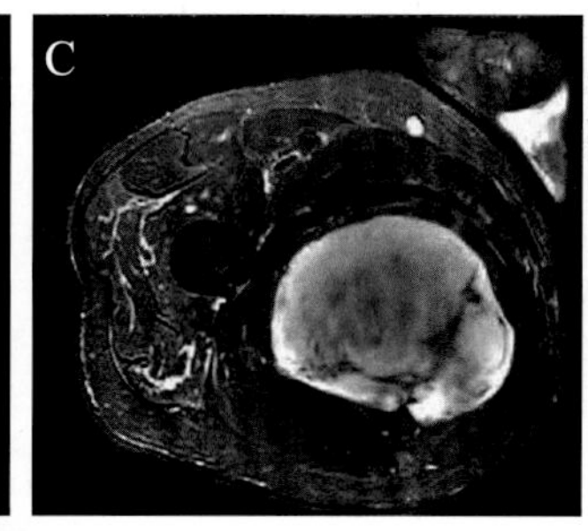
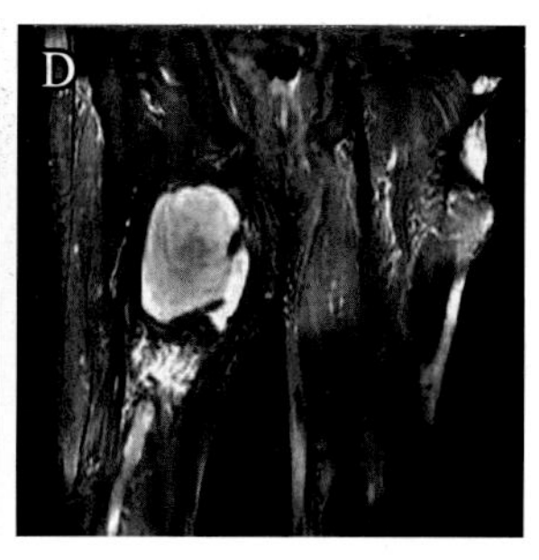

图 12-4　患者，男性，88 岁，表现为右大腿肿胀及长时间步行后不适，MRI 可见一边界清楚的病变，T1（A 和 B）低信号，T2（C 和 D）高信号，（E 和 F）提示在脂肪抑制后增强序列有内部强化。强化的病灶位于大面积高分化脂肪瘤内，T1 呈高信号，所有影像序列均与皮下脂肪等信号，活检与去分化脂肪肉瘤一致，患者接受了广泛切除手术及辅助放疗。

第六节　滑膜肉瘤

滑膜肉瘤是年轻人最常见的软组织肉瘤，也是足部最常见的软组织肉瘤。临床有不同的表现，可以从快速增殖到缓慢生长。滑膜肉瘤可通过单相或双相组织学以及与 SYT-SSX 基因重排相关的特征性 t（X;l8）易位来鉴别。约有 30% 的滑膜肉瘤会表现出软组织的花边样营养不良性钙化，这可以通过放射学检查发现 [4]。滑膜肉瘤是高级别肿瘤，转移扩散风险高。由于滑膜肉瘤患者平均年龄较小，且对化疗敏感，因此应采用积极的治疗方法，包括广泛切除手术、辅助放疗和全身化疗。

第七节　横纹肌肉瘤

横纹肌肉瘤是儿童最常见的软组织肿瘤。胚胎型通常发生在幼儿，是幼儿最常见的类型，其预后比青少年和青年人的腺泡型更好。腺泡型横纹肌肉瘤的诊断通常通过分辨 PAX 和 FOX 基因的基因融合来实现。有一小部分横纹肌肉瘤发生于成人。多形性横纹肌肉瘤分化很差，具有很强的侵袭性（图 12-5），横纹肌肉瘤的治疗是综合性的，包括全身化疗，广泛切除手术和必要时的放疗。

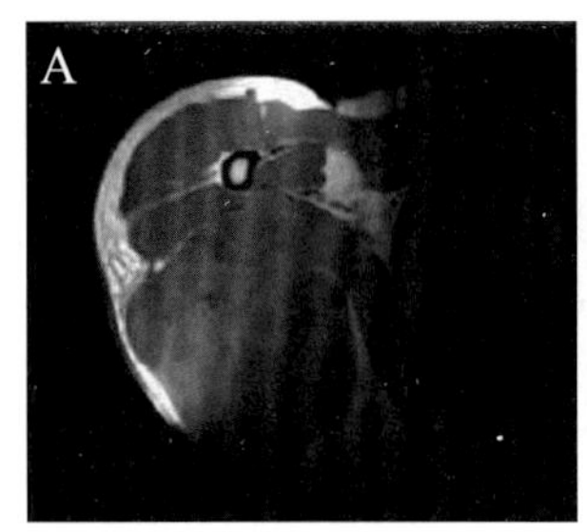

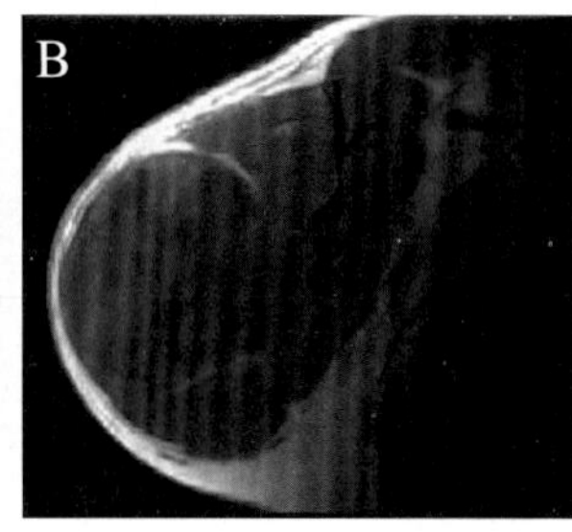

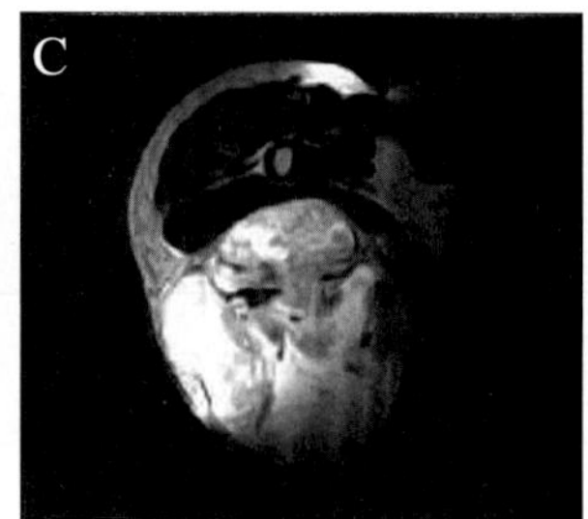

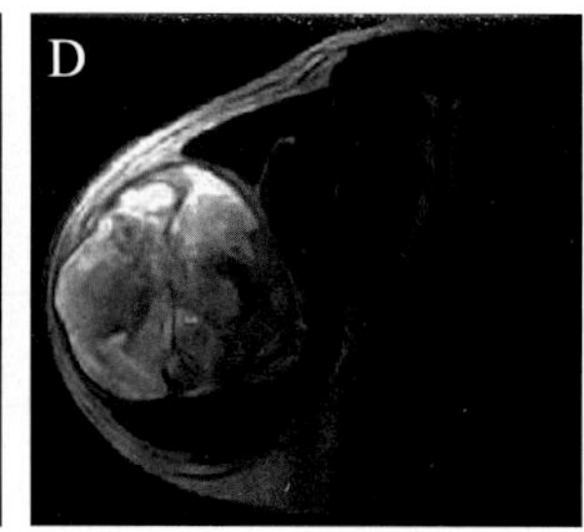

图 12-5 43 岁男性患者，右肩背部无痛性肿胀，MRI 显示三角肌内有一不均质肿块，T1 序列（A）轴位和（B）冠状位为低信号和中等信号，T2 序列（C）轴位和（D）矢状位呈高信号，活检证实为多形性横纹肌肉瘤，患者接受广泛切除手术，辅助化疗和放疗。

第八节　上皮样肉瘤

上皮样肉瘤是手部最常见的软组织肿瘤。这些肿瘤的典型表现为小结节性生长，类似于肉芽肿或手掌纤维瘤。典型表现为近端向肌筋膜、肌腱或淋巴结转移，因此需要对整个肢体进行淋巴结评估和影像学检查以明确分期，上皮样肉瘤的治疗包括广泛切除手术和辅助放疗。

第九节　手术治疗

软组织肉瘤是一种外科疾病，无法单独通过化疗或放疗治愈。手术应该由经验丰富的医生精细操作，边缘阴性的广泛切除手术仍然是治疗软组织肉瘤的主要手段。广泛切除的定义是切除范围包括带有周围正常组织包裹的完整肿瘤切除（图 12-6）。在肉瘤手术中，这个所谓的正常组织的切除厚度是不确定的，邻近神经血管结构和筋膜边界的病变也可以将筋膜、神经外膜或血管鞘外膜完整切除的情况下做到广泛切除。

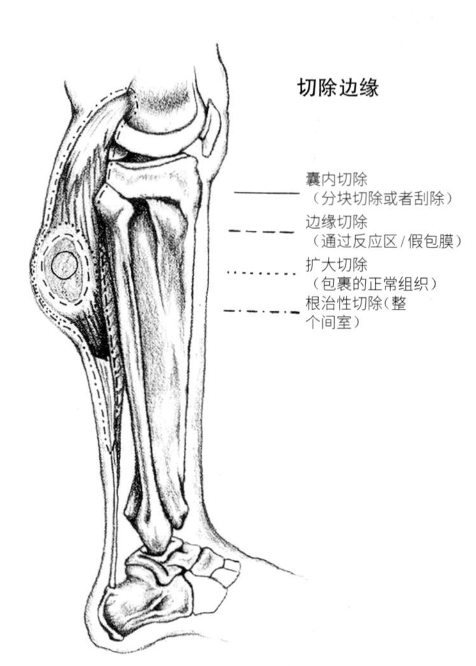

图 12-6　手术切除边缘图

软组织肉瘤通常向外压迫生长，将周围正常组织向外推移，而筋膜和解剖边界一般完整。这一生长特点可以在保留关键结构的情况下获得较大的切除边缘，约 90% 的软组织肉瘤患者能够保肢。需要切除的血管可以用血管移植物重建，与骨相邻的病变可能需要剥离临近的骨膜，侵犯骨膜的病变需要切除受累骨并重建。切除一根主要周围神经也可能导致肢体功能丧失，而需要切除 2 条或更多的神经即为截肢指证。截肢的其他适应证包括伴有真菌感染的肿瘤，广泛浸润性病变（涉及多个间室）或术后无法重建肢体缺失。

第十节　放射治疗

对于低级别软组织肉瘤，因为局部复发率小于 10%，往往只需要进行广泛切除手术。但是在没有辅助治疗的情况下，中高级别软组织肉瘤的复发率为 20% ~ 30%，因此，在高级别的肿瘤中应加用放疗以减少原发病变周围的卫星灶。据观察，这可以将病变的局部复发率降低到 10% 以下[5]。目前存在许多不同的放疗方式，而软组织肉瘤一般需要辐射剂量在 50 ~ 70Gy，在 4 ~ 6 周的周期内分次实施。放疗可以在切除术前或者术后进行，具体执行方式根据每个病例的具体情况和医疗机构的偏好决定。表 12-2 说明了术前和术后放疗的风险和益处。黏液样脂肪肉瘤和圆形细胞肿瘤的放疗敏感性高，最好在术前进行放疗（图 12-7）。

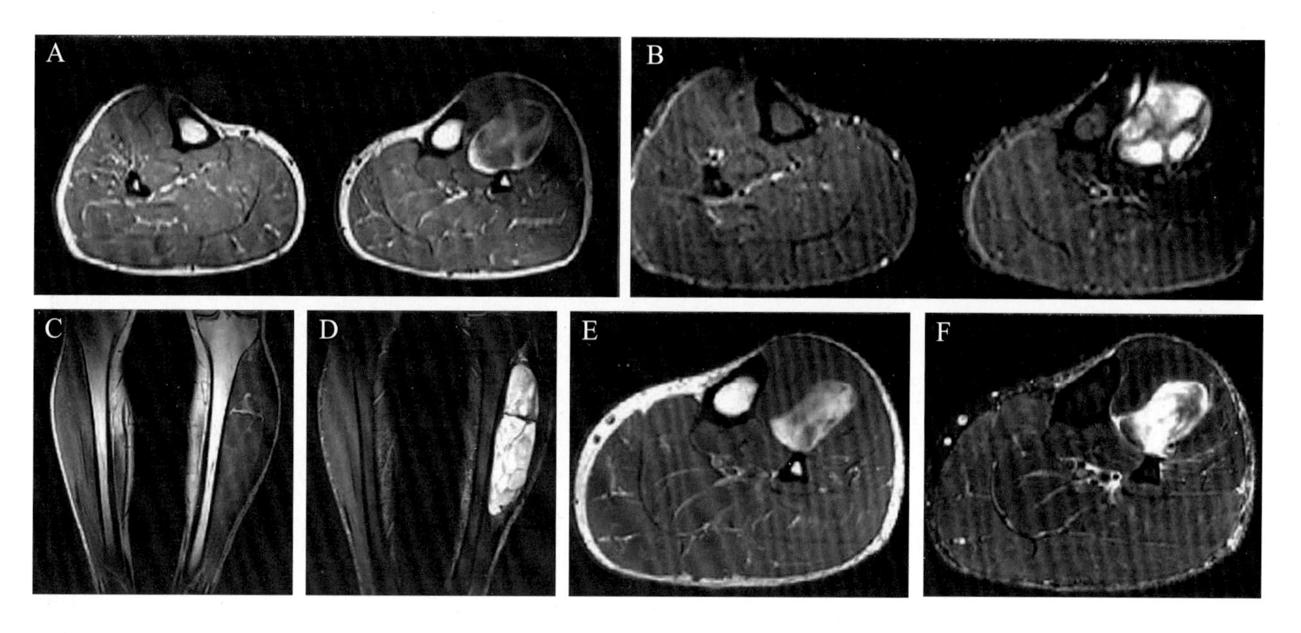

图 12-7　59 岁男性患者，左小腿隐约有肿胀，MRI 提示左小腿前间室内有一个界限清楚的肿块，在 T1（A 和 C）上大部分为低信号，在 T2（B 和 D）上为高信号，内部有脂肪信号条纹，与脂肪源性肿瘤一致，活检证实为黏液性脂肪肉瘤，术前放疗后 T2 轴向（E 和 F）显示肿瘤体积缩小。

值得注意的是，放疗是一种辅助治疗，并不能就此选择不充分的手术，在囊内切除或者边缘切除的情况下局部复发的风险仍然是无法接受的，因此不能依赖放疗来弥补阳性的手术边缘。大体和显微镜下的阳性手术边缘都需要再次行切除术，直到获得阴性边缘。

超过 30Gy 的放疗可能造成骨内成骨细胞和破骨细胞的消耗，这种重塑潜能的受损增加了放疗后不全性骨折的风险。女性、高龄、放射剂量较高和切除时牺牲骨膜超过 10 cm 均是放疗后骨折的危险因素，可以考虑对这些患者进行预防性加固治疗[7]。

表 12-2 术前放疗与术后放疗的比较

	术前放疗	术后放疗
剂量	50 ~ 60 Gy，可选择术后增强放疗	60 ~ 70 Gy
时间	放疗完成后 3.5 ~ 5 周进行手术，期间让组织修复	应在术后 3 ~ 4 周进行，以允许切口恢复。
照射范围	较小：已知肿块的周围数厘米范围。	较大：整个手术区周围数厘米，术中用手术夹标记。
肿瘤反应性	方便行切除术 • 肿瘤体积减小 • 肿瘤包膜成熟	N/A 无法评估
切口愈合	受影响：35% 的切口并发症发生率	正常：17% 的切口并发症发生率
长期的局部毒性 • 纤维化 • 淋巴水肿 • 挛缩	降低	增加
局部复发率	无区别	无区别
总体生存率	无区别	无区别

注：缩写：N/A，无法评估；XRT,X 线放疗 参考 O'Sullivan B, Davis AM, Turcotte R, et al.[6]

第十一节 化疗与预后

手术和放疗技术的进步有助于降低局部复发率，但 5 年生存率在过去几十年里并没有太大变化。软组织肉瘤的预后主要取决于病变的生物学侵袭性，反映在肿瘤的组织学分级上。低级别病变具有良好的长期预后，5 年生存率大于 95%，相比之下，中度恶性肿瘤的存活率为 70% ~ 80%，高度恶性肿瘤的存活率为 50% ~ 60%。多形性软组织肉瘤预后差，5 年生存率为 10% ~ 30%。

为了提高生存率，肯定需要建立有效的全身治疗方案。然而软组织肉瘤的亚型较多，对化疗的敏感性各不相同，患者的年龄分布较广，造成对化疗的耐受差异较大，使得软组织肉瘤的化疗的统计验证非常困难。大规模的研究表明，对软组织肉瘤进行系统治疗的疗效并不一致，甚至可能增加终末器官损伤的风险，带来生存期的负收益 [8]。化疗应该建立在个体情况的基础上，评估患者的肿瘤大小、深度和肿瘤级别，以及患者的生理耐受性（图 12-8）。表 12-3 描述了软组织肉瘤亚型对常规化疗的敏感性。

表 12-3 不同软组织肉瘤亚型对化疗的敏感性

化疗敏感	化疗效果不确定	化疗不敏感
胚胎型和腺泡型横纹肌肉瘤 PNET/ 骨外尤文氏肉瘤 滑膜肉瘤 黏液样和圆细胞型脂肪肉瘤	未分化多形性肉瘤 黏液纤维肉瘤 多形性横纹肌肉瘤 多形性脂肪肉瘤 上皮样肉瘤 平滑肌肉瘤 恶性外周神经鞘瘤 血管肉瘤	透明细胞肉瘤 腺泡状软组织肉瘤 骨外软骨肉瘤 未分化软骨肉瘤

注：PNET 原始神经外胚层肿瘤

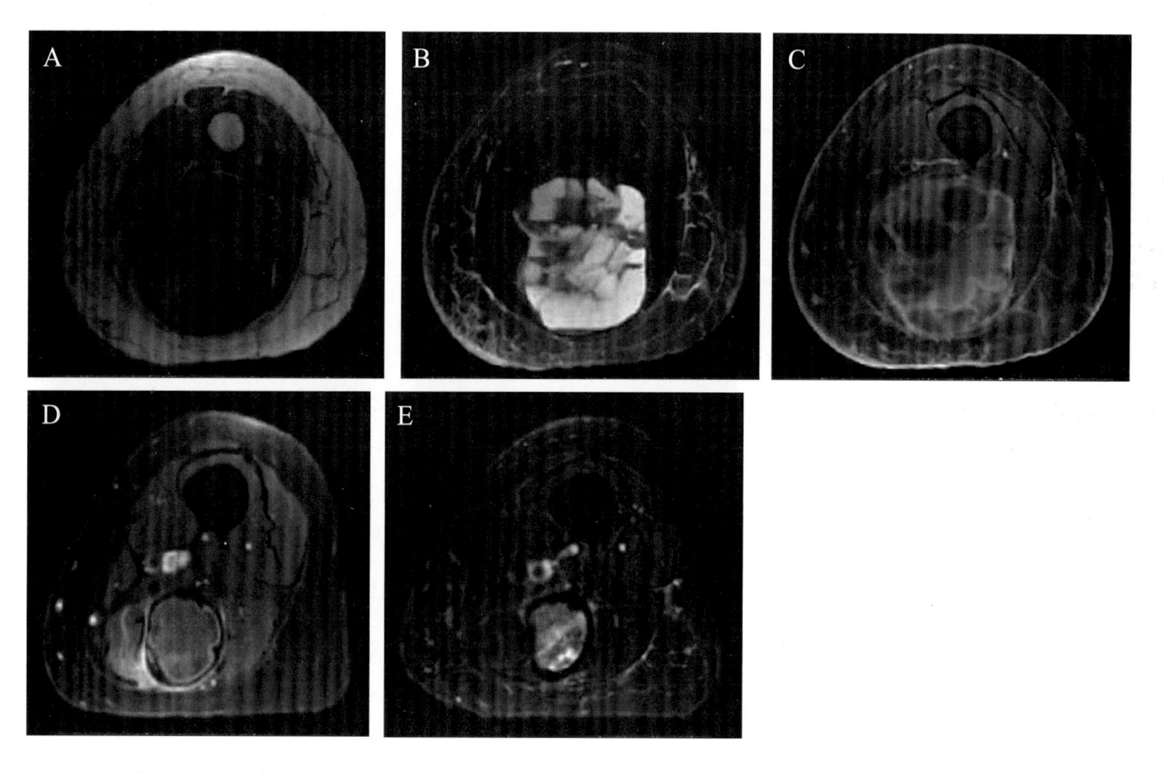

图 12-8 女性患者，68 岁，出现左大腿后部无痛性肿胀，轴位 T1（A）和 T2（B）MRI 提示大腿后部有一个界限清楚的不均质病变。活检诊断为未分化多形性肉瘤。进一步分期检测提示肺部有 2 个转移性结节，患者开始接受新辅助化疗，轴位 T1 脂肪抑制后 NRI 提示肿瘤缩小，从基线表现（C），到 6 个化疗周期结束（D），然后是术前放疗（E）。

要点

1. 对于无痛、深至筋膜、大于 5cm 的软组织肿块，明确排除软组织肉瘤之前都应作为潜在的肉瘤进行检查
2. 低级别软组织肉瘤只需通过广泛切除手术治疗，长期生存率高。
3. 高级别软组织肉瘤的治疗采用广泛的手术切除和辅助放疗。部分患者可考虑化疗。

知识点测试

1. 横纹肌肉瘤、血管肉瘤、透明细胞肉瘤、上皮样肉瘤和滑膜肉瘤（RACES）是已知具有淋巴转移特性的肿瘤，应进行淋巴结筛查。
2. 滑膜肉瘤是成人最常见的软组织肉瘤，其特征为双相组织学、软组织钙化和特征性的 t（X; l8）易位。
3. 与术后放疗相比，术前放疗的局部毒性较小，但伤口并发症发生率较高，而肿瘤预后相同。

参考文献

[1] American Cancer Society. Cancer Treatment & Survivorship Facts & Figures 2016- 2017[M]. Atlanta: American Cancer Society, 2016.

[2] Mastrangelo G, Coindre JM, Ducimetiere F, et al. Incidence of soft tissue sarcoma and beyond: a population-based prospective study in 3 European regions[J]. Cancer, 2012,118(21):5339-5348. doi:10.1002/cncr.27555.

[3] Ognjanovic S, Olivier M, Bergemann TL, et al. Sarcomas in TP53 germline mutation carriers: a review of the IARC TP53 database[J]. Cancer, 2012,118(5)a387-1396. doi:lo.1002/cncr.26390.

[4] Murphey MD, Gibson MS, Jennings BT, et al. From the archives of the AFIP: imaging of synovial sarcoma with radiologic-pathologic correlation[J]. Radiographies, 2006,26(5):1543-1565. doi:io.1148/ rg.265065084.

[5] Albertsmeier M, Rauch A, Roeder F, et al. External beam radiation therapy for resectable soft tissue sarcoma: a systematic review and meta-analysis[J]. Ann Surg Oncol, 2018,25(3):754-767. doi:10.1245/s10434-017-6081-2.

[6] O'Sullivan B, Davis AM, Turcotte R, et al. Preoperative versus postoperative radiotherapy in soft-tissue sarcoma of the limbs: a randomised trial[J]. Lancet, 2002,359(9325):2235-2241. doi:10.1016/S0140-6736(02)09292-9.

[7] Gortzak Y, Lockwood GA, Mahendra A, et al. Prediction of pathologic fracture risk of the femur after combined modality treatment of soft tissue sarcoma of the thigh[J]. Cancer, 2010,116(6):1553 1559. doi:10.1002/cncr.24949.

[8] Adjuvant chemotherapy for localised resectable soft-tissue sarcoma of adults:meta-analysis of individual data. Sarcoma Meta-analysis Collaboration[J]. Lancet, 1997,350(9092):1647-1654. doi:10.1016/So140-6736(97)08165-8.

第五部分　特殊部位肿瘤

第十三章　关节内病变

Intra-Articular Lesions

译者　闻　嘉　刘永奎
校正　李甲振

第一节　概　述

关节内病变通常是在长期治疗疑似退行性关节疾病或其他软组织损伤后发现的。一旦发现，滑膜病变需要像其他肿瘤一样进行仔细鉴别，但是可以通过常见的滑膜病变的临床症状和影像表现进行安全的评估。本节将讨论如何识别常见的关节内疾病，并讨论治疗方法。

大多数关节内肿物属于良性和非肿瘤性的，这些病变通常表现为长期缓慢进展的反复关节积液、关节隐痛，偶尔出现机械性撞击症状，如关节活动受限、交锁或退行性变。滑膜病变可表现为局限性、离散性结节也可以让整个关节弥漫性受累。偶尔可能出现关节外损伤，但这并不代表肿瘤出现恶性变，真正的关节内恶性肿瘤是非常罕见的，但应当小心在明确诊断前的任何损伤性操作，无法确诊的病变应当转给骨肿瘤专家，以避免污染关节腔，因为一旦关节腔被污染可能需要进行关节外切除，这样的损伤太大。

关节内病变的诊断通常可以通过影像学检查确诊。磁共振成像（MRI）如果发现关节滑膜增生、渗出和关节两侧的骨质破坏是滑膜病变的特征。通过钙化特点可以诊断血管瘤、滑膜软骨瘤病、钙化性肌腱炎和假性痛风，所以 X 线片对于关节内病变的诊断也很有帮助。

大多数未经治疗的滑膜病变自然病史是一个侵袭性生长、关节软骨丢失和骨侵蚀的过程。治疗通常是内科治疗结合根治性滑膜切除术来控制症状，减轻肿瘤负荷，但复发率很高。

第二节　色素沉着绒毛结节性滑膜炎 / 腱鞘巨细胞瘤

顾名思义，色素沉着绒毛结节性滑膜炎（pigmented villonodular synovitis, PVNS）是一种巨噬细胞、组织细胞和巨细胞的特征性结节性滑膜增生。比起肿瘤性病变，色素沉着绒毛结节性滑膜炎更倾向于被认为是一种反应性病变。由于或多或少的出血，含铁血黄含量增高，将组织染成棕褐色至深褐色。大多数病例是弥漫型疾病，广泛累及前后关节间隙，晚期病例可见关节外和骨内扩展。一小部分患者表现为局限性结节性疾病。这种局限性结节性疾病也可以与软组织中的腱鞘有关，特别是手和足。这些肿瘤常被称为“腱鞘巨细胞瘤”，并可以通过边缘切除进行治疗。

PVNS 最常见于中青年，表现为关节疼痛、活动受限和反复出血。PVNS 多数是单关节病变，膝关节是最常见的发病关节。MRI 显示为典型的结节性滑膜增生，由于含铁血黄素沉积，T1 和 T2 上都为暗信号区。平片显示病变内无钙化，这点可以鉴别色素沉着绒毛结节性滑膜炎和滑膜软骨瘤病（图 13-1）。

PVNS 的治疗可以通过根治性滑膜切除术进行手术切除。局限性疾病通常切除就可治愈。对于弥漫性疾病，手术可能需要 2 个单独的关节切口入路。开放手术和关节镜下手术均能治疗色素沉着绒毛结节性滑膜炎，两种方法单独或联合前后入路使用均可，但关节镜下滑膜切除术的复发率高 [1]。晚期有侵袭性或退行性关节病变的患者可考虑进行广泛滑膜切除的关节置换术。不幸的是，弥漫型色素沉着绒毛结节性滑膜炎局部复发率高，在 20% ~ 30% 之间 [2]。目前正在探索降低复发风险的辅助治疗，包括外照射放疗、关节内注射放射性同位素钇 90，以及使用酪氨酸激酶和其他多靶点抑制剂的全身治疗。

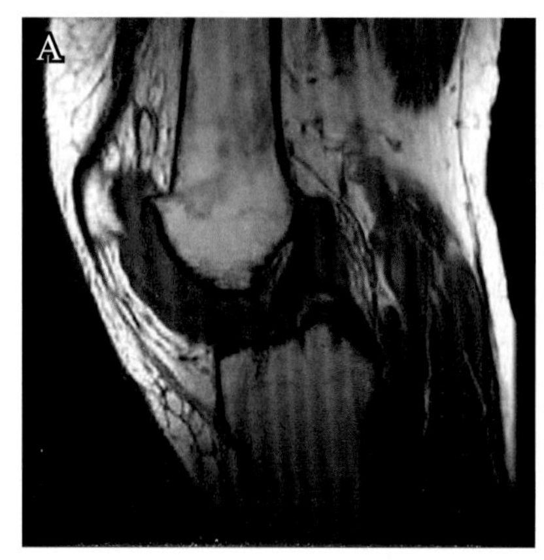

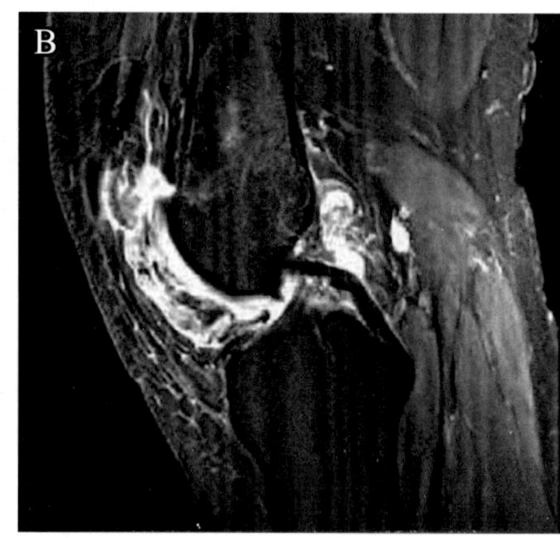

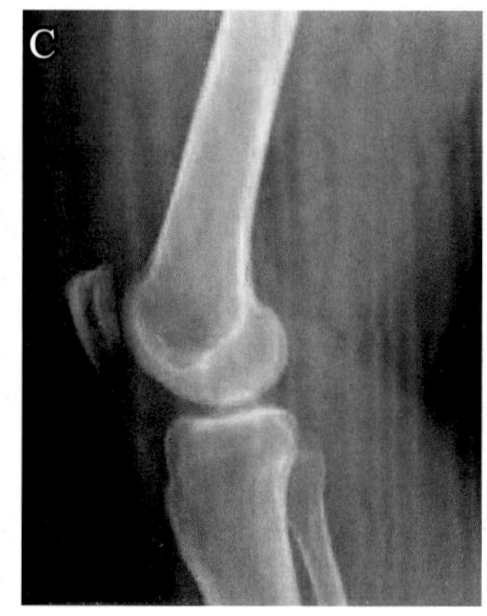

图 13-1 一名 45 岁的女性出现右膝肿胀和疼痛，矢状位（A）T1 和（B）T2MRI 显示膝关节前后不均匀的关节内增生，T1 低信号，T2 高信号，2 种序列均有暗区。（C）侧位 X 线片显示关节渗出和关节内软组织无钙化，与色素沉着绒毛结节性滑膜炎相符合。

第三节　滑膜软骨瘤病

滑膜软骨瘤病是关节滑膜的一种非肿瘤性软骨化生，产生软骨小叶，可在关节内脱落形成小而疏松的游离体，或积聚成较大的结节或斑块。机械性症状非常常见，症状可以从轻度活动受限到机械活动受限强直，活动时疼痛。

滑膜软骨瘤病可通过典型的影像学明确诊断，表现为关节滑膜内软骨样小叶伴有边缘钙化。MRI 显示软骨样基质在 T1 上为低至中等，T2 上为高信号，有因钙化导致的信号丢失区（图 13-2）。一旦确诊，滑膜软骨瘤病的治疗主要依靠外科手术，去除游离体，切除受累的滑膜，但术后复发率较高。

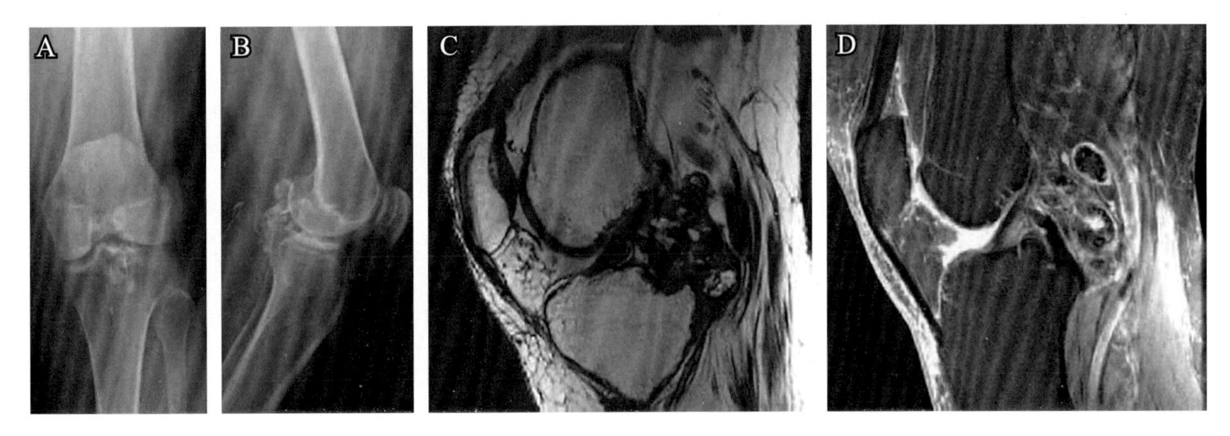

图 13-2　一名 40 岁女性，既往有左膝肿块切除史，表现为左膝渐进性疼痛和屈膝不适。（A）正位和（B）侧位 X 线片显示膝后关节内有多个边界清楚的钙化分叶状病灶，其透射程度与软骨基质一致。（C）T1 和（D）T2 矢状位 MRI 显示分叶状肿物，低信号区与钙化一致。放射学特点复合滑膜软骨瘤病。

第四节　其他滑膜病变

一、关节滑膜血管瘤

关节滑膜血管瘤常表现为反复发作的关节腔内出血，原因是关节正常运动时，血管被挤压并挫伤。关节滑膜血管瘤可以通过 MRI 上特征性的脂肪间隔的分叶状血管腔进行诊断（图 13-3），与其他部位的血管畸形一样，这些病变可能需要硬化治疗或栓塞，但关节内病变最好的治疗方法是手术切除或滑膜切除术。

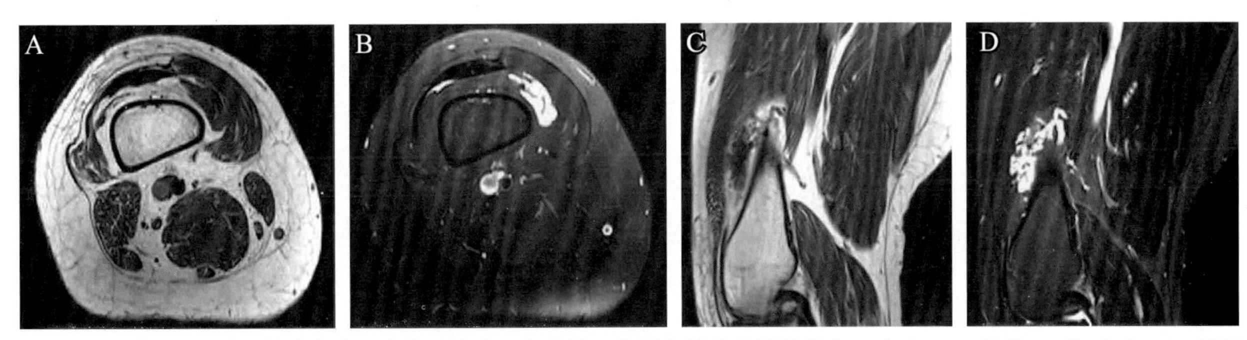

图 13-3　一名 29 岁的男性患者有 3 次右膝疼痛、自发性、非创伤性关节炎的病史。（A）MRI 轴位 T1 和（B）T2　显示膝关节滑膜内有分叶状肿块。矢状位（C）T1 和（D）T2 序列显示了脂肪高信号区与液性亮区交错并与一明显的滋养血管相通，诊断为滑膜血管瘤。

二、滑膜树枝状脂肪瘤

树枝状脂肪瘤是滑膜的脂肪增生，其特征是关节渗出和肿胀，具有特征性的绒毛结构，含有分化良好的脂肪（图 13-4）。这种疾病可以发生在双侧关节，建议进行对症处理与根治性滑膜切除术 [3]。

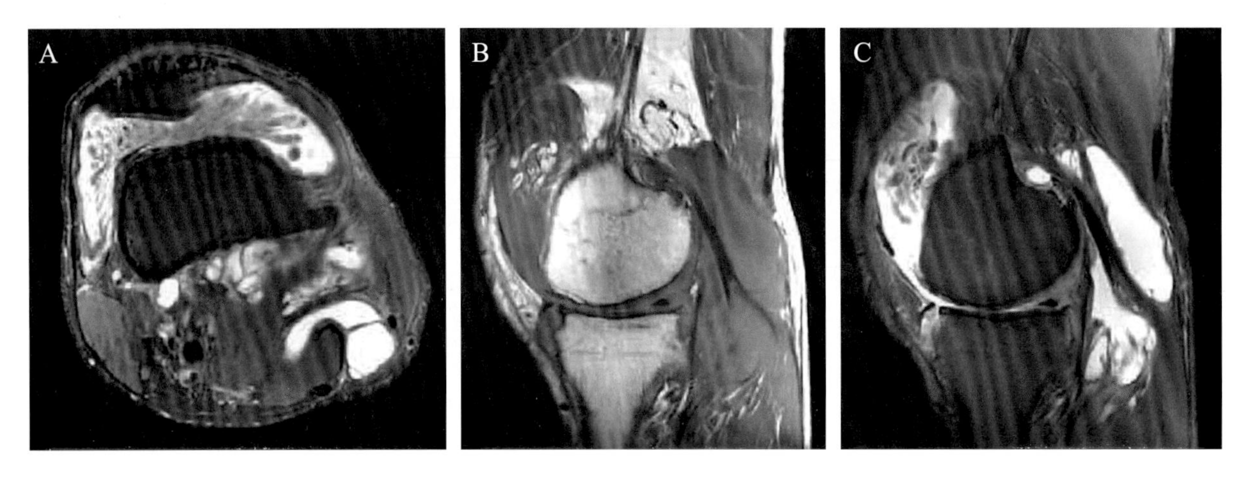

图 13-4 患者 57 岁男性，双膝疼痛，间断肿胀。（A） 轴位 T2，（B）矢状位 T1 和（C）T2 MRI 提示滑膜增生，T1 上有特征性的高强度脂肪信号，与树枝状脂肪瘤一致。

三、关节慢性炎症和感染性疾病

表 13-1 讨论了最常见的关节炎性疾病的临床和影像学表现。一般来说，感染和炎症会导致关节软骨丢失，但不会伴有骨赘增生或骨刺（图 13-5），这一过程将导致关节不稳定、侵蚀和吸收（图 13-6）。

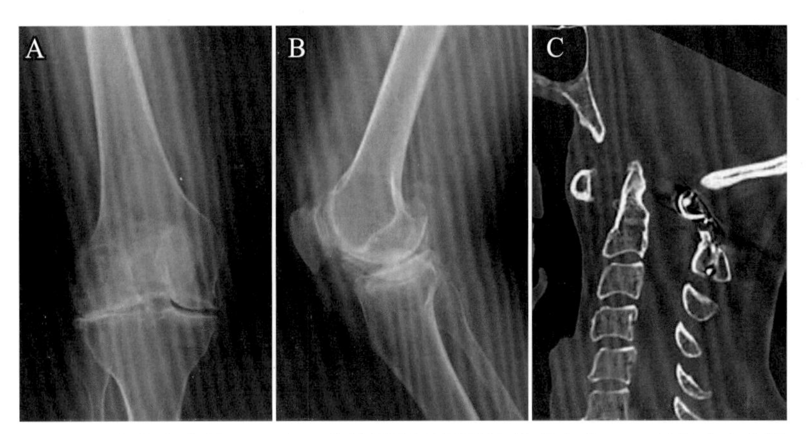

图 13-5 患者为女性，45 岁，有长期类风湿性关节炎病史，出现右膝疼痛性肿胀和挛缩。（A）正位片和（B）侧位片显示关节间隙消失，股骨外侧髁和胫骨平台变平 / 消失。髌上、前、后关节间隙的关节周围软组织密度特点为典型的滑膜炎。反应性骨赘不明显，与炎性关节疾病相符。（C）通过 CT 矢状位对上颈椎进行仔细检查，可以明确寰枢椎不稳和基底内陷。

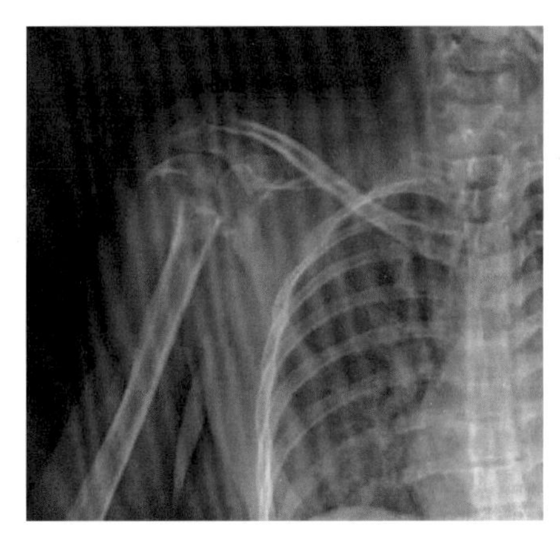

图 13-6 患者为女性，32 岁，有药物滥用相关的缺氧性脑损伤病史，有双侧足部挛缩，右肩无痛无力，无外伤史。正位 X 片显示右肱骨近端骨折和骨吸收，边缘光滑，与夏科氏关节病相符。

表 13-1　慢性滑膜炎的临床与影像学特点

疾病	临床特征	影像学表现
类风湿性关节炎	多关节受累 手或足的小关节 上颈椎病 晨僵 风湿结节 血清风湿因子阳性	骨质减少 关节周围侵蚀 关节间隙狭窄塌陷不伴骨赘形成 关节半脱位或挛缩 血管翳伴关节点状侵蚀
晶体沉积症 • 痛风 • 假性痛风	自发 反复发作的疼痛和积液 关节周围痛风石 偏光显微镜下关节液中的阻光晶体	关节周围糜烂 髌骨病变 软骨钙质沉着症（假性痛风）
慢性化脓性关节炎	亚临床感染症状 病理不典型 结核性 真菌性	慢性溶骨 / 硬化性改变 关节两侧骨质的斑片状侵蚀 关节半脱位
神经性关节病	中枢或周围神经病变导致的重复微创伤的累积 糖尿病 脊髓空洞症 脊髓脊膜膨出 脊髓痨（酒精性或梅毒性）	关节和骨的破坏与溶解 关节的不稳定性和侵蚀 骨端平滑、萎缩 颈部脊髓空洞是上肢神经性关节病最常见的病因

注：缩写：EtOH, ethyl alcohol. 酒精

要点

1. 关节内病变最常见的是良性病变，多有明确的影像学特点。然而，如果不确定关节内病变的诊断或治疗方法，最好咨询骨与软组织肿瘤专家；关节内入路设计不当造成的关节污染可能会对患者造成严重后果。
2. 色素沉着绒毛结节性滑膜炎是最常见的关节内占位。弥漫型局部复发率高，通常通过根治性滑膜切除术进行治疗。
3. 滑膜软骨瘤病表现为滑膜的软骨样化生对正常关节功能的机械干扰。主要治疗方法是游离体和受累滑膜的切除。

知识点测试

1. 色素沉着绒毛结节性滑膜炎和滑膜软骨瘤病在 MRI 上均表现为滑膜生长结节，在 T1 和 T2 加权序列上都有低信号区，这是由于色素沉着绒毛结节性滑膜炎中含有的铁血黄素沉积，但 X 线上不显影，而滑膜软骨瘤病的软骨样钙化则是显影的。
2. 色素沉着绒毛结节性滑膜炎和滑膜软骨瘤病在关节镜下行滑膜切除术后的复发率很高。关节镜切除应主要用于局限性或结节性疾病，或当多个开放性关节暴露具有术后僵硬、不稳定或骨坏死的显著风险时作为联合手术方式的一部分。

参考文献

[1] De Ponti A, Sansone V, Malchere M. Result of arthroscopic treatment of pigmented villonodular synovitis of the knee[J]. Arthroscopy, 2003,19(6):602-607. doi:lo.1016/So749-8063(03)00127-o.

[2] Flandry FC, Hughston JC, Jacobson KE, et al. Surgical management of diffuse pigmented villonodular synovitis of the knee[J]. Clin Orthop Relat Res, 1994(300):183-192.

[3] Kloen P, Keel SB, Chandler HP, et al. Lipoma arborescens of the knee[J]. J Bone Joint Surg Br, 1998,80(2):298-301.

第十四章　脊柱肿瘤

Spine Tumors

译者　闻　嘉　刘永奎
校正　李甲振

第一节　概　述

脊柱是骨转移瘤最常见的发病部位，也是骨良性和原发恶性肿瘤的常见部位。在前面的讨论中，我们回顾了大多数常见的脊柱病变，这一节我们将关注椎体血管瘤，最常见的脊柱病变，以及一种脊柱特有的原发恶性肿瘤——脊索瘤。

最常见的脊柱肿瘤及其治疗方法已在前几章讨论过。脊柱独特的解剖结构给治疗带来了挑战。要想获得一个好的治疗结果必须考虑到保留脊柱的机械稳定性和保护重要神经结构之间的平衡。

良性活跃性骨肿瘤通常囊内切除就足够了。但是脊柱与其他骨骼不同，由于毗邻神经结构，在脊柱手术通常无法做到扩大刮除和局部辅助治疗。因此，脊柱病变的局部复发率通常较高，在可行的情况下，局部活跃性病变应考虑整块切除[1]。

脊柱恶性肿瘤的治疗必须考虑原发病的病史和对治疗的预期反应，以及患者的整体状态和预期寿命。已知对放疗敏感的肿瘤有淋巴瘤、尤文氏肉瘤和骨髓瘤，可以通过放疗和系统化疗达到安全无创治疗。如果手术需要切除部分脊椎或者是一个节段或多个节段椎体的整块切除，都需要复杂的重建方法，这只有患者能够从这种激进的手术中存活、康复并获得持久的临床和肿瘤学受益时，才建议做这样的手术。如第9章所述，脊柱转移性肿瘤采用姑息治疗。经皮微创治疗和放疗是主要手段，对于顽固性疼痛、畸形、脊柱不稳或脊髓和神经受压的病例也可以考虑外科手术治疗。

第二节　椎体血管瘤

血管瘤是脊柱最常见的良性肿瘤，多是偶然发现的，估计人群发病率略高于10%[2]。绝大多数椎体血管瘤无症状，但也可表现为病理性骨折、脊髓或神经根压迫或自发性出血引起的疼痛。

椎体血管瘤在影像学上就可确诊。椎体有垂直线，即“灯芯绒布”或“栅栏状”；结合磁共振成像（MRI）在T1-（脂肪）和T2-（液体）加权序列上的高信号被认为有诊断意义（图14-1）。鉴别多发性血管瘤时应考虑Cobb、McCune-Albright、Maffucci和Klippel-Trenaunay-Weber综合征等特定综合征。

大多数椎体血管瘤只需临床观察。如有症状可考虑经皮注射乙醇或骨水泥，或者栓塞。导致畸形或神经压迫的骨折或出血病变可能需要手术减压和内固定。

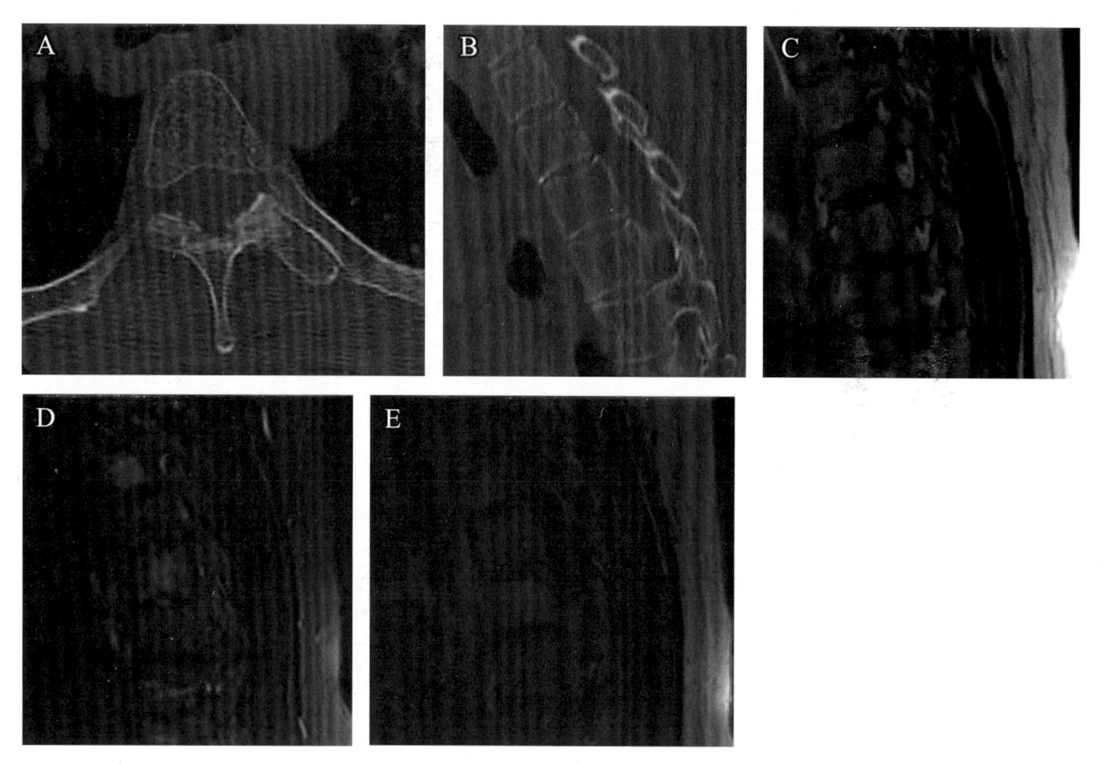

图 14-1 患者，女性，46 岁，胸背部中央疼痛并放射至右侧胸部。（A）轴位和（B）矢状位 CT 显示多个脊柱病变，具有垂直条纹，没有皮质破坏或软组织侵袭的表现。矢状位（C）T1、（D）T2 和（E）增强后对比 MRI 显示多个椎体病变，所有序列上信号增强，钆造影强化明显，证实了血管瘤的诊断。胸部中段椎间盘突出是患者不适的病因。

第三节 脊索瘤

脊索瘤是脊柱的一种特发肿瘤，起源于脊柱中轴的原始脊索组织。良性脊索细胞瘤和恶性脊索瘤的发病部位相似，1/3 的病变发生在骶尾部，1/3 发生在颅底，1/3 散布在可活动脊椎内 [3]。

脊索瘤是生长缓慢的低度至中度恶性肿瘤，最常见于中年人。它们起源于中轴骨骼的中线，有向骨外生长倾向，疼痛无特异性，常会被认为是退行性脊柱疾病而被忽略。通常情况下，下背痛的影像检查不会拍到尾骨尖端，会遗漏骶尾部脊索瘤。脊索瘤在被发现之前会长得很大，压迫邻近的重要结构，如大血管、食管、气管、颅骨和腰骶神经根、肠道和膀胱。

X 线检查通常不明显，诊断需要 CT 和 MRI 检查。CT 常显示骨质破坏伴中线软组织膨胀，病变软组织内有钙化。MRI 显示病变生长特点是从脊柱中线突破到前部软组织，混杂 T1 低信号和 T2 高信号以及钆造影剂增强明显（图 14-2）。骨扫描可能为冷显像，无法区分良性和恶性脊索肿瘤。如果脊索瘤脊柱影像检查没包括骶尾部，诊断往往会被延误。

脊索瘤化疗耐药并对常规剂量下的放疗无效。脊索瘤的主要治疗方法是手术广泛切除并做到切缘阴性，但会导致严重的术后损伤。全骶骨切除术普遍会损害下肢力量、肠道、膀胱和性功能。单侧或双侧保存 S3 可保留 1/3 ～ 1/2 脊索瘤患者的肠和膀胱功能 [4]。术前必须告知患者这些长期功能缺陷。骶尾部下段 S3 至尾骨切除术可以单独通过后方入路安全实施。向近端切除到 S2 神经孔会导致严重的肠和膀胱功能障碍，可以考虑采用分期手术，先行肠道造瘘，后行肿瘤切除。骶骨切除范围至骶髂关节有可能导致脊柱骨盆不连续和残余骶骨的不完全骨折，所以在这种情况下应重建脊柱骨盆的稳定性。

即便积极手术治疗，骶骨脊索瘤的局部复发率仍然很高，10 年复发率平均为 50%。局部复发与总生存率呈负相关，5 年和 10 年的平均生存率分别为 60% 和 35%，中位生存率略高于 6 年[5]。晚期转移常见，并且在初次治疗几十年内都存在疾病进展的风险。放疗可以降低复发风险，但传统的外照射疗法受到脊索瘤放疗相对不敏感以及相邻骨盆、肠道和其他脊柱和骨盆关键部位所能耐受的剂量有限的影响。近年来，立体定向、调强放射治疗和强子（质子或中子）束治疗等先进的放射治疗技术能够在保护周围组织的同时，向肿瘤部位进行更高的累积剂量。这些方法在小规模的研究结果中表现出局部控制有效[6]。

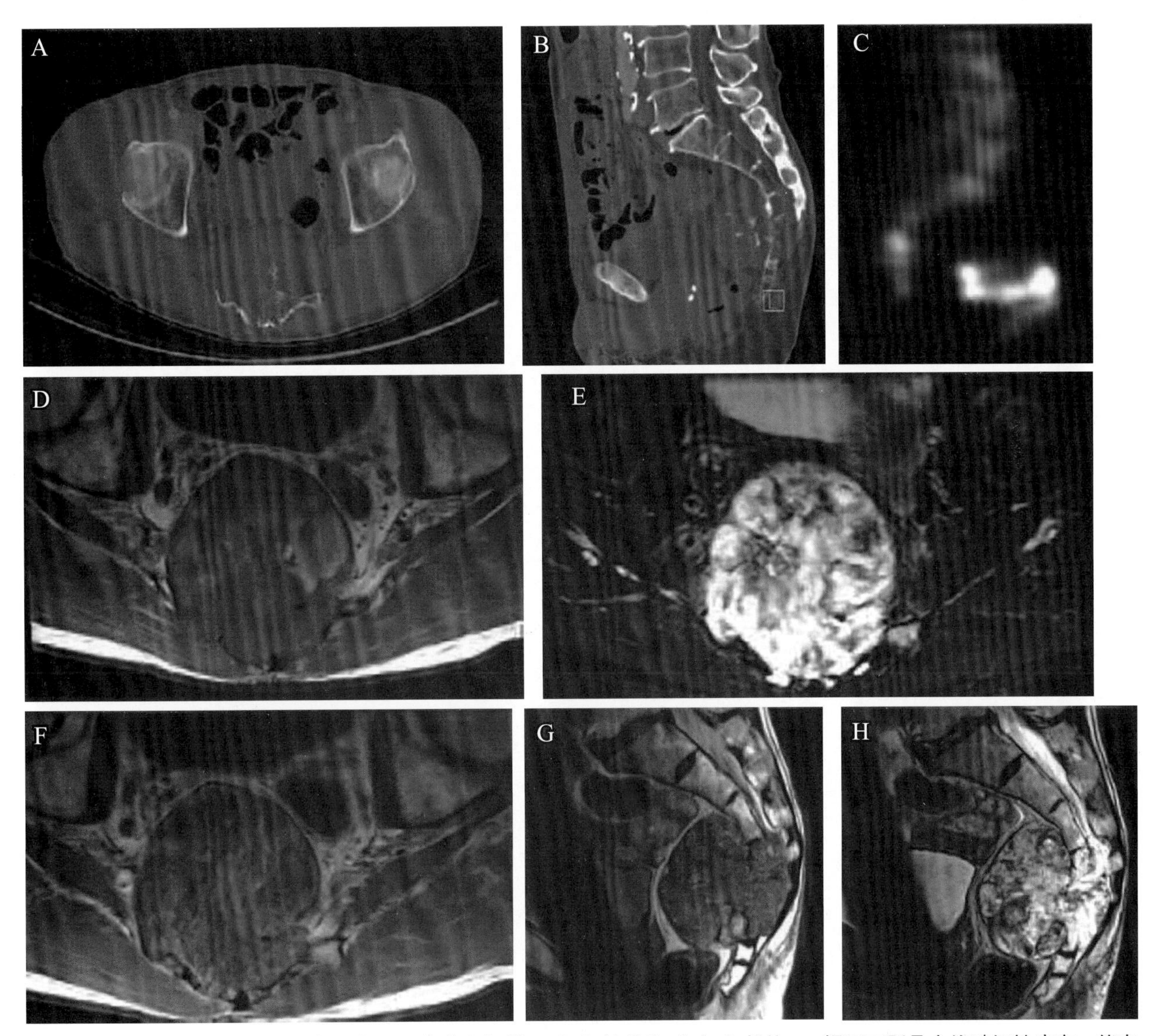

图 14-2　患者，男性，62 岁，表现为直肠疼痛和便秘。（A）轴位和（B）矢状位 CT 提示下骶骨中线破坏性病变，伴有前部软组织膨胀和钙化。（C）骨显像显示骶骨远端摄取轻度增加。轴向（D）Tl、（E）T2、（F）增强后对比 T2，矢状面。（G）T1 和（H）T2　MRI 显示下骶骨中线不均质病变，Tl 低信号，T2 高信号，内有强化区。活检证实骶骨脊索瘤。患者行骶骨下段广泛切除术，然后辅助强子束治疗。

要点

1. 脊柱良性肿瘤一般采用囊内切除。对于较活跃的肿瘤，如成骨细胞瘤和骨巨细胞瘤，在可行的情况下建议整块切除。
2. 脊索瘤是生长缓慢的脊柱中线恶性肿瘤，对化疗和放疗的敏感性较差。手术广泛切除是治疗的主要手段，长期疗效较差。

知识点测试

1. 椎体血管瘤常常是偶然发现，可在 CT 和 MRI 上明确。一般选择非手术治疗。
2. 广泛切除后脊索瘤的复发率仍高，复发与转移扩散和死亡率的风险相关。
3. 脊索瘤在所有恶性原发性骨肿瘤的局部复发率最高。
4. 骶骨切除术后的并发症发病率取决于所需牺牲神经根的水平位置。S3 是对保存部分直肠和膀胱功能至关重要的神经根。

参考文献

[1] Berry M, Mankin H, Gebhardt M, et al. Osteoblastoma: a 30-year study of 99 cases[J]. J Surg Oncol, 2008,98(3):179-183. doi:10.1002/jso.21105.

[2] Pastushyn Al, Slin'ko El, Mirzoyeva GM. Vertebral hemangiomas: diagnosis, management, natural history and clinicopathological correlates in 86 patients[J]. Surg Neural, 1998,50(6):535-547. doi:10.1016/Soo90-3019(98)00007-X.

[3] McMaster ML, Goldstein AM, Bromley CM, et al. Chordoma: incidence and survival patterns in the United States, 1973-1995[J]. Cancer Causes Control.2001;12(1):1-11. doiao.1023/Aaoo8947301735.

[4] Todd LT, Yaszemski MJ, Currier BL, et al.. Bowel and bladder function after major sacral resection[J]. Clin Orthop Relat Res, 2002,397:36-39.doi:10.1097/00003086-200204000-00006.

[5] Fuchs B, Dickey ID, Yaszemski MJ, et al. Operative management of sacral chordoma[J]. J Bone Joint Surg Am, 2005,87(10):2211-2216. doi:io.2106/JBJS.D.02693.

[6] Park L, Delaney TF, Liebsch NJ, et al. Sacral chordomas: impact of high-dose proton/photon-beam radiation therapy combined with or without surgery for primary versus recurrent tumor[J]. Int J Radiat Oneal Biol Phys, 2006,65(5)a514-1521. doiao.1016/j.ijrobp.2006.02.059.

第十五章　手足部肿瘤

Tumors of the Hands and Feet

译者　闻　嘉　刘永奎

校正　李甲振

第一节　概　述

手足部的骨与软组织肿瘤发病率要远高于所占体积量的比例。良性和恶性肿瘤的临床表现和影像学表现会非常相似，如果不严格遵守肿瘤治疗原则，很容易造成误诊误治。我们将讨论手足部肿瘤独特的解剖学特点，并回顾之前章节中没有讲到的手足部常见病变。

手和足的结构特点是多个复杂解剖结构紧密相邻。相对较薄的骨皮质和筋膜分隔开邻近的小间室。这样肿瘤可以很容易穿透骨骼，或穿过解剖屏障进入邻近结构。这就解释了良性病变也倾向于侵袭性生长模式，这种生长模式在身体其他部位的相同病变中是看不到的（图 15-1）。恶性肿瘤同样可以侵犯多个相邻的间室，往往在早期即可出现肿块，因为即便是较小的病变也容易观察到，并影响功能。因此，良性肿瘤，恶性肿瘤，滑膜病变和反应性病变都可以出现类似的临床和影像学表现。手足部的肿瘤，大小和外观不再是恶性程度的预测因素，如果恶性肿瘤特点不典型，并且没有遵循肿瘤学的检查和活检原则，就会造成许多诊断和治疗上的错误。

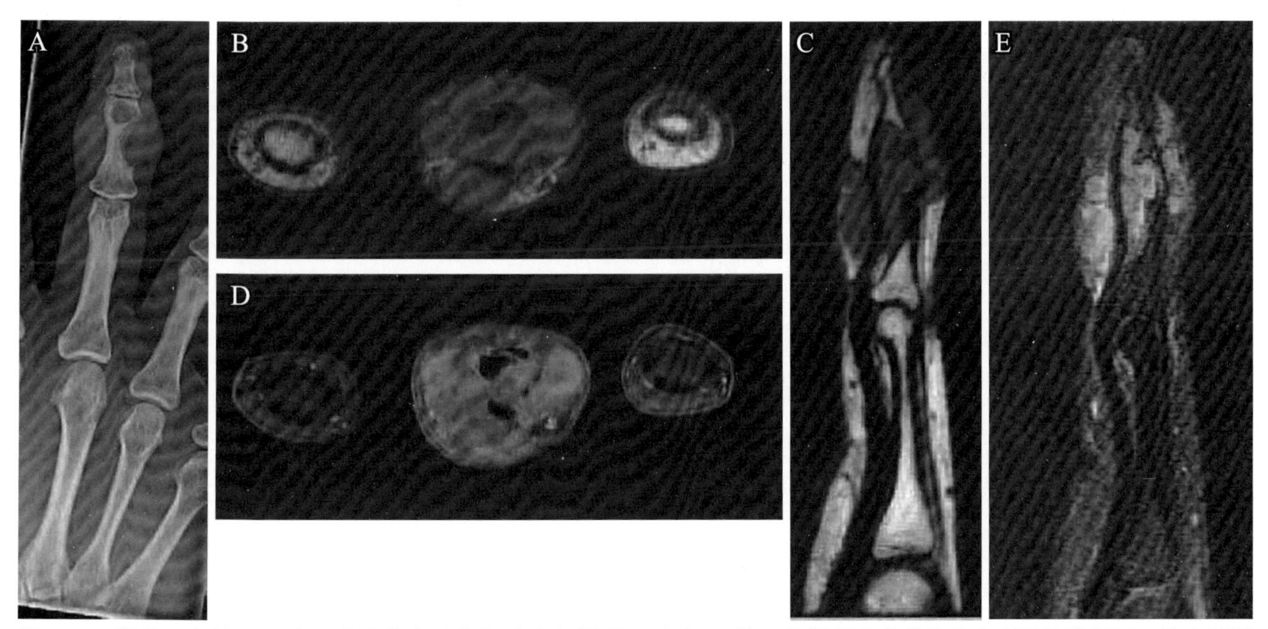

图 15-1　患者，女性，22 岁，表现为右手中指肿胀和僵硬。（A）正位 X 线片显示中节指骨有明显的溶骨区，伴有邻近软组织肿块。磁共振成像（MRI）显示浸润性病变在 T1（B）轴位和（C）矢状位序列呈低信号，T2（D）轴位和（E）矢状位序列呈高信号。中指骨周围出现周围软组织受累。活检证实为腱鞘巨细胞瘤，患者接受了边缘切除手术和缺损处骨移植治疗。

复杂的手足解剖结构给切除和重建带来了独特的外科挑战。边界清晰的病变很容易通过常规手术处理，如边缘切除、病灶内刮除和植骨。对于局部侵袭性肿瘤，由于靠近骨、肌腱和神经血管结构，且肿瘤生长通常缺乏物理边界，往往需要牺牲或切除远端的重要部分才能阻止恶性生长（图 15-2）。切除后的重建同样具有挑战性。牺牲重要的软组织结构，如神经、肌肉和肌腱，如果没有提前计划好重建方式，会导致严重的功能损伤。切除后破坏关节完整性或稳定性的手术通常无法保留关节功能，而且经常需要行关节融合术（图 15-3）。

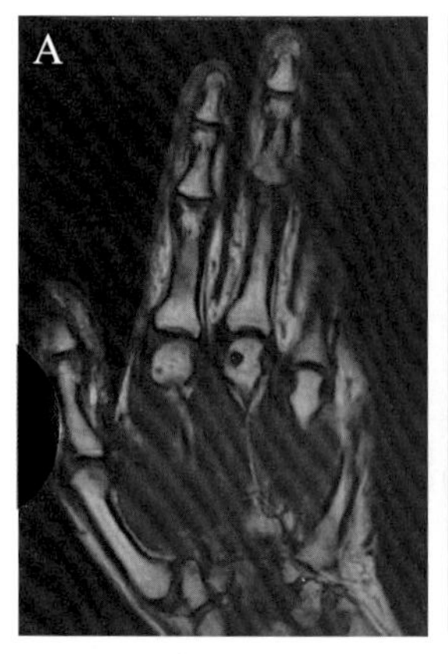

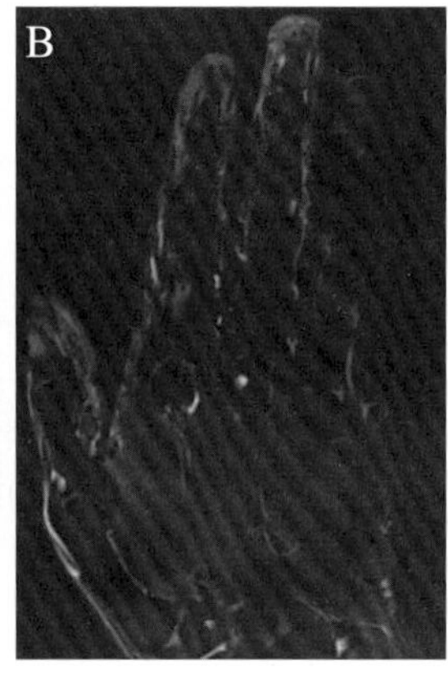

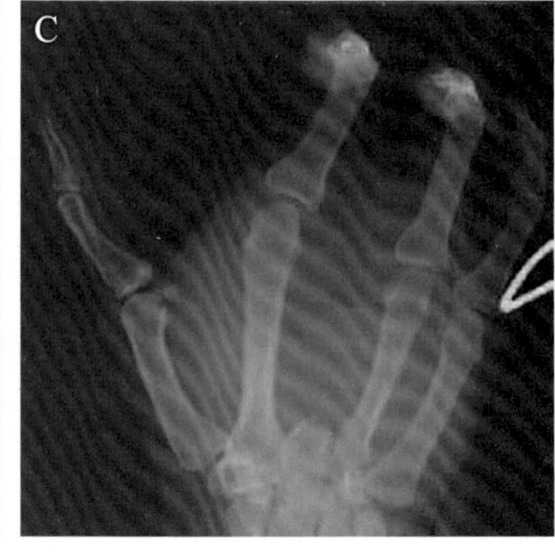

图 15-2 患者，女性，42 岁，右手中指上皮样肉瘤切除术后 6 个月出现病变。MRI 显示掌骨头部有病变，T1（A）呈低信号，T2（B）呈高信号。（C）活检证实为上皮样肉瘤，患者改行第三指骨切除。

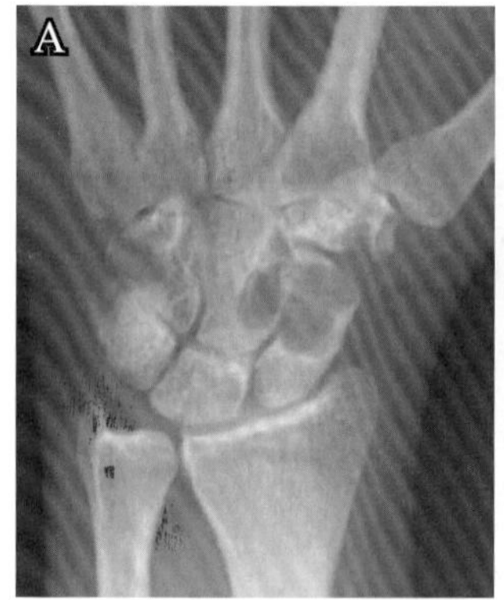

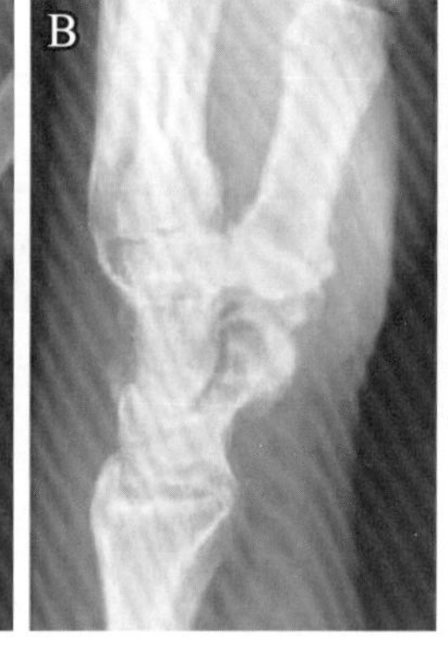

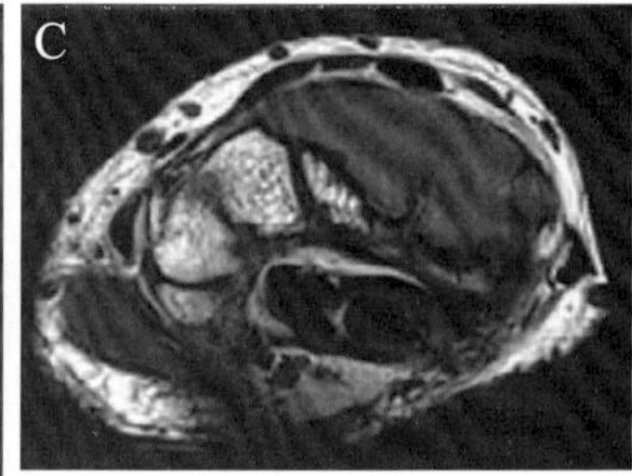

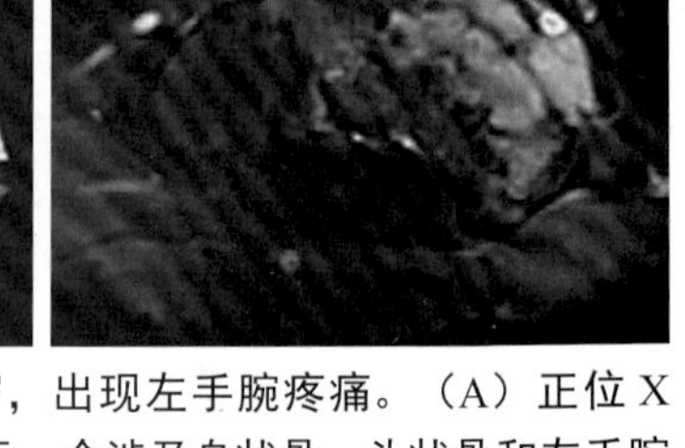

图 15-3 患者，男性，22 岁，出现左手腕疼痛。（A）正位 X 线片和（B）侧位 X 线片显示一个涉及舟状骨，头状骨和左手腕韧带的溶骨性病变。轴位（C）T1 和（D）T2MRI 显示一个横跨多个腕关节骨的软组织肿块。活检提示骨巨细胞瘤。患者采用高速磨钻刮除病变、冷冻治疗和自体移植治疗方案。

第二节　皮肤癌

手是皮肤癌的常见部位，皮肤癌继发于紫外线照射。鳞状细胞癌是手部皮肤恶性肿瘤的主要病变，表现为在阳光照射的部位溃疡性或肿瘤生长。基底细胞癌是第二常见的皮肤恶性肿瘤，表现为隆起结节伴毛细血管扩张和溃疡。恶性黑色素瘤是最致命的皮肤恶性肿瘤，其中 2% 发生在手部 [1]。在恶性黑色素瘤的亚型中，最常见于手背的是恶性雀斑样痣，以及手掌和甲下表面的肢端雀斑状黑色素瘤。溃疡性、结节性和色素沉着的皮肤病变应通过穿刺活检进行确诊。鳞状细胞癌和黑色素瘤的分期检查评估应包括区域淋巴结。

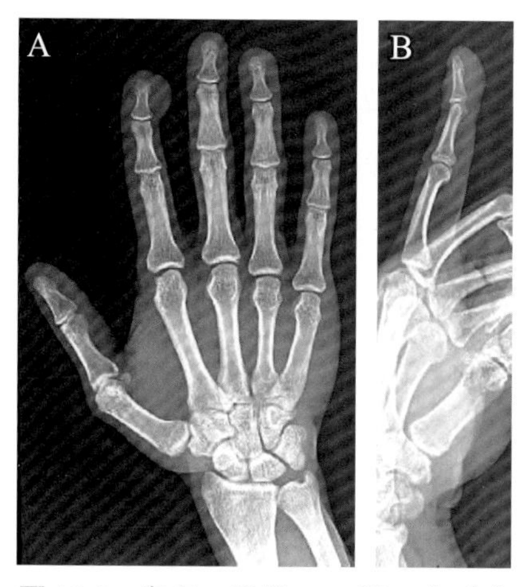

图 15-4　患者，男性，45 岁，右手食指出现无痛性结节性肿块。（A）手的正位 X 片和（B）食指的侧位 X 片显示远端指骨尺侧有软组织肿胀。穿刺活检证实浸润性鳞状细胞癌，行远端指间关节截肢。

皮肤癌的治疗主要是手术广泛切除。基底细胞癌应当边缘切除 2 mm，鳞状细胞癌 1 cm 或以上，黑色素瘤 2 ~ 3 cm，这通常需要切断受累及的手指或术后放疗（图 15-4）。

第三节　血管球瘤

血管球小体由血管网及周围的平滑肌组织组成，这些血管网调节皮肤的血液流动。血管球瘤主要位于甲下区、指侧和掌面。它们的颜色通常是蓝色的，在压力和寒冷温度下造成剧烈疼痛。一旦确诊，治疗主要为边缘切除，可能需要切除指甲并通过甲床暴露甲下病变。

第四节　表皮样囊肿

表皮样囊肿是仅次于神经鞘瘤和腱鞘巨细胞瘤的手部第三常见病变。通常在手掌和足底表面发生穿透性创伤，将鳞状上皮组织嵌入皮下区域，然后继续产生不能正常脱落的角蛋白。这些囊肿常继续生长，并可能侵蚀骨骼和周围结构。可以通过切除治愈（图 15-5）。

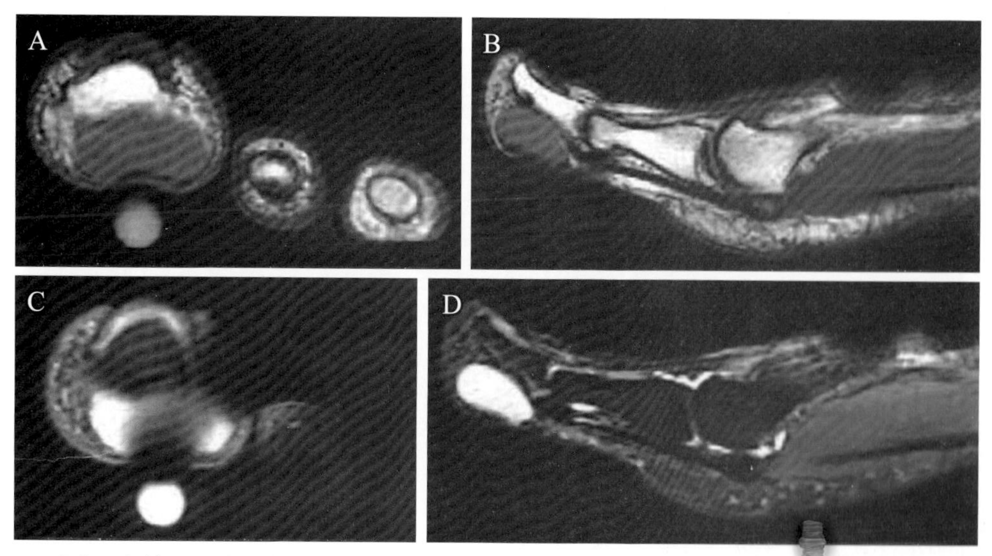

图 15-5　患者，女性，38 岁，右大脚趾足底出现一硬性结节。核磁共振显示足底至踇趾远端的软组织肿块，与真皮层密切相关。肿块在（A）轴位和（B）矢状位 T1 上呈低信号，在（C）轴位和（D）矢状位 T2 序列上呈高信号。活检证实表皮样囊肿，病人进行了病灶切除术。

第五节 巨细胞修复性肉芽肿

巨细胞修复性肉芽肿是手和脚管状骨的膨胀性病变。它是一种反应性过程，类似于许多良性活动性骨肿瘤，如动脉瘤性骨囊肿和骨巨细胞瘤，需要活检来确诊。囊内切除是合适的治疗方式，但复发率较高[2]。

第六节 反应性骨膜病变

手和足的短管状骨是一组独特的骨膜反应性病变的常见部位。有人提出，最初的创伤会导致骨的骨膜下出血[3]。这种情况会发展到一个边界不清的钙化，称为旺炽性反应性骨膜炎（图 15-6）。这类似于早期的骨痂形成，然后可能成熟为一个边界清楚的混合软骨帽和成熟骨的病变，称为特异性骨旁骨软骨瘤增生，也称为 Nora 损伤（图 15-7）。当病变成熟并融合到下面的皮质时，它变成一个稳定的外生骨疣，也称为继发性骨软骨瘤。这些过程经常发生在甲下区，因此甲床上的畸形是常见的。可以选择边缘切除，但考虑到这些损伤的创伤后反应，复发的风险较高。

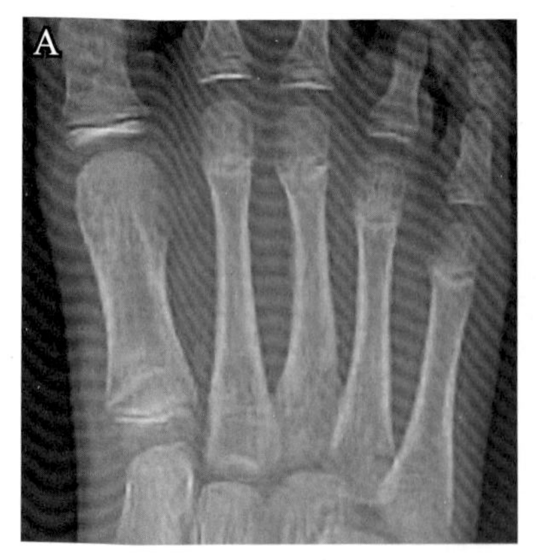

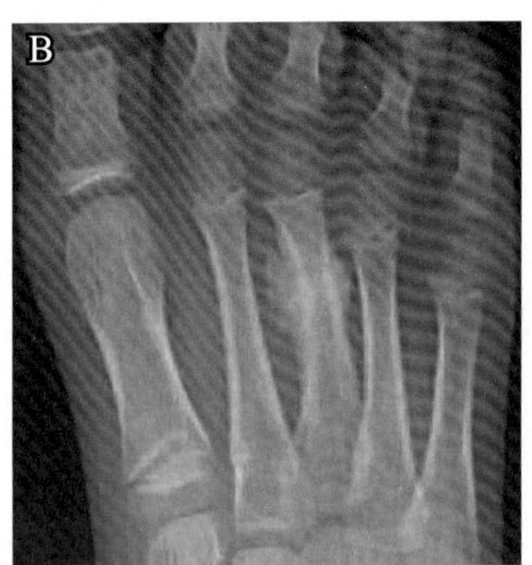

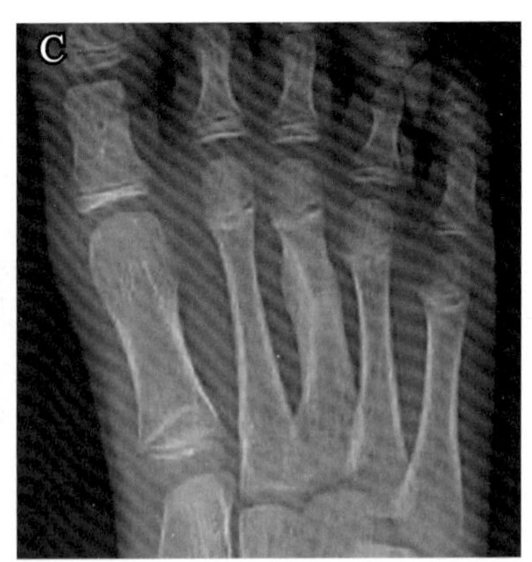

图 15-6 患者，男性，8 岁，在物品砸伤右脚 3 周后出现疼痛和肿胀。（A）出现时的前后位 X 片显示第三跖骨干有轻微骨膜炎，无明显骨折。（B）伤后 2 个月，这种情况发展为旺炽性反应性骨膜炎，（C）伤后 6 个月的时候稳定为正常骨。

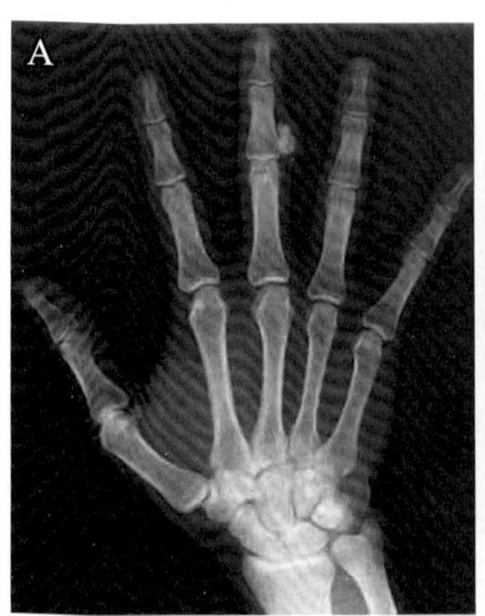

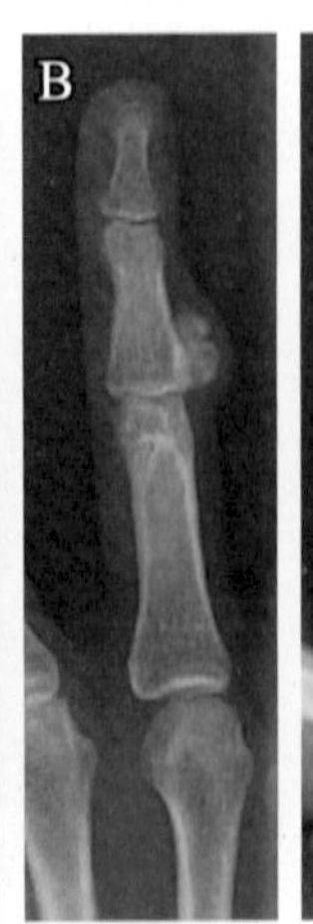

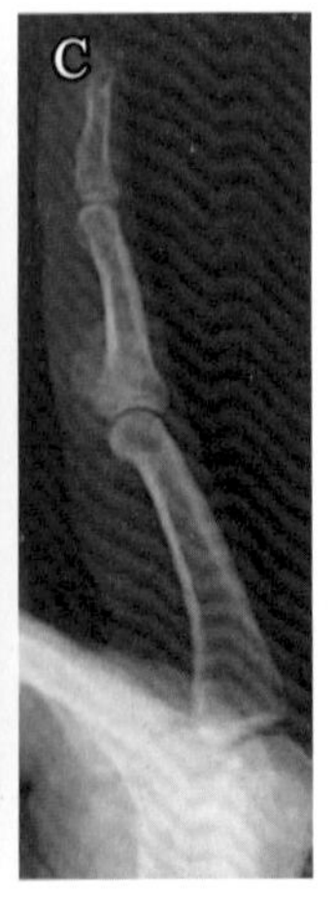

图 15-7 患者，男性，34 岁，出现右手中指无痛肿块，影像患者书写和打字。（A）右手和（B）右手中指正位 X 片，以及（C）右手中指的侧位 X 片显示一个分叶状钙化病变，毗邻中指中节指骨的尺侧皮质。病灶切除后表现出奇异性骨旁骨软骨瘤样增生，也被称为 Nora 病。

要点

1. 手和足的良性、恶性和反应性病变可影响多个相邻的骨和软组织间室，具有相似的影像学表现。必须谨慎遵守标准的检查和活检原则。
2. 由于经常被日晒，手是皮肤癌的常见部位。广泛切除是治疗的主要手段，可能需要复杂的重建或截肢。
3. 反应性骨膜损伤类似骨折骨痂的成熟阶段，在组织细胞学上非常有误导性。这些病变必须通过临床和影像学上进行识别，以避免误诊为恶性而截肢。

知识点测试

1. 中节指骨水平指浅屈肌附着远端处的恶性手指肿瘤可以通过部分断指来治疗，功能效果良好。这个水平近端的肿瘤最好用截肢切除来处理，以避免手中间的缺损。
2. 血管球瘤通常位于甲下，呈蓝色，对压力和低温敏感。这种临床表现有诊断意义，切除是治疗方法。

参考文献

[1] Warso M, GrayT, GonzalezM. Melanoma of the hand[J]. J Hand Surg Am, 1997,22(2):354-360. doi:10.1016/So363-5023(97)80178-5.

[2] Ratner V, Dorfman HD. Giant-cell reparative granuloma of the hand and foot bones[J].Clin Ortho Relat Res,1990,260:251-258.doi:10.1097/00003086-199011000-00041.

[3] Reactive lesion of the bone surface. In: Dorfman HD, Czerniak B. Bone Tumors[M]. St Louis, MO: Mosby; 1998:u39-1152.

第十六章　总　论

Conclusion

译者　卢新昌

校正　李甲振

第一节　团队为基础的治疗

骨与软组织肿瘤是一个类别广泛的一大类病变，从常见到极罕见，从良性到恶性，从儿童到老年人，从四肢到中轴骨。安全的诊断和有效的治疗需要一个跨多学科经验丰富的团队来完成，治疗团队成员之间需保持开放和充分的沟通，这一点很重要。在定期安排的多学科会诊上讨论患者，并在联合多科室多名医生同时对患者进行评估，都是优化患者治疗、提供更有利的治疗，并提高患者舒适和增加治疗团队的参与度的最好实践。

骨与软组织肿瘤的诊断和治疗可以比作接力赛，每个治疗阶段都涉及不同的学科。在整个过程中，焦点必须始终放在患者身上，对于任何新的发展或变化，学科之间的交叉交流都很重要。任何一个医生都不应该被迫为复杂的疾病提供全程治疗，因为这可能会超出他或她的知识或技术范围。

第二节　诊断和分期

一、首诊医生

社区医生、急诊医生、骨与软组织肿瘤专家和外科医生：肿瘤的发现和选择适当的检查是骨与软组织肿瘤诊治最重要的第一步。延误诊断比其他医疗错误更为常见，也更能预防。

二、影像科医生

影像科医生和介入治疗的医生有必要及时和准确地解读影像学结果，并在获得标本的经皮活检技术中提供帮助。

三、外科医生

为患者进行手术治疗的外科医生必须亲自参与或指导活检，以便能够安全获得用于诊断的病理组织，同时不损害手术部位和保留重要结构的功能。外科医生还应熟悉诊断明确后要进行的临床分期。

四、病理医生

许多骨与软组织肿瘤的病理诊断是一项复杂的工作，需要组织病理学、细胞病理学和遗传学分析，必须由肌肉骨骼病理学专家诊断或咨询这些专家。肿瘤基因组和蛋白质组学的作用在未来可能会更有参考价值。

第三节　治　疗

一、外科医生

外科主治医生应该对病人的治疗承担主要责任。如果需要手术治疗，外科医生要明确是否手术是必需的，并且根据病变制定合理的外科治疗。外科医生必须与骨与软组织肿瘤治疗团队的其他成员讨论并确定治疗计划，将治疗信息与患者充分沟通，并在必要时协调手术与其他治疗的时间。

二、介入科医师

应该向介入放射科医生讨论经皮介入治疗的方法，包括热消融、骨水泥注入和栓塞。

三、内科医生：肿瘤学家、内分泌学家、社区医生

全身治疗，如化疗、免疫治疗、干细胞移植、激素和抗骨吸收治疗，需要咨询专科医生。

四、放射肿瘤科医生

放疗已经广泛用于骨与软组织肿瘤，并且这些疗法需要与放射肿瘤学医生配合。

五、疼痛管理

对患者的疼痛应积极治疗，让患者能够忍受疼痛。疼痛科医生应采用麻醉，非麻醉和皮下注射的治疗方法，提高患者的舒适度和日常生活能力。

六、患者协调员和社会工作者

患者经常需要协助协调多个医生之间的会诊，安排交通，以及应对肿瘤治疗所需的重大经济负担。

七、康复专家

康复医生应尽可能早地参与治疗，以确保患者保持肢体功能和生活质量。

第四节　随访 / 术后护理

一、肿瘤科医生

外科和内科肿瘤医师应参与对患者的定期评估和监测疾病复发。然后可以迅速发现并控制疾病的复发。

二、互助小组

患者互助小组为患者及其家人提供帮助，并可以缓解患者在治疗过程中和治疗后的情绪和社会适应问题。

三、遗传学家

肿瘤发生在很大程度上是一个遗传驱动的过程，遗传学顾问可以指导患者及其家属了解未来患者及其遗传亲属的风险，从而指导进一步的筛查。

四、姑息治疗专家

对于一些患者来说，尽管接受了治疗，但疾病的发展将导致疼痛、功能障碍和预期寿命缩短。这些患者的治疗目标可能不再是生存和疾病缓解，但在解决症状和优化功能和生活质量方面应该同样积极处理。姑息治疗专家应该更早地参与这一过程，以提供一个治疗计划和参考框架来指导症状的处理。

要点

骨与软组织肿瘤的治疗需要准确鉴别和检查，然后进行正确的活检和临床分期。治疗通常需要多学科参与，由一名医生，通常是外科治疗医生，负责指导和协调这一过程。

第六部分 附 录

病理学、遗传学和部分病例的组织学

Pathology, Genetics, and Histology of Selected Cases

译者 李 哲 金 池

校正 徐宗潮

表 A-1 常见免疫组织化学染色

分化	着色	诊断
上皮组织	细胞角蛋白（CK7,CK20）	癌 滑膜肉瘤 上皮样肉瘤 造釉细胞瘤 脊索瘤
	前列腺特异性抗原	前列腺癌
	雌激素 / 黄体酮受体	乳腺癌
	上皮膜抗原（EMA）	癌 滑膜肉瘤 上皮样肉瘤
造血系统	CD45	淋巴
B 淋巴细胞	CD20, PAX-5	B 细胞淋巴瘤
T 淋巴细胞	CD3, CD4, CD8	B 细胞淋巴瘤
神经鞘与黑色素细胞	S100	神经鞘瘤 神经纤维瘤 恶性外周神经鞘瘤 脊索瘤 黑色素瘤 透明细胞癌 朗格汉斯组织细胞组织细胞增多症 软骨母细胞瘤
间叶细胞的	波形蛋白	肉瘤 黑色素瘤 +/- 肾脏、子宫内膜、甲状腺癌
肌源性	肌间线蛋白	平滑肌和骨骼肌肿瘤
平滑肌	平滑肌肌动蛋白	平滑肌瘤 平滑肌肉瘤 血管球瘤
骨骼肌	肌原蛋白，肌红蛋白，MyoDl	横纹肌肉瘤

表 A-1（续）

分化	着色	诊断
成纤维细胞和血管	CD34	神经纤维瘤 孤立性纤维瘤 隆突性皮肤纤维肉瘤 血管肉瘤 血管内皮瘤
神经内分泌	CD99	尤文氏肉瘤 /PNET 腺泡状软组织肉瘤 滑膜肉瘤 间叶性软骨肉瘤
多糖	过碘酸 - 希夫氏（PAS）	尤文氏肉瘤 腺泡状软组织肉瘤
免疫球蛋白	λ/k 轻链	多发性骨髓瘤 浆细胞瘤
弹性纤维	弹性蛋白	弹性纤维瘤

注：缩写：PNET 原始神经外胚层瘤。

表 A-2　肌肉骨骼肿瘤的遗传学

突变 / 转位	结果	相关肿瘤
t（11;22） t（21;22）	EWS-FLI1 EWS-ERG	尤文氏肉瘤，PNET
t（12;16）	TLS-CHOP	黏液样脂肪肉瘤
t（X;18）	SYT-SSX 1, 2, or 4	滑膜肉瘤
t（2;13） t（1；13）	PAX3-FHKR PAX7-FHKR	泡状横纹肌肉瘤
t（9;22）	CHN-EWS TEC-EWS	细胞外黏液样软骨肉瘤
t（12;22）	ATF1-EWS	透明细胞肉瘤
t（17;22）	CollA1-PDGF β-1	隆起性皮肤纤维肉瘤
p53	Li-Fraumeni 综合征	骨肉瘤 软组织肉瘤 其他恶性肿瘤
RB1	视网膜母细胞瘤	骨肉瘤 视网膜母细胞瘤 其他恶性肿瘤
EXT L 2,3	多发性遗传性骨软骨瘤	骨软骨瘤病 继发性软骨肉瘤

表 A-2（续）

突变 / 转位	结果	相关肿瘤
MDM2 amplification	p53 失调	软组织肉瘤 不典型脂肪瘤 / 高分化脂肪肉瘤
Ring chromosome 12	癌基因扩增	不典型脂肪瘤 / 高分化脂肪肉瘤
NF-1	神经纤维瘤病 -1	神经纤维瘤 恶性外周神经鞘膜瘤（MPNST）
染色体 5 APC	家族性腺瘤性息肉病	结肠癌 腹外硬纤维瘤 多种其他恶性肿瘤
GNAS	g 蛋白 α 亚单位 Gs-a	纤维发育不良 Mccune-Albright 综合征 Mauzabraud 综合征

注：=APC，腺瘤性息肉结肠；MDM2，小鼠 2 min 2 次；PNET，外周神经外胚层肿瘤。

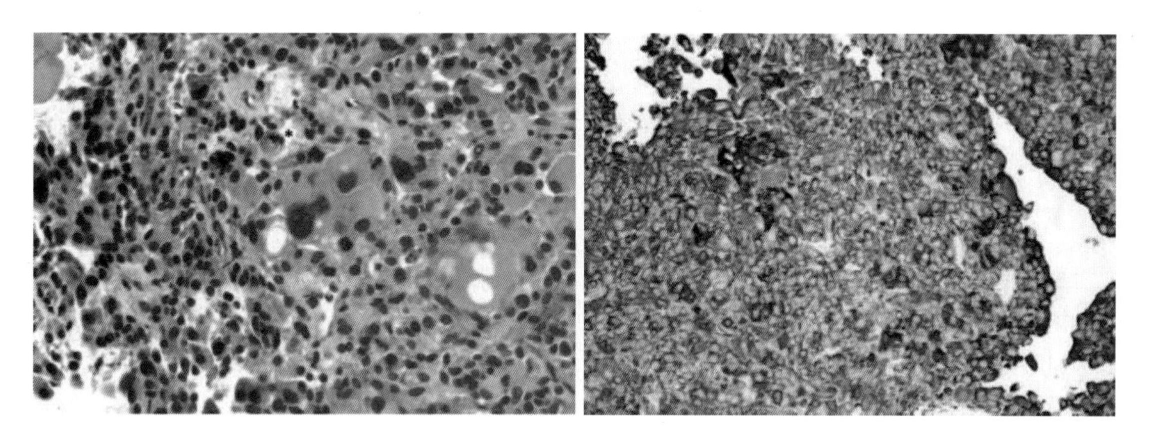

图 2-2 多形性横纹肌肉瘤。苏木精 - 伊红染色（上图）显示多形性细胞和异形性细胞，有有丝分裂像（黑色星号）和增大的间变细胞（白色星号）。结蛋白染色（下图）证实了肌源性分化。

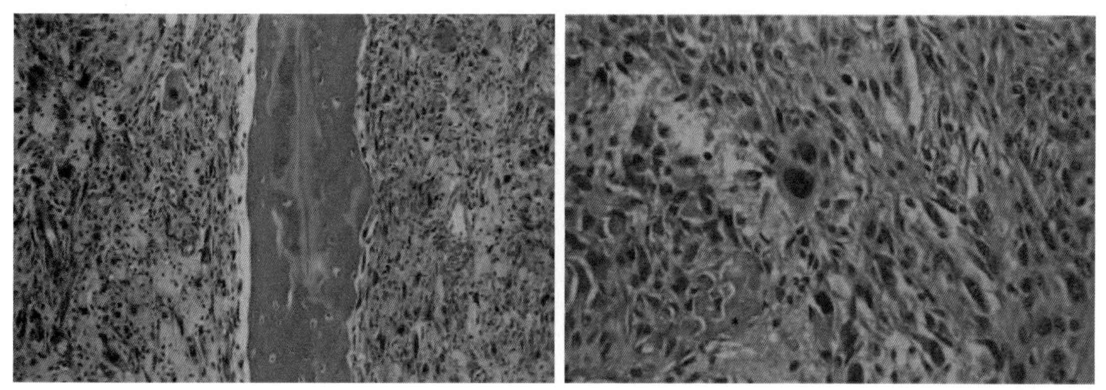

图 3-1 常规骨肉瘤。苏木精 - 伊红染色显示多形性和深染的梭形细胞，具有明显的异型性和细胞外成骨（黑色星号）。

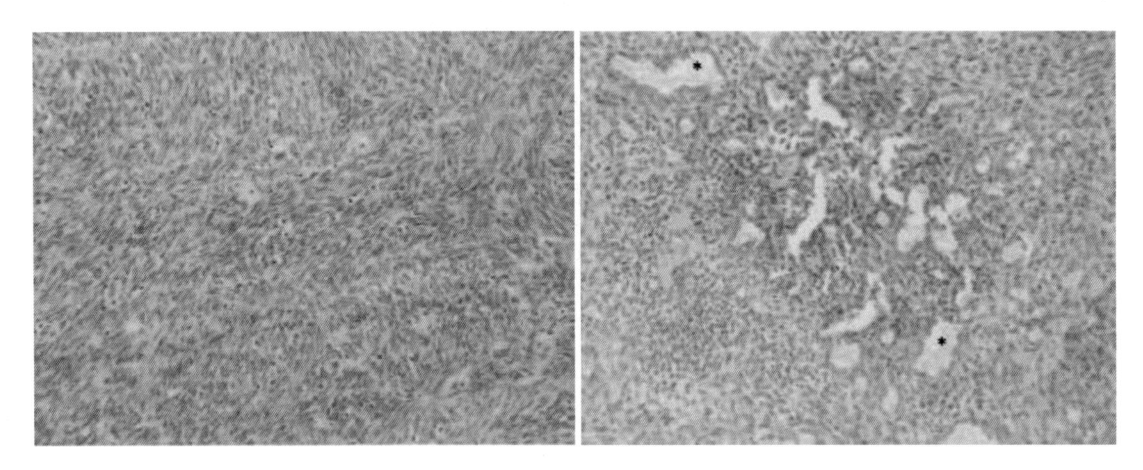

图 3-3 滑膜肉瘤。苏木精和伊红染色显示出双相组织学，由细长的，中等程度的多形纺锤体细胞片组成，长方体细胞区域形成腺体结构（黑色星号）。

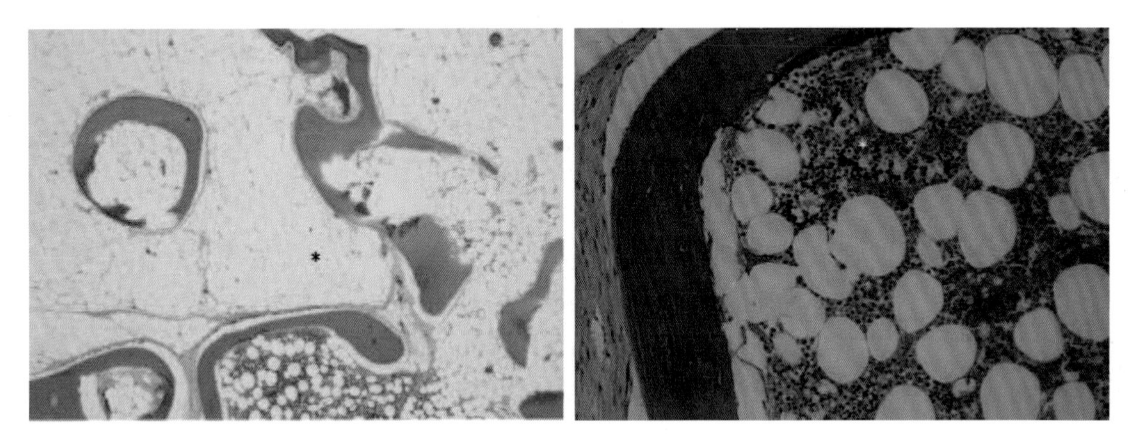

图 3-8 骨化性肌炎。苏木精和伊红染色显示成熟的板层骨，有内部脂肪（黑色星号）和正常的骨髓成分（白色星号）。

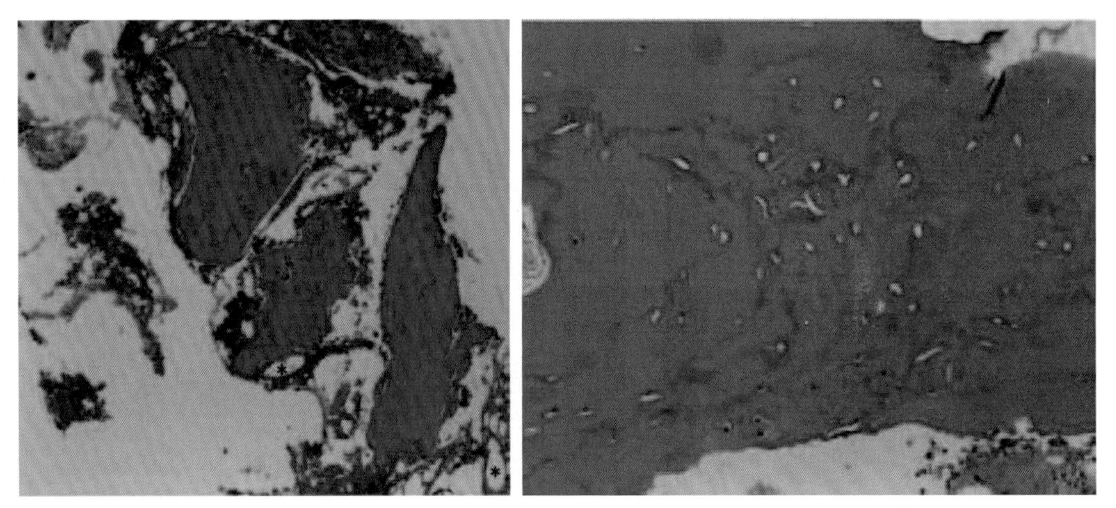

图 5-6 Paget 的骨头标本。苏木精 - 伊红染色显示成熟骨小梁增大，有明显交界的马赛克图案和明显的血管（黑色星号）。

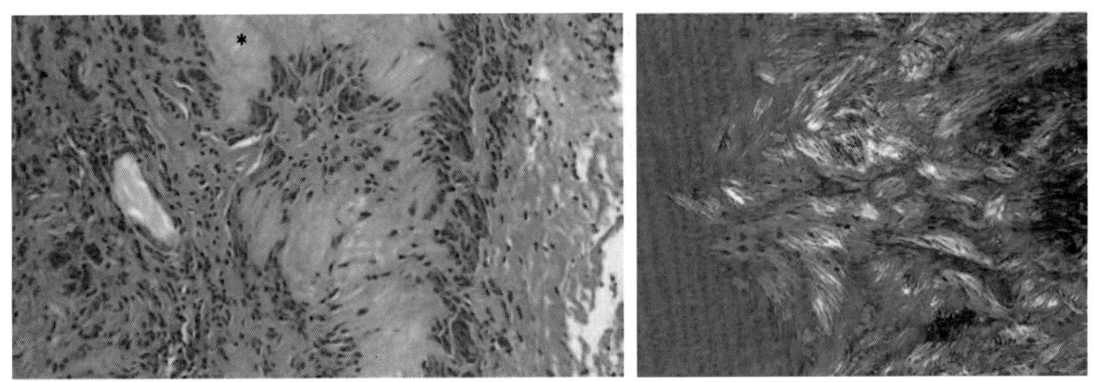

图 5-7 痛风。苏木精 - 伊红染色在偏光显微镜下可见黄褐色物质沉淀物周围的纤维炎组织，呈阴性的双折射针状晶体。

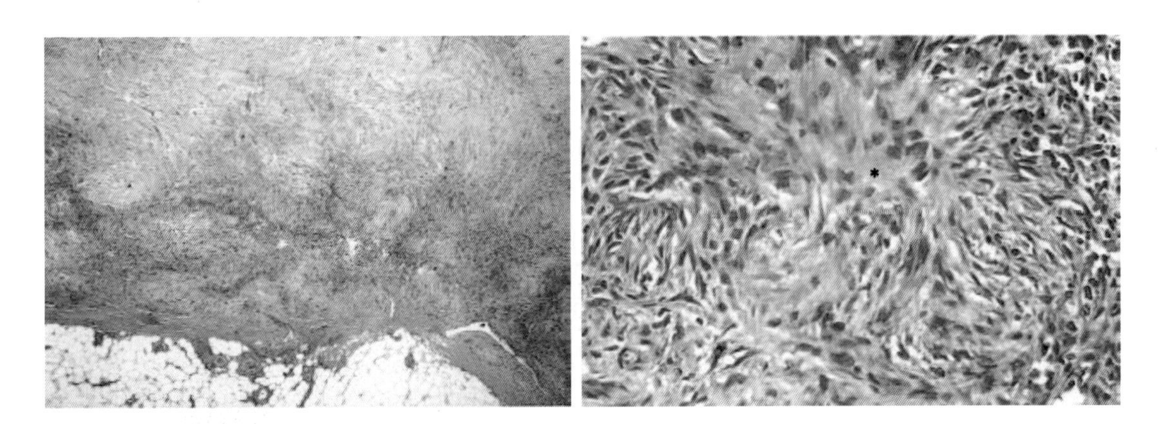

图 5-8 结节性筋膜炎。苏木精和伊红染色显示结节样病变，中央细胞含量低，周围细胞含量高。细胞带由无异型性的细长肌成纤维细胞组成，呈席纹状或羽毛状（黑色星号）。

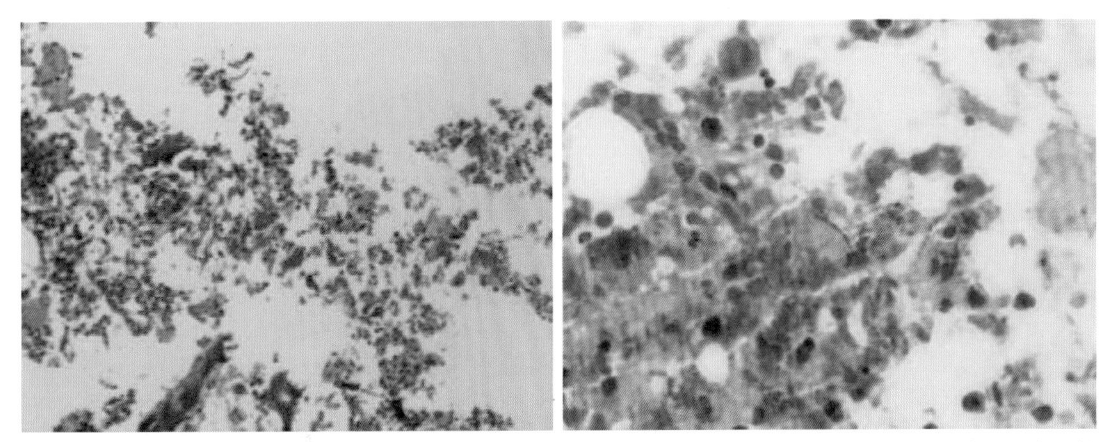

骨髓炎 苏木精伊红染色显示失活的骨骼碎片被松散的混合炎性细胞聚集，包括淋巴细胞、片段化中性粒细胞和巨噬细胞。

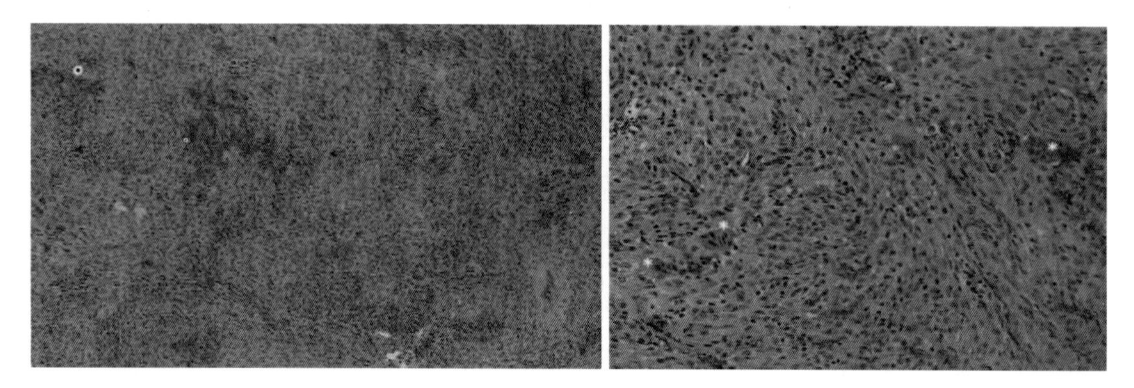

图 6-3　非骨化性纤维瘤。苏木精伊红染色显示梭形细胞呈螺旋状“星状”排列，散在巨细胞（白色星号）。背景梭形细胞内的细胞核规则，无异型性。

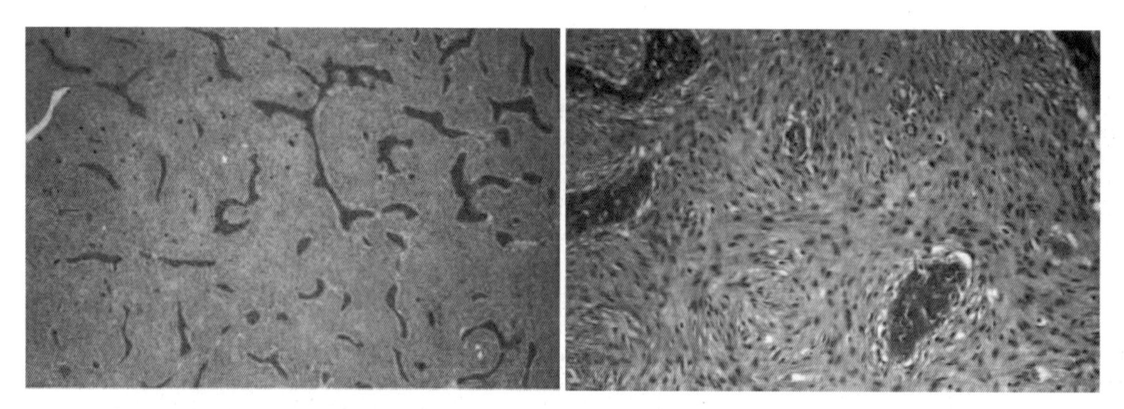

图 6-4　骨纤维异常增生。苏木精和伊红染色在无异型成纤维细胞的背景下显示出不规则的类骨小梁。小梁周围有相对疏松的区域，周围没有成骨细胞。

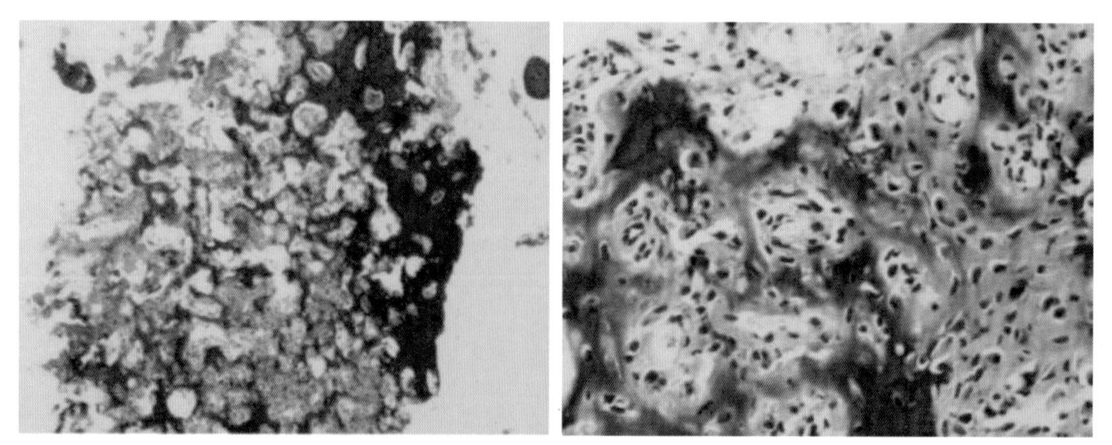

图 7-1　骨样骨瘤。苏木精伊红染色显示在纤维血管背景下，骨样小梁交错，边缘致密硬化，成骨细胞排列均匀。

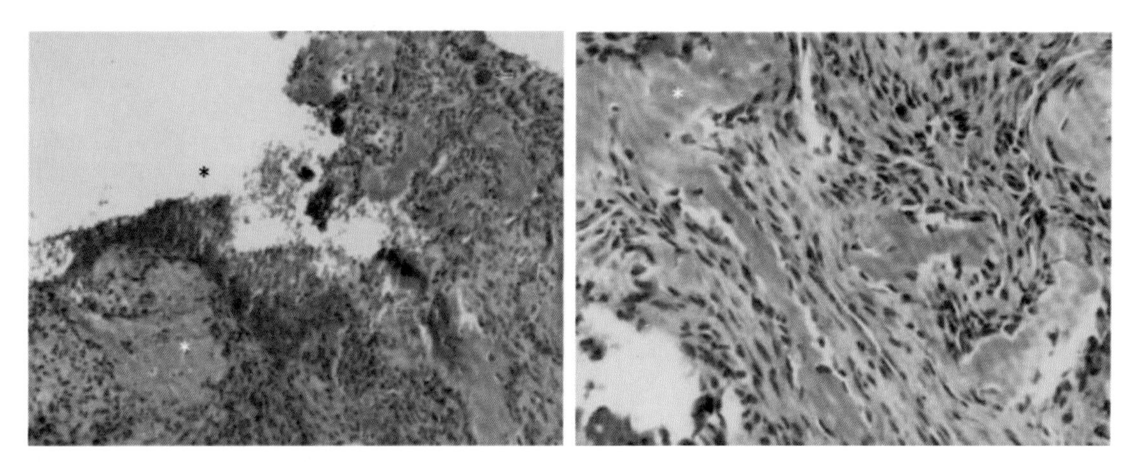

图 7-2　动脉瘤性骨囊肿。苏木精伊红染色显示有血管的间隙（黑色星号），中间有增厚的梭形细胞增生，伴有骨生成（白色星号）和偶尔出现的巨细胞（白色箭头）。梭形细胞相对规则，缺乏异型性和多形性，区别于毛细血管扩张性骨肉瘤。

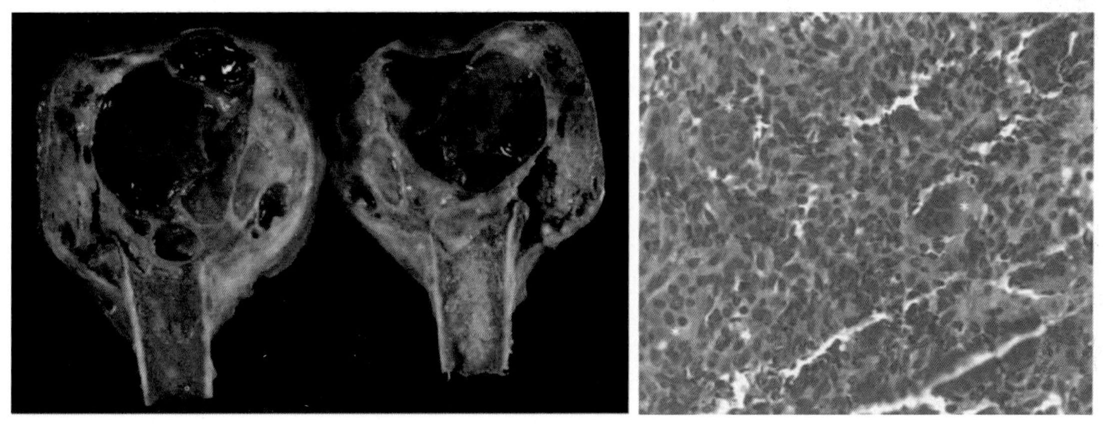

图 7-3　骨巨细胞瘤。（左图）大体检查显示骨质扩张，棕褐色实体瘤区域与动脉瘤样囊肿形成区域混合。（右图）苏木精伊红染色显示巨细胞均匀散布，背景为单核细胞样基质细胞，无异型性。请注意，间质细胞内的细胞核与巨细胞内的细胞核相同。

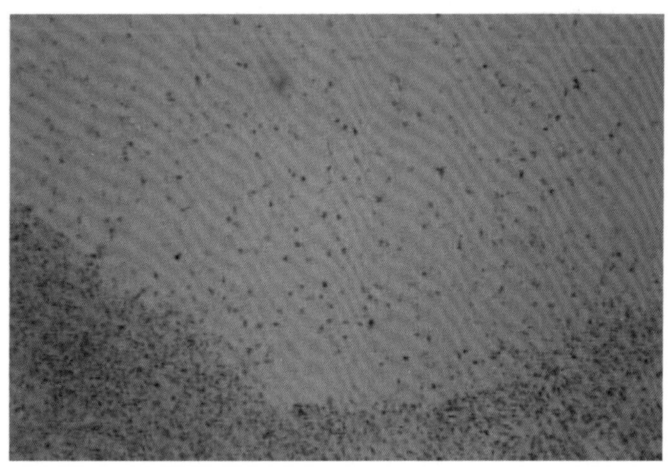

图 7-7　软骨黏液样纤维瘤。苏木精伊红染色可见小叶状低细胞黏液组织，中央有特征性的“星状”细胞，周边富含细胞。

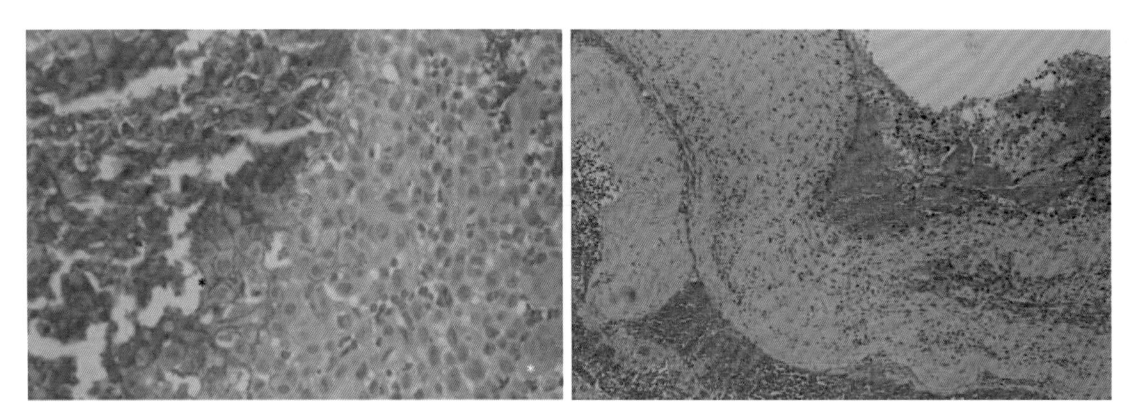

图 7-8　软骨母细胞瘤。（左图）原发灶的苏木精和伊红染色显示出一群苍白的蓝色软骨细胞，细胞质丰富，偶有巨细胞（白色星状细胞）和钙化区域，可能形成“细胞内钙化的网状线。”（右图）苏木精相邻组织的伊红染色显示，与增生的成纤维细胞内壁相邻的大块血红区域与继发性动脉瘤性骨囊肿形成一致。

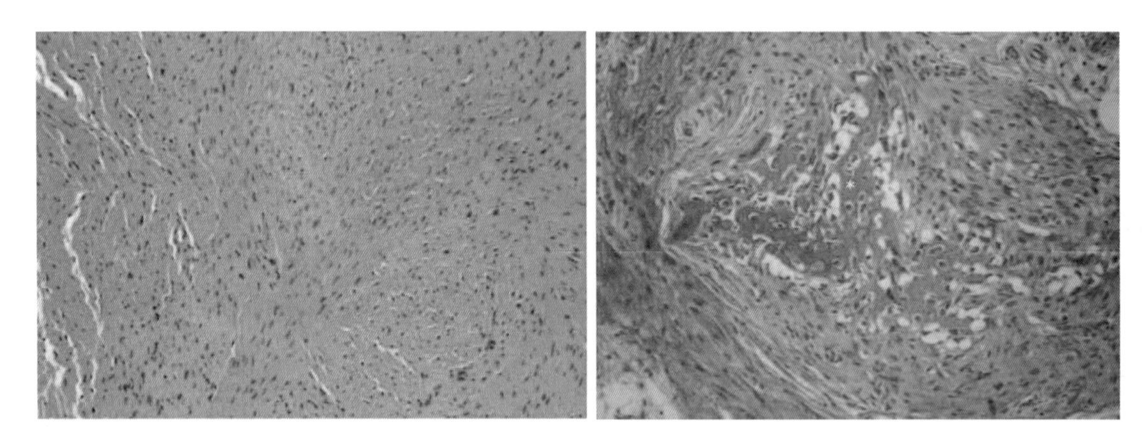

图 8-1　低级别骨肉瘤。苏木精和伊红染色表明，在密集的纤维组织背景和轻度非典型性区域中，有少量梭形细胞增殖，并伴有恶性类骨质生成（白色星号）。

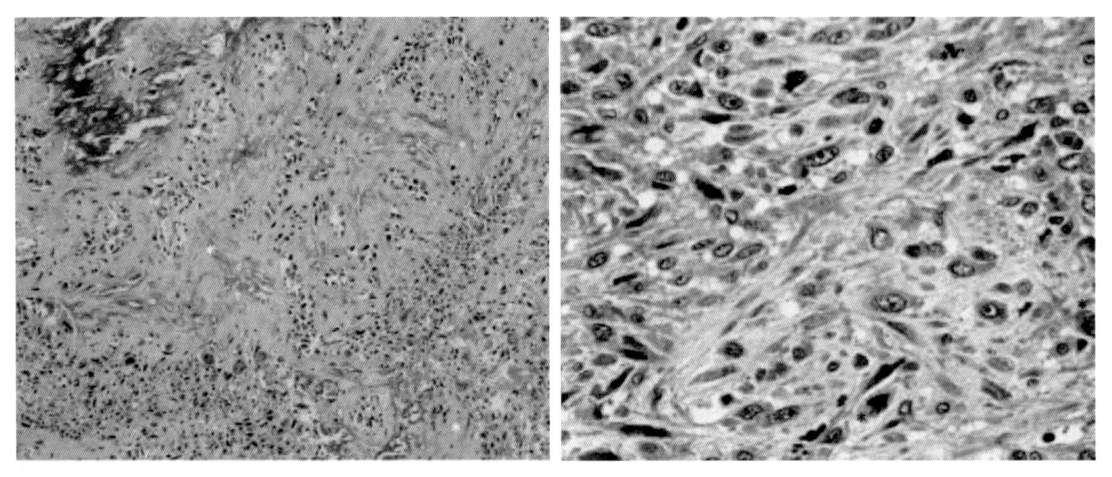

图 8-2　骨肉瘤。苏木精和伊红染色显示高级别梭形细胞恶性肿瘤，具有明显的多形性，非典型性和大量恶性类骨质生成（白色星号）和许多有丝分裂图（黑色星号）。

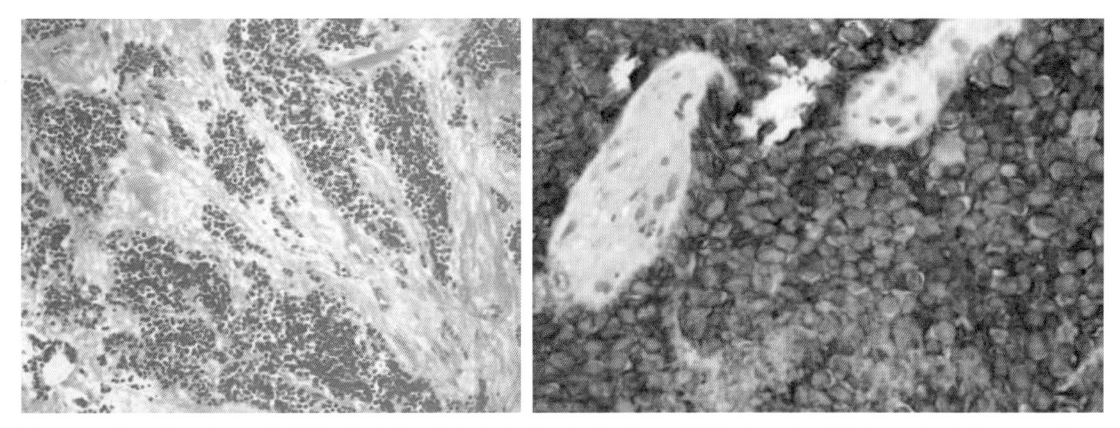

图 8-3 尤文氏肉瘤。（左图）苏木精 - 伊红染色显示深染的小圆蓝细胞，胞质稀少。（右图）CD99 染色证实尤文氏肉瘤的诊断。

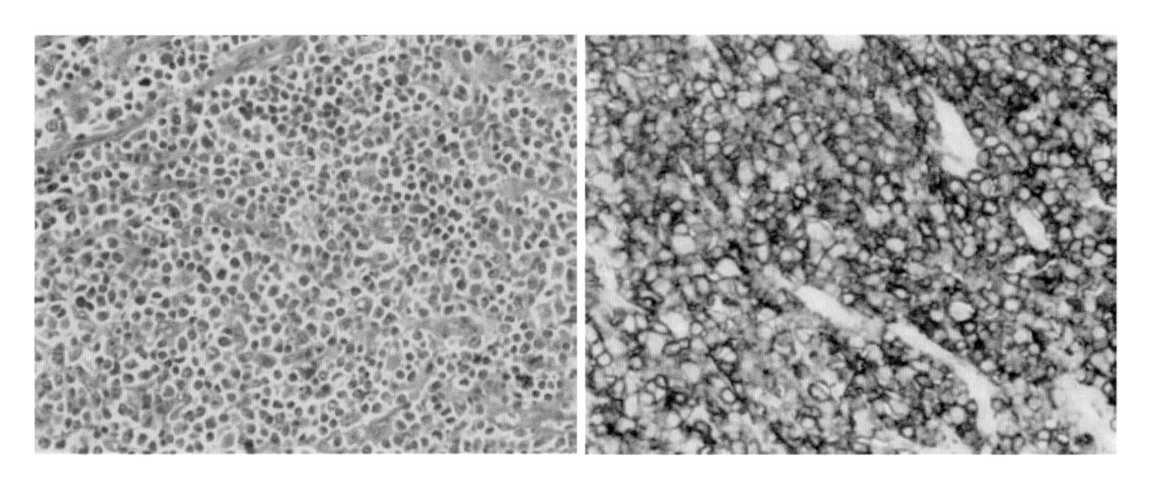

图 8-5 骨 B 细胞淋巴瘤。（左图）苏木精和伊红染色可显示出单调的圆形小蓝细胞。（右图）CD20 染色证实与淋巴瘤相符的 B 细胞淋巴细胞群。

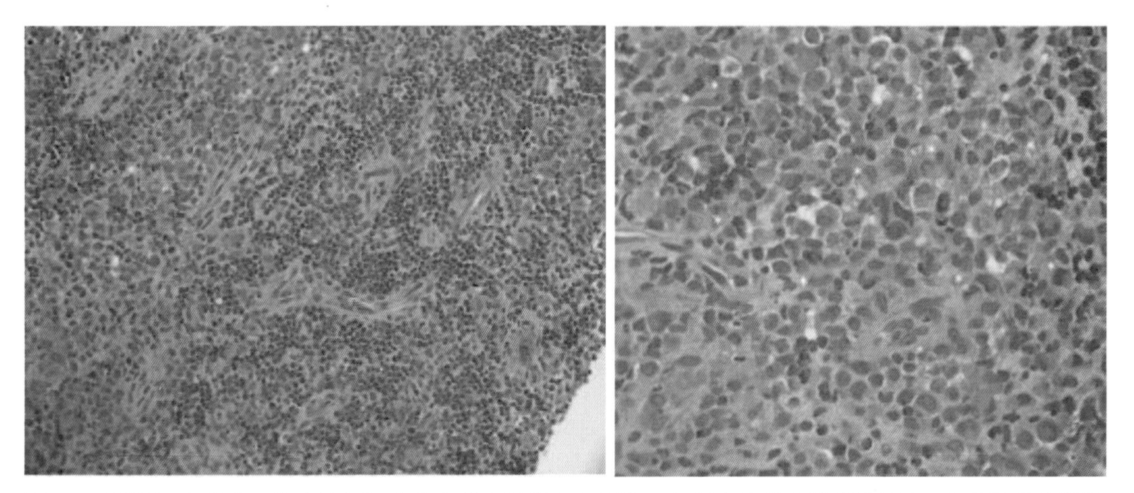

图 8-6 嗜酸性肉芽肿。苏木精伊红染色显示多种炎细胞聚集，包括丰富的嗜酸性粒细胞、组织细胞和淋巴细胞。值得注意的细胞是朗格汉斯细胞（白色星号），它可以通过带有斑点的染色质和丰富的细胞质中折叠或凹陷的细胞核来识别。

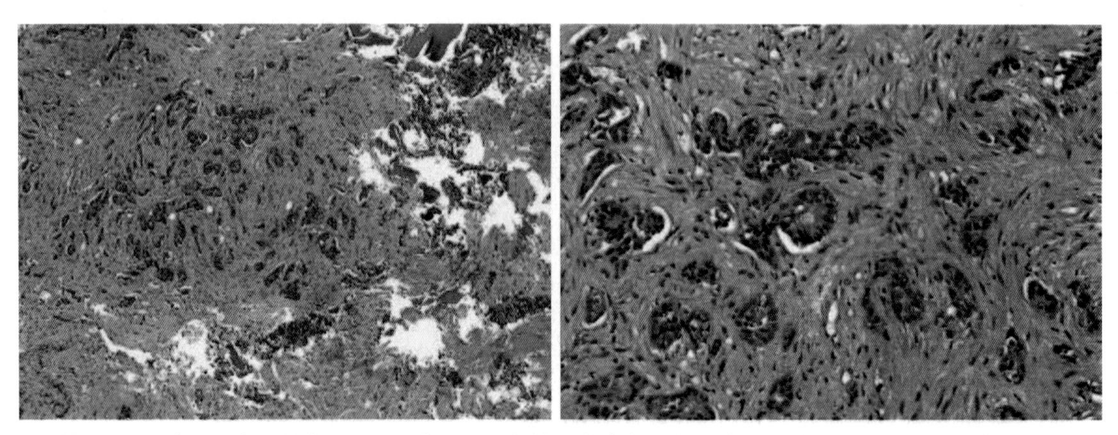

图 9-2 乳腺转移癌的苏木精 - 伊红染色显示骨被深染病变浸润性破坏，腺体分化与转移性癌一致。

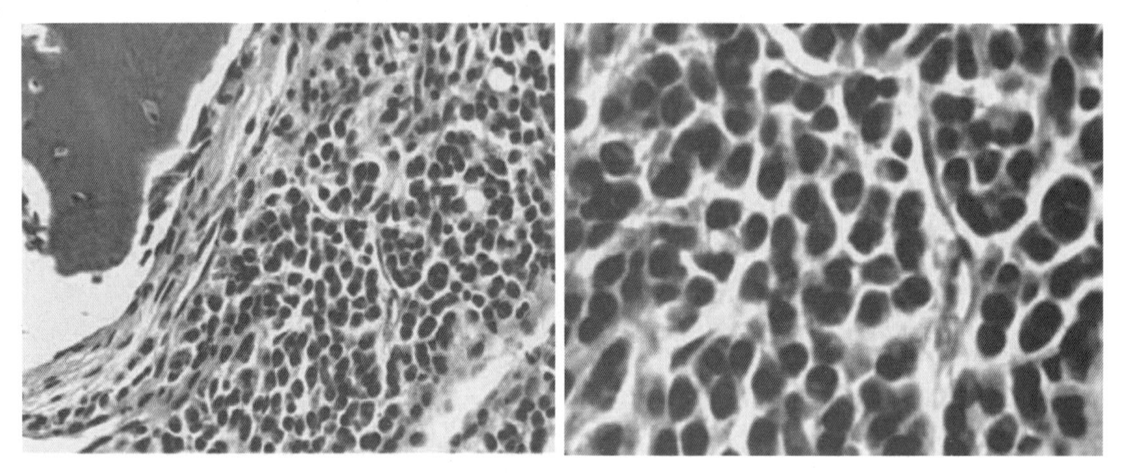

图 9-11 浆细胞瘤。苏木精 - 伊红染色显示骨破坏和均匀的浆细胞片，有丰富的粉红色细胞质。

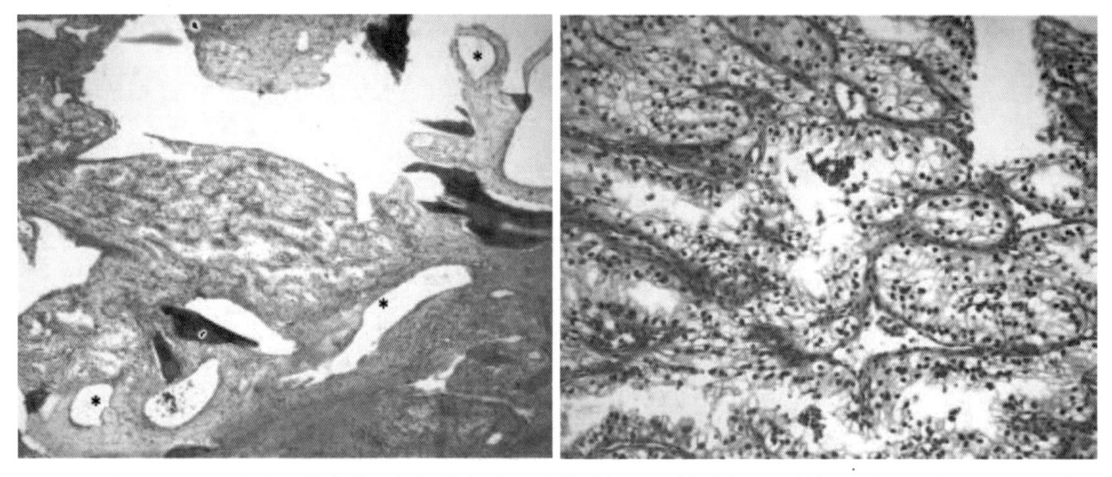

图 9-14 转移性肾细胞癌。苏木精和伊红染色显示骨骼破坏，血管增生，血管间隙大（黑色星号），腺体分化区域大，苍白，与透明细胞癌一致。

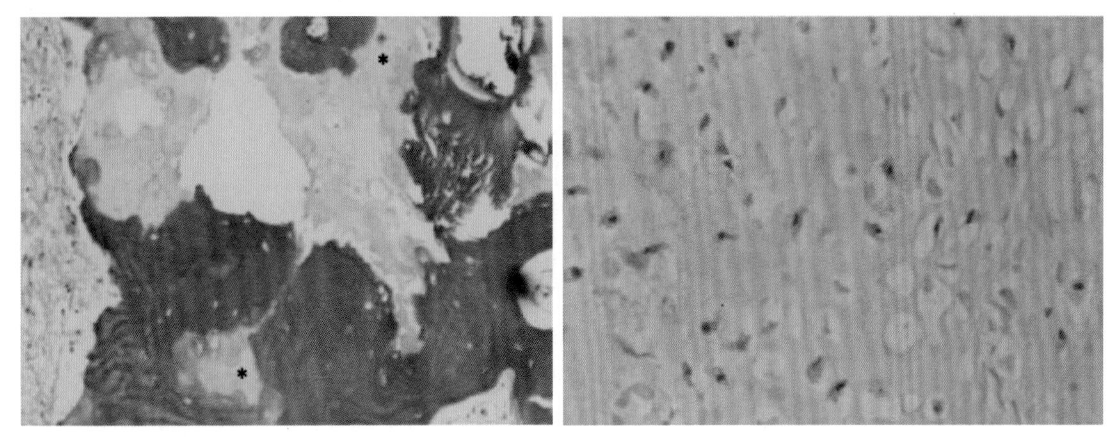

图 10-1 软骨肉瘤。苏木精和伊红染色显示淡黄色软骨增生，有穿过板层骨的区域（黑色星号）。软骨细胞轻度增生，没有增大或多形性细胞。

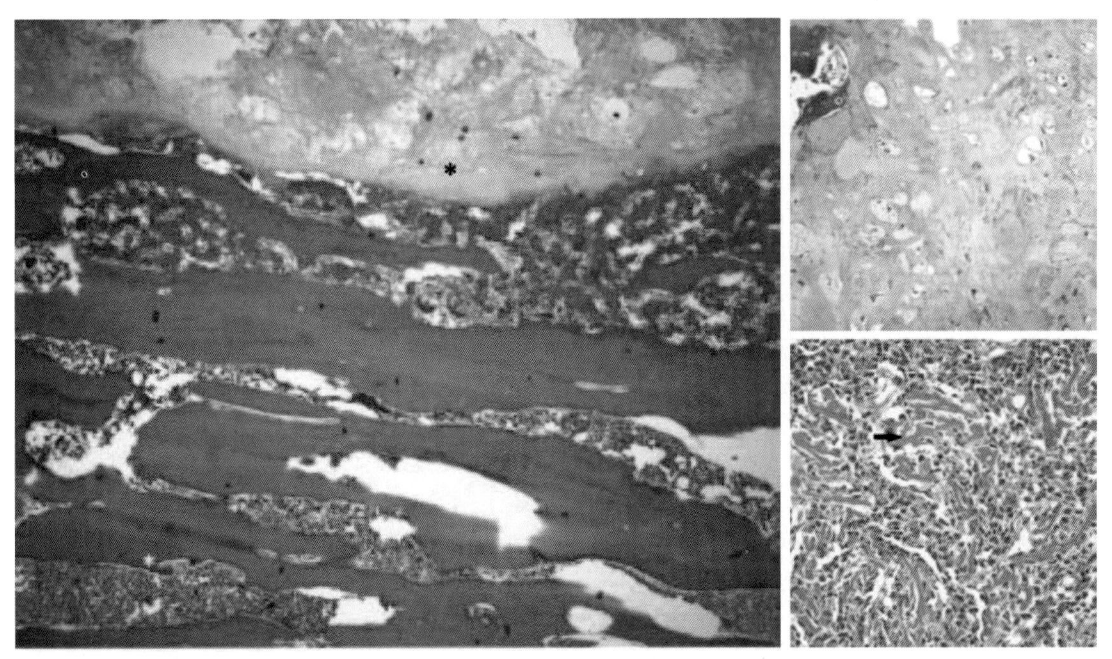

图 10-2 去分化软骨肉瘤。苏木精和伊红染色显示一个非典型但分化良好的软骨区域，邻近正常板层骨被富含细胞、多形性和高级别梭形细胞肉瘤渗透的区域。恶性类骨质生成证实骨肉瘤去分化。

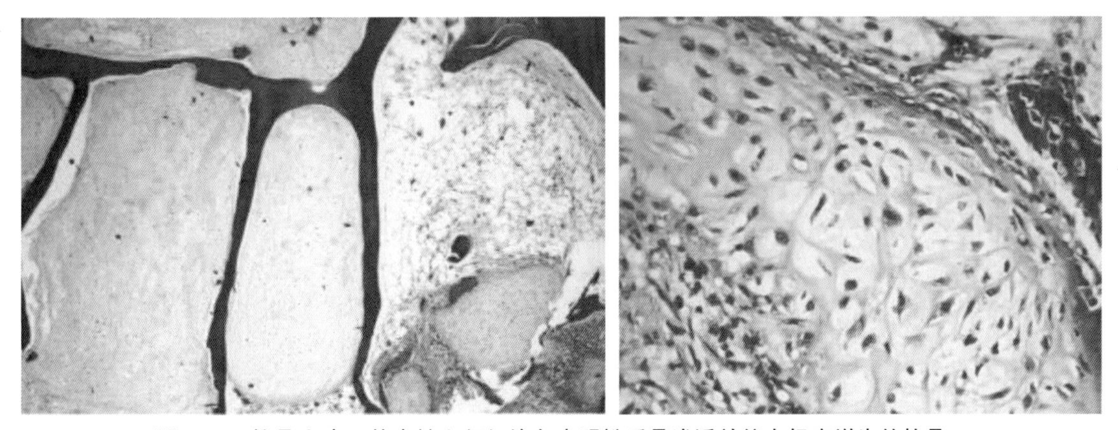

图 10-3 软骨肉瘤。苏木精和伊红染色表明松质骨渗透并伴有轻度增生的软骨。

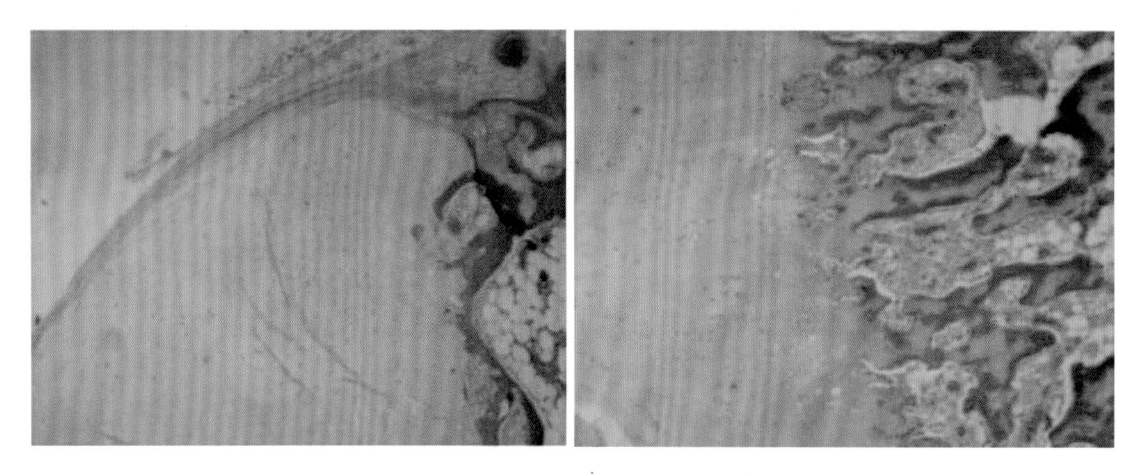

图 10-5　骨软骨瘤。苏木精伊红染色显示平淡透明的软骨帽与正常的骨小梁融合，骨髓成分正常。

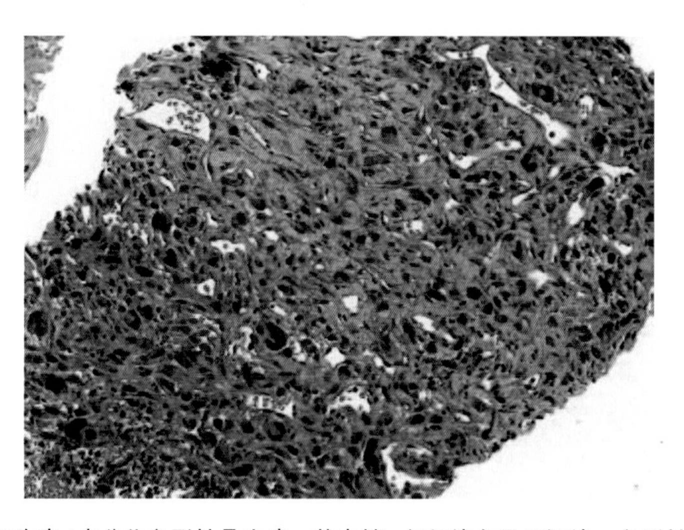

图 10-8　恶性纤维细胞瘤 / 未分化多形性骨肉瘤。苏木精 - 伊红染色显示深染、多形性和高度不典型的梭形细胞群，没有明显的分化。

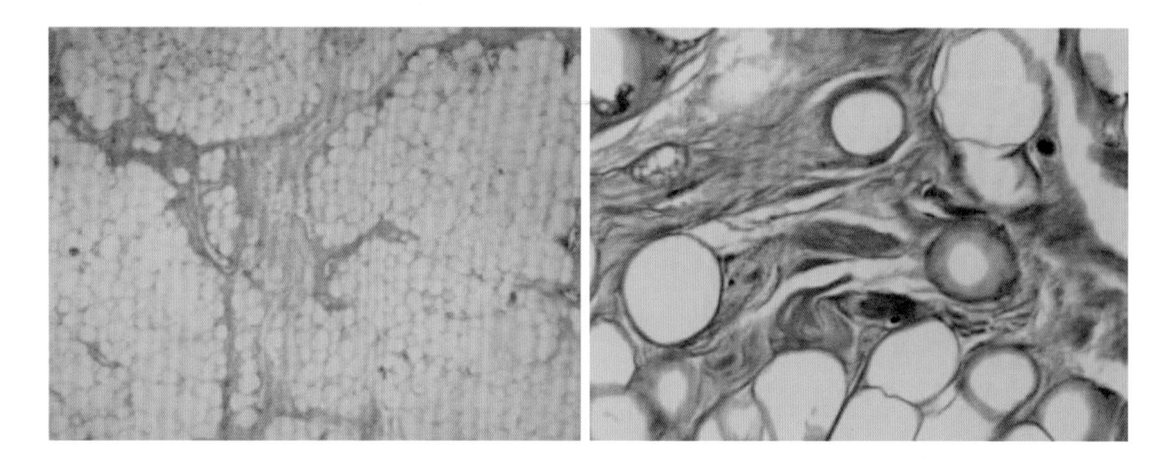

图 11-2　非典型脂肪瘤。苏木精伊红染色显示分化良好的脂肪被纤维血管组织条带分隔。不存在细胞异型性。

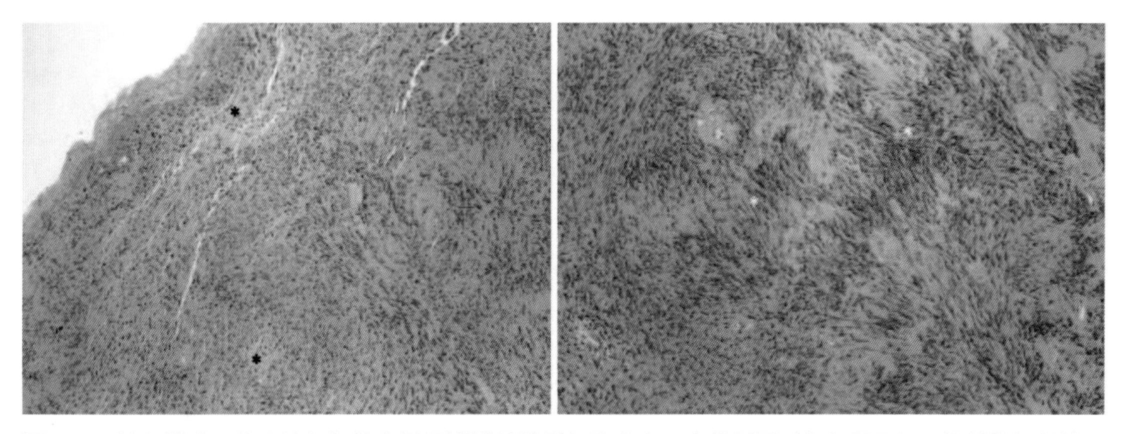

图 11-3 神经鞘瘤。苏木精伊红染色显示淡淡的梭形细胞病变，束状型区（白色星号）呈栅栏状细长核，网状型（黑色星号）区呈疏松，含淡蓝色黏液样物质。

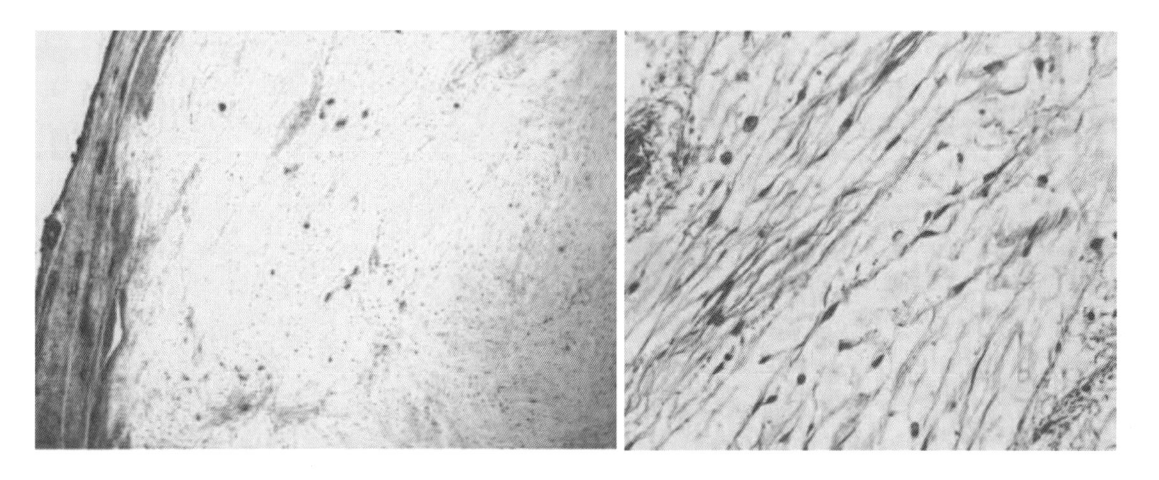

图 11-4 肌内黏液瘤。苏木精伊红染色显示包膜良好的松散淡蓝色黏液间质病变，稀疏排列的淡淡梭形细胞，无异型性或有丝分裂活性。

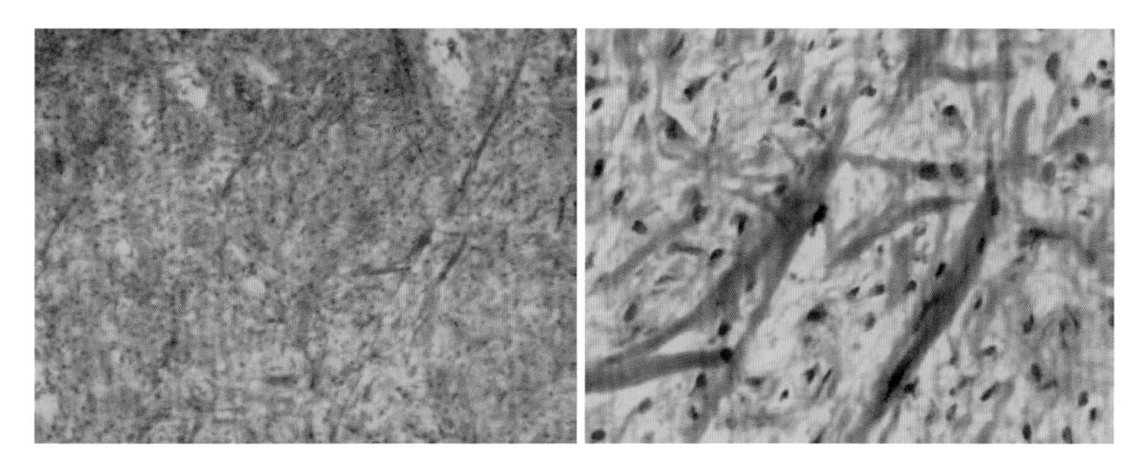

图 11-5 纤维瘤病。苏木精伊红染色显示在松软的胶原束背景中有低级别的梭形细胞群。

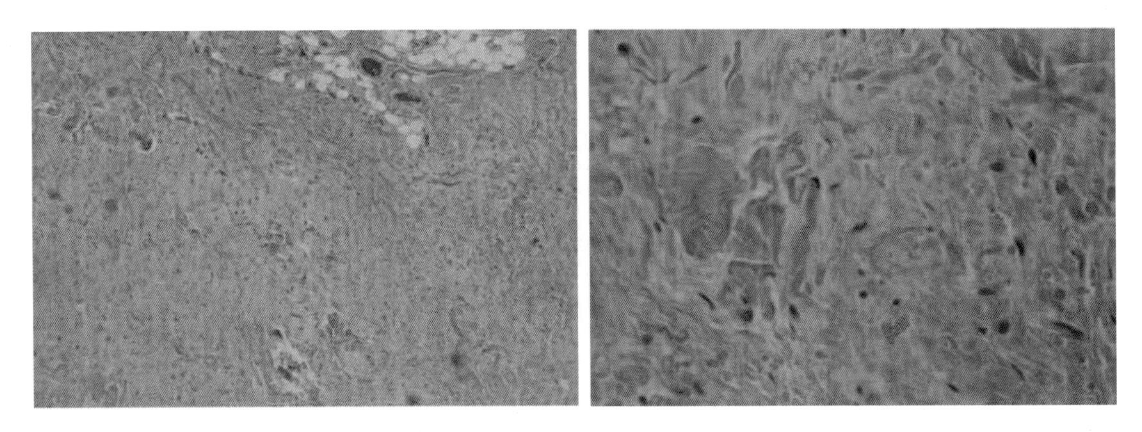

图 11-6 弹力纤维瘤。苏木精伊红染色显示在波浪形的弹性纤维背景中有稀疏的梭形成纤维细胞。

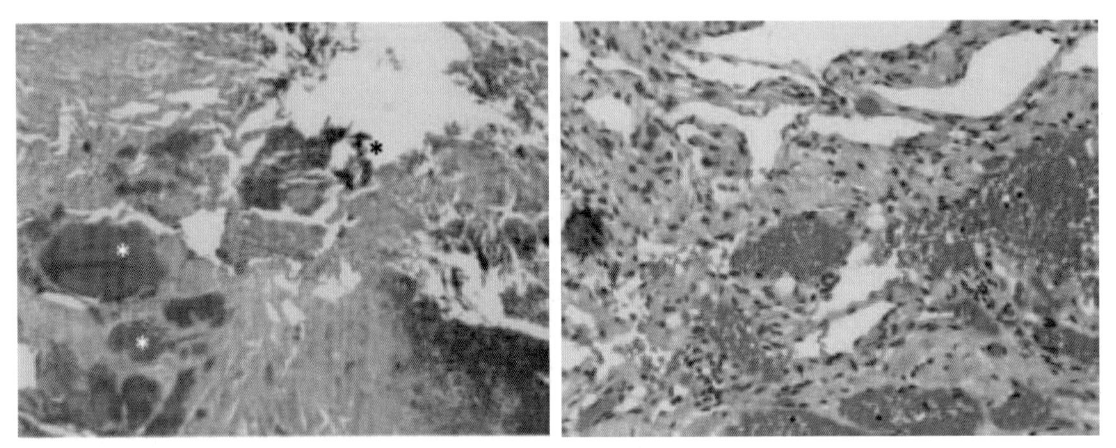

图 11-7 血管瘤。苏木精伊红染色显示多个血管间隙（白色星号），由纤维隔膜和内皮细胞隔开。钙化区域（黑色星号）与血栓组织相同。

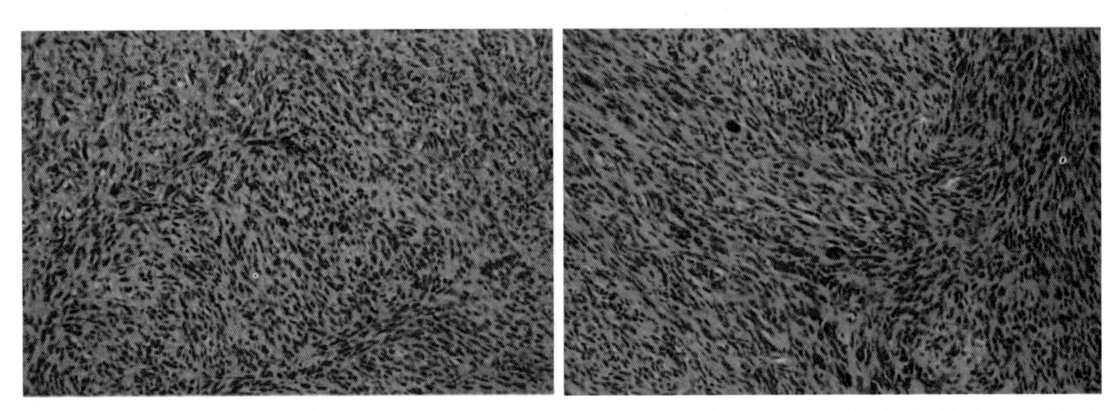

图 12-3 未分化多形性肉瘤。苏木精 - 伊红染色显示多形性梭形细胞群，细胞核排列成螺旋状，无其他分化特征。

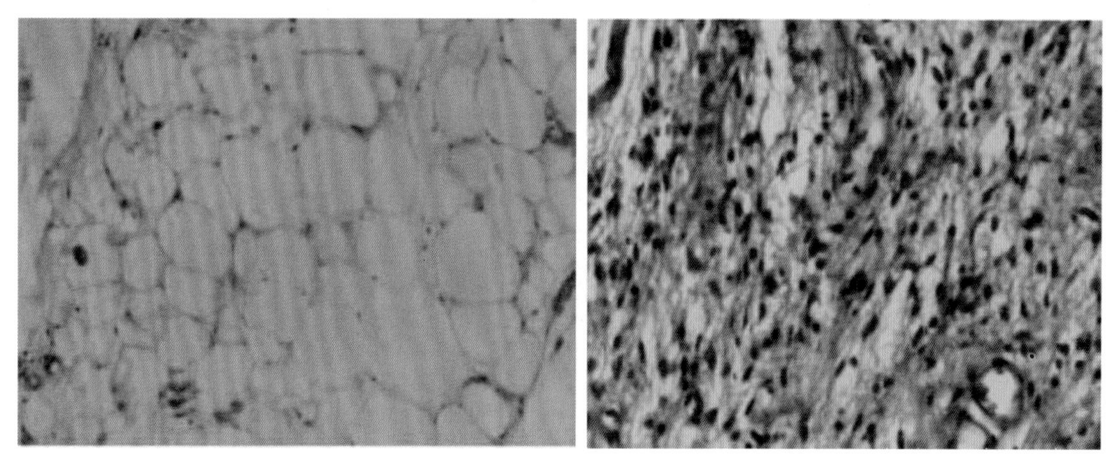

图 12-4 去分化脂肪肉瘤。苏木精伊红染色显示（左图）与正常脂肪难以区分的高分化脂肪区域和（右图）无分化特征的多形性梭形细胞增殖区域。

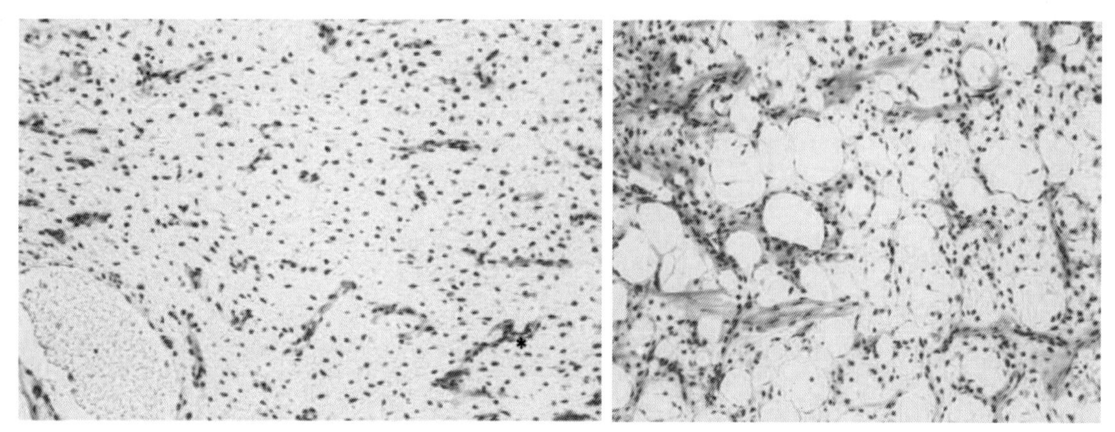

图 12-7 黏液样脂肪肉瘤。苏木精和伊红染色显示淡蓝色黏液样背景下的梭形细胞群，具有树枝状血管（黑色星号）和包括印戒细胞在内的脂肪生成区（白色星号）。

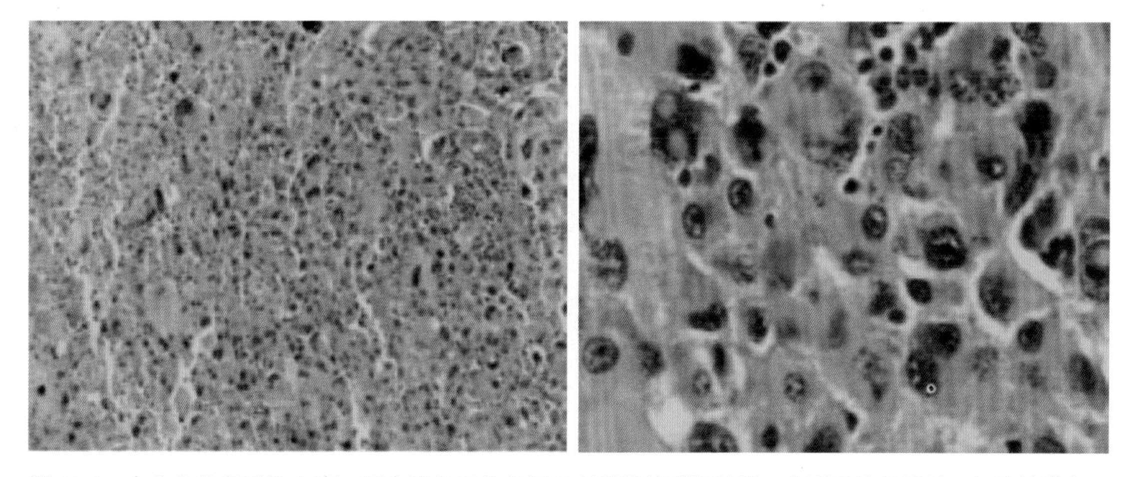

图 12-8 未分化的多形性肉瘤。苏木精伊红染色显示多形性梭形细胞群，有明显的异型性，细胞核增大，有丝分裂样，无明显分化区。

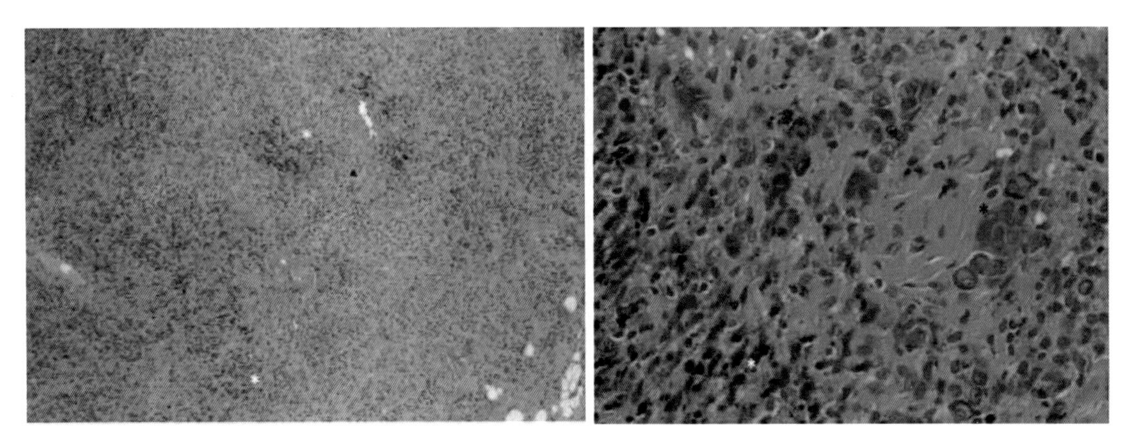

图 13-1 色素沉着绒毛结节性滑膜炎。苏木精伊红染色显示组织细胞增生结节，胶原束和巨噬细胞充满棕色含铁血黄素色素。

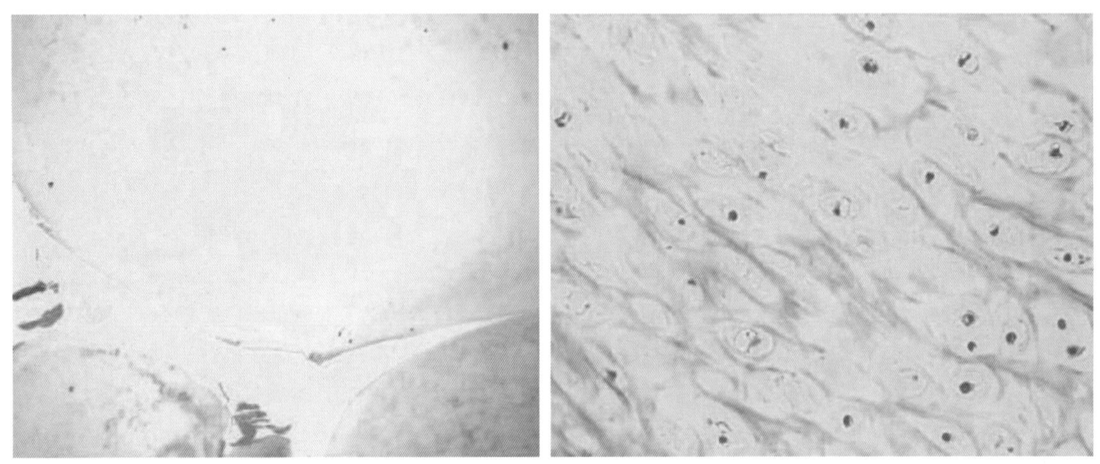

图 13-2 滑膜软骨瘤病。苏木精伊红染色可见淡淡透明软骨小叶，无细胞增生、异型性或多形性。

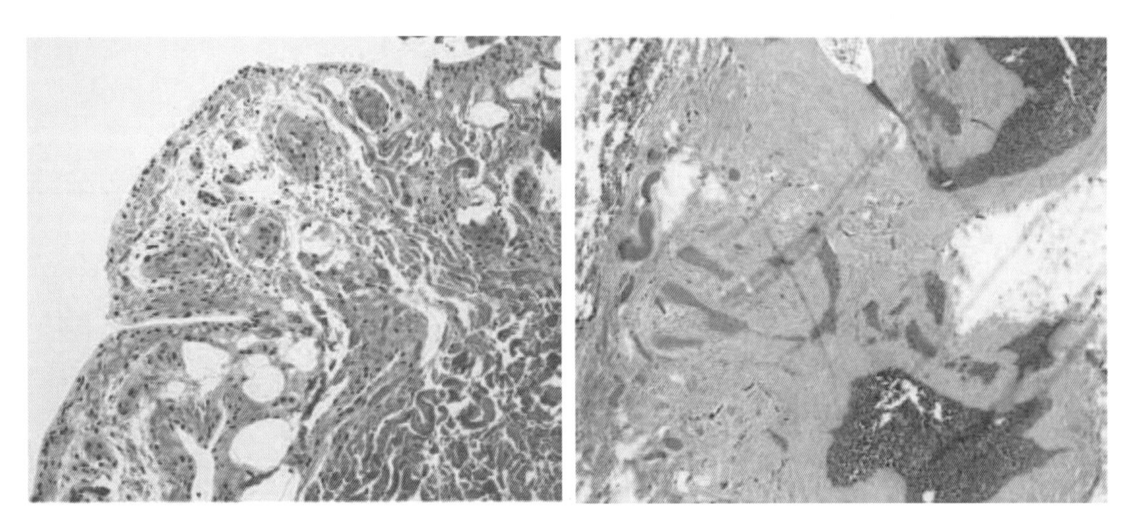

图 13-3 滑膜血管瘤。苏木精和伊红染色显示滑膜内衬有多个充满血液的空腔和由纤维隔膜分隔的较小的血管通道。

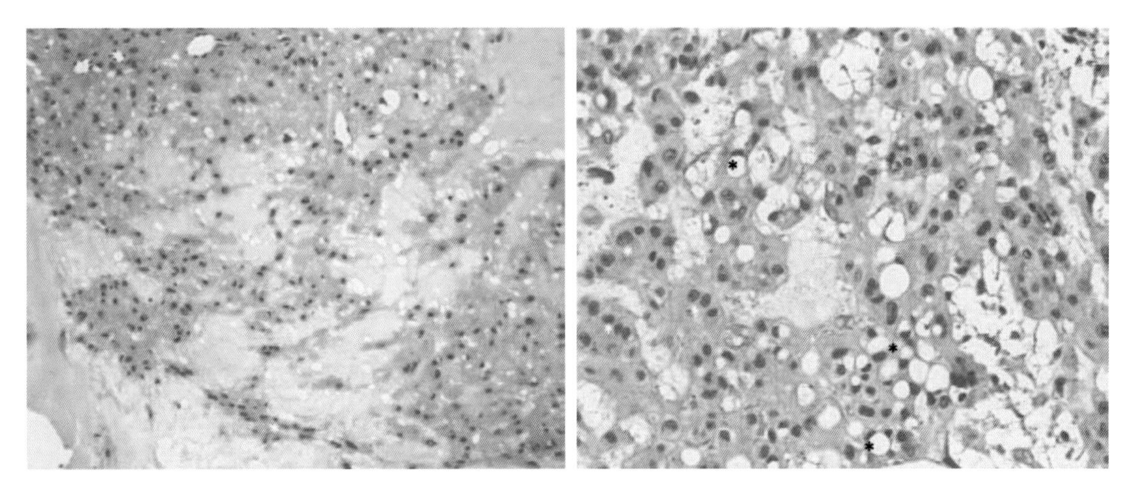

图 14-2 骶骨脊索瘤。苏木精 - 伊红染色显示灰白色黏液背景内的多形性细胞组成的小叶，偶尔可见线状排列的区域称为“弦状”，细胞质中有空泡状的细胞称为空泡细胞。

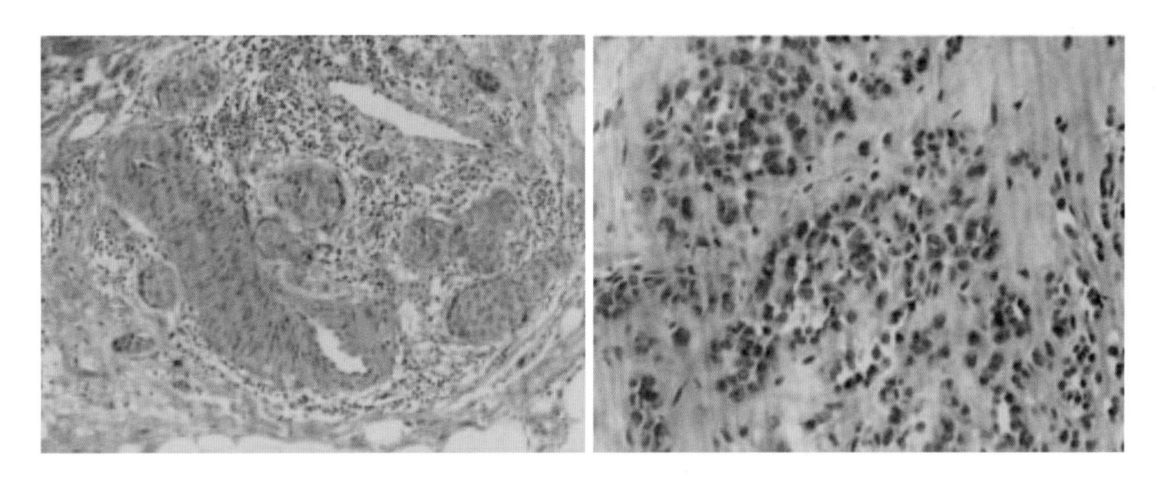

图 15-2 上皮样肉瘤。苏木精和伊红染色显示多形性梭形细胞背景下结节状上皮样细胞聚集。

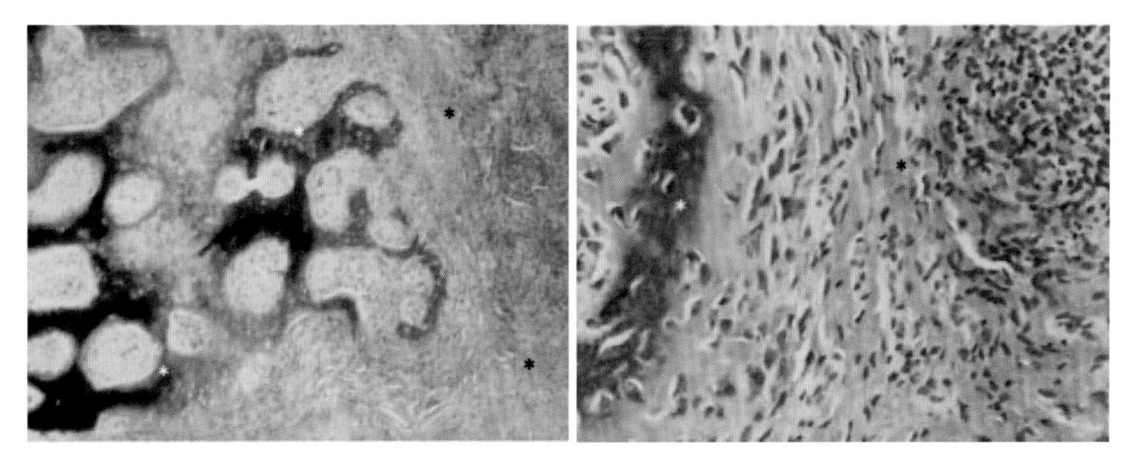

图 15-7 骨旁骨软骨瘤增生 / Nora’s 病变。苏木精伊红染色显示软骨内骨化的无序区域，与均匀的梭形细胞增生被纤维血管带隔开。